Dr. Deepak Chopra

Cuerpos Sin Edad, Mentes Sin Tiempo

Three Rivers Press
New York

Publicado por Three Rivers Press, una división de Crown Publishers, Inc., 201 East 50th Street, New York, New York 10022. Miembro de The Crown Publishing Group.

Originalmente publicada en inglés bajo el título *Ageless Body, Timeless Mind* por Harmony Books, una división de Crown Publishers, Inc. en 1993. Copyright © 1993 per Deepak Chopra, M.D. Esta edición en español fue originalmente publicada por Javier Vergara Editor S.A. en 1994.

Random House, Inc. New York, Toronto, London, Sydney, Auckland
http://www.randomhouse.com/

Impreso en los Estados Unidos de America

Library of Congress Cataloging-in-Publication Data
Chopra, Deepak.
[Ageless body, timeless mind. Spanish]
Cuerpos sin edad, mentes sin tiempo / Deepak Chopra. —1a. ed.
norteamericana en español.
p. cm.
1. Longevity. 2. Mind and body. 3. Vitality. 4. Aging. 5. Holistic medicine.
RA776.75.C4818 1997
612.6'8—dc21   97-39028
                                                                      CIP

ISBN 0-609-80103-1

10 9 8 7 6 5 4 3 2 1

Primera Edición Norteamericana en Español

CUERPOS SIN EDAD, MENTES SIN TIEMPO

Indice

Agradecimientos

Este libro fue hecho posible por el cariñoso apoyo y el aliento de las siguientes personas:

Los amigos que constituyen mi personal en Publicaciones Quantum: Roger, Gita, Carol, Mara, Steve, Bob, Joe y Jimmy. Vuestro auténtico afecto inspira todos los días mi trabajo.

Mi esposa e hijos, cuyo amor se manifiesta de tantas maneras, pero especialmente en su inagotable paciencia y comprensión.

Muriel Nellis, mi agente, cuya sabia guía ha dado forma a cada paso en mi carrera de escritor.

Peter Guzzardi, mi corrector; este libro fue en principio visión suya; sólo él sabe del ingenio y la paciencia que hicieron falta para que estas páginas respondieran a su elevado ideal.

Wayne Dyer, que me ofreció su devota amistad y me desafió a alcanzar nuevas alturas.

George Harrison, por su extraordinario afecto, su amistad y por su generosa ayuda con la versión en audio de este libro.

Y mis amantes padres, los mejores ejemplos de envejecimiento digno que he conocido jamás.

Gracias a todos. Espero que este libro refleje vuestras mejores esperanzas con respecto a mí y al futuro de la humanidad.

Cuando la gente deja de crecer, envejece.

ANÓNIMO

Si se destruyera en la humanidad
la creencia en la inmortalidad,
se agotarían de inmediato no sólo el amor,
sino todas las fuerzas vitales
que mantienen la vida del mundo.

DOSTOIEVSKI

Me muevo con el infinito
en el poder de la Naturaleza
Llevo el fuego del alma.
Llevo la vida y la curación.

RIG VEDA

Mirad estos mundos que giran
salidos de la nada
Eso está dentro de vuestro poder.

RUMI

PRIMERA PARTE

La tierra donde nadie es viejo

M E GUSTARÍA QUE ME ACOMPAÑARAS en un viaje de descubrimiento. Exploraremos un lugar donde las reglas de la existencia cotidiana no tienen aplicación. Estas reglas dicen, explícitamente, que envejecer, tornarse frágil y morir es el destino último de todos. Y así ha ocurrido, siglo tras siglo. Sin embargo, quiero que dejes en suspenso tus supuestos sobre lo que llamamos realidad, para que podamos convertirnos en pioneros en una tierra donde el vigor juvenil, la renovación, la creatividad, el gozo, la satisfacción y la atemporalidad son experiencias comunes de la vida cotidiana, donde la vejez, la senectud, la invalidez y la muerte no existen y no son siquiera tenidas en cuenta como posibilidad.

Si existe un lugar así, ¿qué nos impide ir allí? No se trata de una oscura masa continental ni de un peligroso mar no registrado en los mapas. Es nuestro condicionamiento, nuestra visión del mundo actual y colectiva, la que nos enseñaron nuestros padres, los maestros y la sociedad. Esta manera de ver las cosas (el antiguo paradigma) ha sido justamente llamado "hipnosis de condicionamiento social": una ficción inducida y en la que todos hemos acordado colectivamente participar.

Tu cuerpo envejece sin que puedas dominarlo porque ha sido programado para cumplir las reglas de ese condicionamiento colectivo. Si algo hay de natural e inevitable en el proceso del envejecimiento, no se podrá saber hasta que se rompan las cadenas de nuestras antiguas creencias. A fin de crear la experiencia del cuerpo sin edad y la mente sin tiempo, que es la promesa de este libro, es preciso que descartes diez supuestos sobre quién eres y cuál es la verdadera naturaleza de la mente

11

y el cuerpo. Estos supuestos constituyen los cimientos de la visión del mundo que compartimos.

Son:

1. Existe un mundo objetivo, independiente del observador, y nuestros cuerpos son un aspecto de este mundo objetivo.
2. El cuerpo está compuesto por masas de materia, separadas entre sí en el tiempo y el espacio.
3. Mente y cuerpo son cosas separadas e independientes la una de la otra.
4. El materialismo es primario, la conciencia es secundaria. En otras palabras, somos máquinas físicas que han aprendido a pensar.
5. La conciencia humana puede ser explicada por completo como producto de la bioquímica.
6. Como individuos, somos entidades desconectadas y autosuficientes.
7. Nuestra percepción del mundo es automática y nos brinda una imagen adecuada de cómo son realmente las cosas.
8. Nuestra verdadera naturaleza queda totalmente definida por el cuerpo, el yo y la personalidad. Somos briznas de recuerdos y deseos encerrados en paquetes de carne y huesos.
9. El tiempo existe como absoluto y somos cautivos de ese absoluto. Nadie escapa a los estragos del tiempo.
10. El sufrimiento es necesario; forma parte de la realidad. Somos víctimas inevitables de la enfermedad, el envejecimiento y la muerte.

Estos supuestos van mucho más allá del envejecimiento; definen un mundo de separación, decadencia y muerte. El tiempo es visto como una prisión de la que nadie escapa; nuestro cuerpo es una máquina bioquímica que, como todas las máquinas, debe acabar por detenerse. "A cierta edad", afirmó Lewis Thomas cierta vez, "está en nuestra naturaleza desgastarnos, caer en trastornos y morir, y eso es todo". Esta postura, la línea dura de la ciencia materialista, pasa por alto una gran parte de la naturaleza humana. Somos las únicas criaturas de la Tierra que pueden cambiar su biología por lo que piensan y sienten. Poseemos el único sistema nervioso que tiene conciencia del fenómeno del envejecimiento. Los leones y los tigres viejos no se dan cuenta de lo que les pasa, pero nosotros sí. Y como tenemos conciencia de las cosas, nuestro estado mental influye sobre aquello de lo que tenemos conciencia.

Sería imposible aislar un solo pensamiento, una sensación, una sola creencia o supuesto, que no tenga algún efecto sobre el envejecimiento, directa o indirectamente. Nuestras células escuchan constantemente a nuestros pensamientos y se ven cambiadas por ellos. Un ataque de depresión puede causar desastres en el sistema inmunológico; enamorarse puede fortalecerlo. La desesperación y la falta de esperanzas aumentan el riesgo de sufrir ataques cardíacos o contraer un cáncer, acortando así la vida. El gozo y la satisfacción nos mantienen saludables y prolongan la vida. Esto significa que no es posible trazar con certeza la línea entre biología y psicología. El recuerdo de una tensión, que es sólo una brizna de pensamiento, libera el mismo torrente de hormonas destructivas que la tensión en sí.

Como la mente influye sobre todas las células del cuerpo, el envejecimiento humano es fluido y cambiante; puede acelerarse, demorarse, detenerse un tiempo y hasta revertirse. Cientos de descubrimientos científicos de las tres últimas décadas han verificado que el envejecimiento depende del individuo en un grado mucho mayor del que se ha soñado nunca.

Sin embargo, el descubrimiento más significativo no se encuentra en los hallazgos aislados, sino en una visión del mundo completamente nueva. Los diez supuestos del antiguo paradigma no describen acertadamente nuestra realidad. Son invenciones de la mente humana que hemos convertido en reglas. Para desafiar el envejecimiento en su centro mismo, es preciso desafiar primero toda esta visión del mundo, pues nada tiene más poder sobre el cuerpo que las creencias de la mente.

Cada supuesto del antiguo paradigma se puede remplazar con una versión más completa y expandida de la verdad. Estos nuevos supuestos son también sólo ideas creadas por la mente humana, pero nos otorgan mucha más libertad y poder. Nos brindan la capacidad de rescribir el programa de envejecimiento que ahora dirige nuestras células.

Los diez supuestos nuevos son:

1. El mundo físico, incluidos nuestros cuerpos, es una reacción del observador. Creamos el cuerpo según creamos la experiencia de nuestro mundo.

2. En su estado esencial, el cuerpo está compuesto de energía y de información, no de materia sólida. Esta energía e información es un afloramiento de infinitos campos de energía e información que abarcan el universo.

3. La mente y el cuerpo son inseparablemente uno. La unidad que soy *yo* se separa en dos corrientes de experiencia. Expe-

13

rimento la corriente subjetiva como ideas, sentimientos y deseos. Experimento la corriente objetiva como mi cuerpo. Sin embargo, en un plano más profundo las dos corrientes se encuentran en una sola fuente creativa. Es a partir de esta fuente desde donde debemos vivir.

4. La bioquímica del cuerpo es un producto de la conciencia. Creencias, pensamientos y emociones crean las reacciones químicas que sostienen la vida en cada célula. Una célula envejecida es el producto final de la conciencia que ha olvidado cómo mantenerse nueva.

5. La percepción parece ser automática, pero en realidad es un fenómeno aprendido. El mundo en que vives, incluida la experiencia de tu cuerpo, está completamente inspirado en el modo en que aprendiste a percibirlo. Si cambias tu percepción, cambias la experiencia de tu cuerpo y de tu mundo.

6. Hay impulsos de inteligencia que crean tu cuerpo de formas nuevas a cada segundo. Lo que tú eres equivale a la suma total de estos impulsos y, al cambiar sus esquemas, cambiarás tú.

7. Aunque cada persona parezca separada e independiente, todos nosotros estamos conectados a patrones de inteligencia que gobiernan el cosmos entero. Nuestros cuerpos son parte de un cuerpo universal; nuestras mentes, un aspecto de la mente universal.

8. El tiempo no existe como absoluto; sólo la eternidad. El tiempo es eternidad cuantificada, atemporalidad cortada por nosotros en fragmentos y trozos (segundos, horas, días, años). Lo que llamamos tiempo lineal es un reflejo de nuestro modo de percibir el cambio. Si pudiéramos percibir lo inmutable, el tiempo dejaría de existir tal como lo conocemos. Podemos aprender a comenzar a metabolizar lo inmutable, la eternidad, lo absoluto. Al hacerlo estaremos listos para crear la fisiología de la inmortalidad.

9. Cada uno de nosotros habita una realidad que se encuentra más allá de todo cambio. En lo más profundo de nosotros, sin que lo sepan los cinco sentidos, existe un íntimo núcleo de ser, un campo de inmutabilidad que crea la personalidad, el yo y el cuerpo. Este ser es nuestro estado esencial; es quien realmente somos.

10. No somos víctimas del envejecimiento, la enfermedad y la

muerte. Estos son partes del escenario, no del espectador, que es inmune a cualquier forma de cambio. Ese espectador es el espíritu, la expresión del ser eterno.

Estos son vastos supuestos, factores de una nueva realidad, pero todos se basan en los descubrimientos de la física cuántica hechos hace casi cien años. Las semillas de este nuevo paradigma fueron plantadas por Einstein, Bohr, Heisenberg y los demás pioneros de la física cuántica, quienes comprendieron que el modo aceptado de ver el mundo físico era falso. Aunque las cosas de *allí fuera* parecen reales, no hay prueba de la realidad aparte del observador. No hay dos personas que compartan exactamente el mismo universo. Cada visión del mundo crea su propio mundo. Quiero convencerte de que eres mucho más que tu limitado cuerpo, tu yo y tu personalidad. Las reglas de causa y efecto, tal como las aceptas, te han apretado en el volumen de un cuerpo y la duración de una vida. En realidad, el campo de la vida humana es abierto e ilimitado. En su plano más profundo, tu cuerpo carece de edad y tu mente, de tiempo. Una vez que te identifiques con esa realidad, que es consistente con la visión cuántica del mundo, el envejecimiento cambiará fundamentalmente.

Acabemos con la tiranía de los sentidos

¿Por qué aceptamos algo como real? Porque podemos verlo y tocarlo. Todo el mundo tiene un prejuicio en favor de las cosas que son reconfortantemente tridimensionales, tal como nos lo informan nuestros cinco sentidos. La vista, el oído, el tacto, el gusto y el olfato sirven para reforzar el mismo mensaje: las cosas son lo que parecen. Según esta realidad, la Tierra es plana, el suelo se mantiene estacionario bajo tus pies, el sol se eleva por el Este y se pone por el Oeste, todo porque así lo parece a los sentidos. Estos hechos fueron inmutables todo el tiempo que se aceptó sin cuestionamiento a los cinco sentidos.

Einstein comprendió que el tiempo y el espacio también son productos de nuestros cinco sentidos; vemos y tocamos cosas que ocupan tres dimensiones y experimentamos los hechos como si ocurrieran en orden de secuencia. Sin embargo, Einstein y sus colegas pudieron retirar esta máscara de apariencias. Reacomodaron el tiempo y el espacio en una nueva geometría que no tenía principio ni fin, bordes ni solidez.

Cada partícula sólida del universo resultó ser un fantasmal manojo de energía que vibraba en un inmenso vacío. El antiguo modelo del Espacio-Tiempo quedó hecho trizas, remplazado por un atemporal y fluyente campo de transformación constante. Este campo cuántico no está separado de nosotros: *es* nosotros. Allí donde va la Naturaleza para crear estrellas, galaxias, *quarks* y leptones, tú y yo vamos para crearnos a nosotros mismos. La gran ventaja de esta nueva visión del mundo es su inmensa creatividad; el cuerpo humano, como todo lo demás en el cosmos, es constantemente hecho de nuevo a cada segundo. Aunque tus sentidos informen que habitas en un cuerpo sólido en el tiempo y el espacio, esta es sólo la capa más superficial de la realidad. Tu cuerpo es algo mucho más milagroso: un organismo fluyente, potenciado por millones de años de inteligencia. Esa inteligencia está dedicada a supervisar el cambio constante que tiene lugar dentro de ti. Cada célula es una terminal en miniatura conectada a la computadora cósmica.

Desde esta perspectiva, apenas parece posible que los seres humanos puedan envejecer. Por débil e indefenso que parezca un bebé recién nacido, tiene una estupenda defensa contra los estragos del tiempo. Si el bebé pudiera conservar su estado de inmunidad casi invulnerable, todos viviríamos por lo menos doscientos años, según calculan los fisiólogos. Si el bebé pudiera conservar sus relucientes arterias, flexibles como la seda, el colesterol no hallaría dónde alojarse y las enfermedades cardíacas serían desconocidas. Cada una de los cincuenta billones de células de un recién nacido es límpida como una gota de lluvia, sin rastros de desechos tóxicos; esas células no tienen motivo para envejecer, porque dentro de ellas nada ha comenzado a desordenar su perfecto funcionamiento. Sin embargo, las células del bebé no son nuevas, en realidad: los átomos que contienen han estado circulando por el cosmos durante miles de millones de años. Pero el bebé es nuevo gracias a una inteligencia invisible que se ha unido para modelar una forma de vida única. El campo atemporal ha inventado un nuevo paso de baile: los ritmos palpitantes de un cuerpo recién nacido.

El envejecimiento es una máscara de la pérdida de esta inteligencia. La física cuántica nos dice que no hay final para la danza cósmica: el campo de energía e información universal nunca deja de transformarse, tornándose nuevo a cada instante. Nuestros cuerpos obedecen a ese mismo impulso creativo. A cada segundo, en cada célula se producen aproximadamente seis billones de reacciones. Si alguna vez se detuviera esa corriente de transformación, tus células caerían en el desorden, que es sinónimo de envejecimiento.

El pan de ayer se vuelve rancio porque está allí, presa de la humedad, los hongos, la oxidación y varios procesos químicos destructivos. Un barranco de tiza se desmorona con el tiempo porque el viento y la lluvia lo castigan, sin que él tenga poder para reconstruirse. Nuestros cuerpos también soportan el proceso de oxidación y el ataque de hongos y gérmenes diversos; están expuestos al mismo viento, a la misma lluvia. Pero nosotros, a diferencia de la hogaza de pan o el barranco de tiza, podemos renovarnos. Nuestros huesos no se limitan a acumular calcio, como la tiza: lo hacen circular. Constantemente entran a nuestros huesos nuevos átomos de calcio, que vuelven a salir para convertirse en parte de la sangre, la piel u otras células, según lo exijan las necesidades del cuerpo.

A fin de mantener la vida, tu cuerpo debe vivir en las alas del cambio. En este momento exhalas átomos de hidrógeno, oxígeno, carbono y nitrógeno que, apenas un instante antes, estaban encerrados en materia sólida; tu estómago, tu hígado, el corazón, los pulmones y el cerebro van desapareciendo en el aire, remplazados tan rápida e incesantemente como se descomponen. La piel se renueva una vez al mes; el recubrimiento del estómago, cada cinco días; el hígado, cada seis semanas; el esqueleto, cada tres meses. A simple vista, estos órganos parecen iguales en cada momento, pero están en flujo permanente. Hacia finales de este año, el 98% de los átomos de tu cuerpo habrán sido cambiados por otros nuevos.

Una enorme proporción de este cambio incesante actúa en tu beneficio. Sólo una enzima entre millones reacciona con un aminoácido de un modo que no alcance la perfección; apenas una neurona entre miles de millones efectúa una mala descarga; en una hebra de ácido dioxirribonucleico, codificada con millones y más millones de informaciones genéticas, sólo una puede dejar de repararse correctamente cuando se produce un daño. Estos raros errores son imperceptibles y uno piensa que no tienen mucha importancia. El cuerpo humano es como un gran actor shakesperiano, capaz de representar mil veces a Hamlet y vacilar en una sola sílaba. Pero las grietas invisibles en la perfección del cuerpo tienen su importancia, sí. La precisión de nuestras células va fallando en lenta proporción. Lo siempre nuevo se torna levemente menos nuevo. Y envejecemos.

A partir de los treinta años, al paso de tortuga de un 1% anual, el cuerpo humano medio empieza a descalabrarse: aparecen arrugas, la piel pierde su tono y su frescura, los músculos comienzan a aflojarse. En vez de indicar tres partes de músculo por una de grasa, las proporciones se van igualando; la vista y el oído disminuyen; los huesos se afinan y se tornan quebradizos. La fuerza y la resistencia declinan sin pausa, con lo que nos es más difícil realizar el mismo trabajo que antes. Asciende la presión sanguínea y muchos elementos bioquímicos se apartan de sus niveles óptimos; el más preocupante para los médicos es el colesterol, que se eleva gradualmente con el correr de los años, marcando el insidioso avance de las dolencias cardíacas, que matan a más personas que ninguna otra enfermedad. En otros frentes, las mutaciones celulares comienzan a desmandarse, creando tumores malignos que atacan a una persona de cada tres, sobre todo después de los 65 años.

Con el tiempo, estos diversos *cambios de la edad*, como los llaman los gerontólogos, ejercen una influencia masiva. Son las mil pequeñas olas que traen la marea de la vejez. Pero en cualquier momento dado, el envejecimiento sólo explica el 1% del total de cambios que se producen anualmente en tu cuerpo. En otras palabras: el 99% de la energía e inteligencia que te componen permanece intacto por el proceso de envejecimiento. Si tomamos el cuerpo como proceso, al eliminar este 1% de disfunción se acabaría con el envejecimiento. Pero ¿cómo atacamos ese 1%? Para responder a esto debemos hallar la llave de control que manipula la inteligencia interior del cuerpo.

La nueva realidad introducida por la física cuántica nos ha posibilitado, por primera vez, manipular la inteligencia invisible que subyace bajo el mundo visible. Einstein nos enseñó que el cuerpo físico, como todos los objetos materiales, es una ilusión; tratar de manipularlo puede ser como asir la sombra y pasar por alto la sustancia. El mundo invisible es el verdadero mundo; cuando estamos dispuestos a explorar los planos no vistos del cuerpo, podemos recurrir al inmenso poder creativo que yace en nuestra fuente. Permíteme expandirme sobre los diez principios del nuevo paradigma a la luz de ese potencial oculto que espera bajo la superficie de la vida.

1. NO HAY UN MUNDO OBJETIVO INDEPENDIENTE DEL OBSERVADOR

El mundo que aceptas como real parece tener cualidades definidas. Algunas cosas son grandes; otras, pequeñas; algunas cosas son duras; otras, blandas. Sin embargo, ninguna de estas cualidades tiene significado fuera de tu percepción. Toma un objeto cualquiera; una silla plegadiza, por ejemplo. Para ti la silla no es muy grande; para una hormiga, sin embargo, es inmensa. Para ti la silla es dura, pero un neutrino la atravesaría sin aminorar su marcha, porque para una partícula subatómica los átomos de la silla están separados por millas enteras. La silla parece estar inmóvil, pero si la observaras desde el espacio exterior la verías pasar girando, con todo lo que hay en la Tierra, a 1.000 millas por hora. De igual modo, cualquier descripción que hagas de la silla se puede alterar por completo, simplemente cambiando tu percepción. Si la silla es roja, puedes hacer que parezca negra mirándola a través de un cristal verde. Si la silla pesa cinco libras, puedes reducir su peso a dos libras poniéndola en la luna o aumentarlo a cien mil libras poniéndola en el campo gravitatorio de una estrella densa.

Como no hay cualidades absolutas en el mundo material, es falso decir que existe siquiera un mundo independiente *allí fuera*. El mundo es un reflejo del aparato sensorial que lo registra. El sistema nervioso humano capta sólo una fracción insignificante, menos de una parte por mil millones, de la energía total que vibra en el medio. Otros sistemas nerviosos, tales como el de un murciélago o una serpiente, reflejan un mundo diferente que coexiste con el nuestro. El murciélago percibe un mundo de ultrasonido; la serpiente, un mundo de luz infrarroja, ambos ocultos para nosotros.

Allí fuera sólo hay, en realidad, datos sin forma, en estado bruto, esperando ser interpretados por ti, el que percibe. Tomas una "sopa cuántica en flujo, radicalmente ambigua", como la llaman los físicos, y utilizas tus sentidos para congelar esa sopa en el mundo sólido tridimensional. Sir John Eccles, el eminente neurólogo británico, pincha la ilusión sensorial con una aseveración asombrosa, pero irrefutable: "Debéis comprender que no hay color en el mundo natural, ni sonido; nada de ese tipo: ni texturas, ni diseños, ni belleza ni aromas...". En pocas palabras, ninguno de los hechos objetivos en los que solemos basar nuestra realidad es fundamentalmente válido.

Por perturbador que esto pueda parecer, es una increíble liberación comprender que puedes cambiar tu mundo, incluido tu cuerpo, *simplemente cambiando tu percepción*. En este mismo instante, la percepción que tienes de ti mismo está causando cambios inmensos en tu cuerpo. Para dar un ejemplo: en Norteamérica y en Inglaterra, la jubilación obligatoria a la edad de 65 años establece una fecha de corte arbitraria para la utilidad social. El día antes de cumplir los 65 años, un trabajador aporta a la sociedad su obra y su valor; el día después se convierte en uno de los que dependen de la sociedad. Desde el punto de vista médico, los resultados de este cambio perceptual pueden ser desastrosos. En los primeros años posteriores a la jubilación, el ataque cardíaco y el cáncer se elevan raudamente; una muerte prematura se adueña de hombres que eran saludables antes de jubilarse. La "muerte por retiro prematuro", como se llama al síndrome, depende de la percepción de que se han terminado nuestros días útiles; esto es sólo una percepción, pero basada en quien la sostiene para crear enfermedad y muerte. Por comparación, en aquellas sociedades que aceptan la vejez como parte de la trama social, los ancianos se mantienen sumamente vigorosos: levantan objetos, trepan y flexionan la espalda de un modo que no aceptamos como normal en nuestros mayores.

Si examinas las células viejas, como las que forman manchas parduscas en la piel, con un microscopio de alta potencia, la escena presenta la devastación de una zona en guerra. Por aquí y por allá corren vetas fibrosas; los depósitos de grasa y desechos metabólicos sin descartar forman feos terrones; esos pigmentos oscuros y amarillentos que llamamos lipofucina se han acumulado al punto de ensuciar entre un 10% y un 30% del interior de la célula.

Esta escena de devastación es creada por procesos subcelulares que han fallado; mas, si miras con una lente menos materialista, verás que las células viejas son como mapas de la experiencia de una persona. Allí están impresas las cosas que te han hecho sufrir junto con las que te han proporcionado alegría. Las tensiones que olvidaste hace tiempo en el plano consciente siguen enviando señales, como *microchips* sepultados, y te causan ansiedad, nerviosismo, fatiga, aprensión, resentimientos, dudas, desilusiones; esas reacciones cruzan la barrera entre mente y cuerpo para convertirse en parte de ti. Los depósitos tóxicos acumulados en las células viejas no se presentan de modo uniforme; algunas personas adquieren muchos más que otras, aunque entre ellas exista poca diferencia genética. Por la época en que cumplas los 70 años, tus células tendrán un aspecto único, pues reflejarán las experiencias únicas que has procesado y metabolizado en tus tejidos y órganos.

El poder procesar las caóticas vibraciones en bruto de la "sopa cuántica", convirtiéndolas en fragmentos de realidad significativos y ordenados, abre enormes posibilidades creativas. Sin embargo, estas posibilidades sólo existen cuando tienes conciencia de ellas. Mientras lees este libro, una enorme porción de tu conciencia se dedica a crear tu cuerpo sin participación tuya. El que llamamos sistema nervioso autónomo o involuntario fue diseñado para manejar funciones que han escapado a tu conciencia. Si te echaras a andar por la calle absorto en tus pensamientos, los centros involuntarios de tu cerebro no dejarían de lidiar con el mundo, y permanecerían alertas a cualquier peligro y preparados para activar instantáneamente la reacción.

Cien cosas a las que no prestas ninguna atención prosiguen sin pausa: respirar, digerir, crear células nuevas, reparar las viejas dañadas, purificar toxinas, mantener el equilibrio hormonal, convertir la energía acumulada de grasa en glucemia, dilatar las pupilas, subir y bajar la presión arterial, mantener la temperatura del cuerpo, balancearse al caminar, mover la sangre entre los grupos de músculos que hacen el mayor esfuerzo y percibir ruidos y movimientos en el ambiente circundante.

Estos procesos automáticos juegan un papel enorme en el envejecimiento, pues al envejecer declina nuestra capacidad de coordinar estas funciones. Una vida entera de existencia inconsciente conduce a numerosos deterioros; en cambio, una vida entera de participación consciente los previene. El mero acto de prestar atención consciente a las funciones corporales, en vez de dejarlas en piloto automático, cambiará tu modo de envejecer. Todas las funciones supuestamente involuntarias, desde el latir del corazón y el respirar hasta la digestión y la regulación de hormonas, se pueden tratar conscientemente. La era de la *biorrealimentación* y la meditación nos lo han enseñado: se ha instruido a pacientes, en laboratorios Mente-Cuerpo, para que bajen a voluntad su presión sanguínea o para que reduzcan las secreciones ácidas que provocan las úlceras, entre varias decenas de cosas. ¿Por qué no aplicar esta capacidad al proceso de envejecimiento? ¿Por qué no cambiar los viejos patrones de percepción por otros nuevos? Como ya veremos, abundan las técnicas para influir ventajosamente sobre el sistema nervioso involuntario.

2. NUESTRO CUERPO ESTA COMPUESTO DE ENERGIA E INFORMACION

Para transformar los patrones del pasado debes saber de qué están hechos. Tu cuerpo parece estar compuesto de materia sólida que se puede descomponer en moléculas y átomos, pero la física cuántica nos dice que cada átomo es en más del 99,9999% espacio vacío, y que las partículas subatómicas que se mueven a fulgurante velocidad por ese espacio son, en realidad, manojos de energía vibrante. Sin embargo, estas vibraciones no se producen al azar y sin significado; portan información. Así, un grupo de vibraciones es codificado como átomo de hidrógeno; otro, como oxígeno. Cada elemento es, de hecho, su propio código único.

Los códigos son abstractos; también lo son, en último término,

21

nuestro cosmos y cuanto contiene. Si descomponemos la estructura física del cuerpo para llegar a su fuente última, nos veremos en un callejón sin salida, pues las moléculas ceden paso a átomos; los átomos, a partículas subatómicas, y estas partículas, a fantasmas de energía que se disuelven en un espacio vacío. Este vacío está misteriosamente impreso con información, aun antes de que se exprese información alguna. Así como en tu memoria existen, silenciosamente, miles de palabras sin que las pronuncies, así el campo cuántico contiene el universo entero de forma inexpresada; así ha sido desde la Gran Explosión, cuando millones de galaxias estaban comprimidas en un espacio millones de veces más pequeño que el punto con que acaba esta frase. Sin embargo, aun antes de ese punto infinitesimal, la estructura del universo existía de forma inmanifiesta.

La materia esencial del universo, incluido tu cuerpo, es no-materia, pero no es no-materia vulgar. Es no-materia pensante. El vacío que existe dentro de cada átomo palpita de inteligencia invisible. Los genetistas localizan primariamente esa inteligencia dentro del ADN, pero sólo en aras de la conveniencia. La vida se despliega a medida que el ADN imparte su inteligencia codificada a su gemelo activo, el ácido ribonucleico, que a su vez entra en la célula e imparte fragmentos de inteligencia a miles de enzimas, las que luego usan sus fragmentos específicos de inteligencia para hacer proteínas. En cada punto de esta secuencia es preciso intercambiar energía e información; de lo contrario no se podría construir vida a partir de la materia inerte.

El cuerpo humano obtiene su energía primaria quemando azúcar, que es transportada a las células en forma de glucosa o glucemia. La estructura química de la glucosa se relaciona estrechamente con la de la sacarosa o azúcar común de mesa. Pero si quemas azúcar común no obtendrás las exquisitas y complejas estructuras de una célula viviente; sólo obtendrás un terrón chamuscado de ceniza, rastros de agua y dióxido de carbono en el aire.

El metabolismo es más que un proceso de combustión: es un acto inteligente. El mismo azúcar que permanece inerte en un cubo mantiene la vida con su energía, porque las células del cuerpo le infunden una nueva información. El azúcar puede aportar su energía a una célula del riñón, del corazón o del cerebro, por ejemplo. Todas estas células contienen formas de inteligencia completamente únicas; la contracción rítmica de una célula cardíaca se diferencia por completo de las descargas eléctricas de una célula cerebral o del intercambio de sodio de una célula renal.

Por maravillosa que sea esta riqueza de inteligencia diversa, en el fondo hay una sola inteligencia compartida por todo el cuerpo. Es el flujo de esa inteligencia lo que te mantiene vivo; cuando deja de fluir, en el momento de la muerte, todo el conocimiento depositado en tu ADN queda inutilizado. Al envejecer, este flujo de inteligencia se ve dificultado de varias maneras. La inteligencia específica de los sistemas inmunológico, nervioso y endocrino comienza a caer; los fisiólogos saben ahora que estos tres sistemas funcionan como controles principales del cuerpo. Las células inmunológicas y las glándulas endocrinas están equipadas con los mismos receptores de señales cerebrales que las neuronas; por lo tanto, son como una extensión del cerebro. Esto nos impide confinar la ancianidad a la materia gris; cuando se pierde inteligencia en el sistema inmunológico o en el endocrino, se infiltra la ancianidad en todo el cuerpo.

Como todo esto ocurre en un plano invisible e inmanifiesto, las pérdidas pasan desapercibidas hasta que llegan a una etapa muy avanzada y se expresan en un síntoma físico. Los cinco sentidos no pueden profundizar tanto como para experimentar los millones de intercambios cuánticos que crean el envejecimiento. La tasa de cambio es, al mismo tiempo, demasiado veloz y demasiado lenta: demasiado veloz, porque las reacciones químicas individuales requieren menos de una diezmilésima de segundo; demasiado lentas, porque su efecto acumulativo no se mostrará en años enteros. Estas reacciones involucran información y energía en una escala millones de veces más pequeña que un solo átomo.

El deterioro de la edad sería inevitable si el cuerpo fuera simplemente material, porque todas las cosas materiales son presa de la entropía, la tendencia de los sistemas ordenados a desordenarse. El ejemplo clásico de la entropía es un automóvil que se oxida en un basurero; la entropía descompone la ordenada maquinaria en óxido deshecho. No hay posibilidades de que el proceso funcione a la inversa, de que un montón de chatarra oxidada se recomponga en un auto nuevo. Pero la entropía no se aplica a la inteligencia: una parte invisible de nosotros es inmune a los estragos del tiempo. La ciencia moderna apenas comienza a descubrir las implicaciones de todo esto, pero ha sido impartido durante siglos mediante las tradiciones espirituales en las que los maestros han preservado la juventud del cuerpo hasta edad muy avanzada.

La India, China, Japón y, en menor proporción, el Occidente cristiano, han dado nacimiento a sabios que captaron su naturaleza esencial como flujo de inteligencia. Al preservar y nutrir ese flujo año tras año, superaron la entropía desde un plano más profundo de la Naturaleza. En la India, el flujo de inteligencia recibe el nombre de *Prana* (generalmente traducido como "fuerza vital"), que puede aumentar y decrecer a voluntad, mover de un lado a otro y manipular a fin de mantener el orden y la juventud en el cuerpo físico. Como ya veremos, la capacidad de establecer contacto con el *Prana* y utilizarlo está dentro de todos nosotros. Los yoguis mueven el *Prana* sin utilizar otra cosa que la atención, pues, en un plano profundo, la atención y el *Prana* son lo mismo: la vida es conciencia, la conciencia es vida.

3. MENTE Y CUERPO SON INSEPARABLEMENTE UNO

La inteligencia es mucho más flexible que la máscara de material que la oculta. La inteligencia puede expresarse por igual como pensamiento o como molécula. Una emoción básica como el miedo se puede describir como sensación abstracta o como tangible molécula de la hormona adrenalina. Sin la sensación no hay hormona; sin la hormona no hay sensación. De la misma forma, no hay dolor sin las señales nerviosas que transmiten el dolor; no hay alivio para el dolor sin las endorfinas que se ajustan a los receptores del dolor para bloquear esas señales. La revolución que llamamos medicina mente-cuerpo se basó en este simple descubrimiento: dondequiera que va un pensamiento, un elemento químico lo acompaña. Este esclarecimiento se ha convertido en una herramienta poderosa que nos permite comprender, por ejemplo, por qué las viudas recientes tienen dos veces más probabilidades de desarrollar un cáncer de mama, o por qué las enfermedades son cuatro veces más probables en los depresivos crónicos. En ambos casos, los estados de aflicción mental se convierten en los bioquímicos que crean la enfermedad.

En mi práctica profesional puedo encontrarme con dos pacientes atacados de angina de pecho, ese típico dolor opresivo, sofocante, característico de la dolencia cardíaca. Un paciente podrá nadar, correr y hasta escalar montañas, ignorando totalmente su dolor o quizá sin sentirlo siquiera, mientras que el otro casi se desmaya de dolor con sólo levantarse del sillón.

Mi primer impulso será buscar una diferencia física entre ellos, pero puedo hallarla o no. Según los cardiólogos, hay dolor de angina cuando una de las tres arterias coronarias, al menos, está bloqueada en un 50%. Este bloqueo se presenta casi siempre bajo la forma de un ateroma, una lesión en la parte interior de la pared arterial, formada por células muertas, coágulos de sangre y placas grasas. Sin embargo, eso del 50% bloqueado es sólo una regla práctica. Algunos pacientes de angina quedan incapacitados por el dolor cuando sólo tienen una pequeña lesión en una sola arteria, que apenas obstruye el flujo sanguíneo; otros, en cambio, han corrido maratones pese a grandes bloqueos múltiples que afectaban hasta un 85%. (Debería agregar que la angina de pecho no siempre es provocada por un bloqueo físico. Las arterias están rodeadas de una capa de células musculares que pueden sufrir espasmos y comprimir el vaso sanguíneo, cerrándolo, pero se trata de una reacción muy individual.)

En términos de mente-cuerpo, mis dos pacientes expresan diferentes interpretaciones del dolor. Cada paciente imprime a su estado una perspectiva única; el dolor (o cualquier otro síntoma) emerge a la conciencia sólo después de interactuar con todas las influencias pasadas que operan en el sistema mente-cuerpo. No hay una sola respuesta para todos, ni siquiera para la misma persona en dos momentos distintos. Las señales de dolor son datos en bruto que pueden ser aplicados a muchos fines. El atletismo de alto esfuerzo, como la carrera de larga distancia, somete al atleta a un dolor que él interpreta como señal de logro ("El que quiera pez, que se moje los pies"); el mismo dolor, infligido en otras circunstancias, sería muy mal recibido. Los corredores admiran a los entrenadores que los empujan hasta el límite, pero tal vez detestarían un tratamiento semejante en el servicio militar.

La medicina apenas comienza a utilizar el vínculo mente-cuerpo para curar; la derrota del dolor es un buen ejemplo. Mediante el suministro de un placebo, o calmante falso, el 30% de los pacientes experimenta el mismo alivio frente al dolor que el que hubieran sentido si habrían tomado un verdadero calmante. Pero el efecto mente-cuerpo es mucho más sagrado. La misma píldora inocua se puede utilizar para calmar el dolor, para impedir las secreciones gástricas excesivas en los enfermos de úlcera, para bajar la presión arterial o combatir los tumores. (Se pueden inducir todos los efectos colaterales de la quimioterapia, incluyendo la pérdida de pelo y las náuseas, si suministramos a los cancerosos una píldora de azúcar y les aseguramos que se trata de una poderosa droga anticáncer; existen casos en que simples inyecciones de solución salina estéril han llevado a la remisión de tumores malignos avanzados.)

Como la misma píldora inerte puede provocar respuestas tan distintas, debemos llegar a la conclusión de que el cuerpo es capaz de producir cualquier respuesta bioquímica, una vez que la mente recibe la sugerencia adecuada. La píldora en sí carece de significado; el poder que activa el efecto placebo es el poder de la sugestión por sí solo. Esta sugestión se convierte luego en la intención del cuerpo de curarse. Entonces, ¿por qué no saltear el engaño de la píldora de azúcar para ir directamente a la intención? Si pudiéramos activar efectivamente la intención de no envejecer, el cuerpo la llevaría a cabo de manera automática.

Contamos con pruebas muy excitantes para demostrar que esa posibilidad existe. Una de las enfermedades más temidas de la vejez es el mal de Parkinson, dolencia neurológica que provoca movimientos musculares incontrolables y un drástico retardo de las acciones corporales, tales como caminar; con el tiempo el cuerpo se pone tan rígido que el paciente no puede moverse en absoluto. Se ha identificado el origen del Parkinson en un inexplicable agotamiento de un elemento químico cerebral de importancia crítica llamado dopamina. Pero también existe un mal de Parkinson simulado, que ocurre cuando las células cerebrales que producen la dopamina han sido destruidas químicamente por ciertas drogas. Imaginemos a un paciente afectado por este tipo de Parkinson en una etapa avanzada de inmovilización. Si trata de caminar, sólo dará uno o dos pasos antes de detenerse, tieso como una estatua.

Sin embargo, si trazamos una línea en el suelo y le decimos: "Crúcela", esa persona podrá caminar hasta cruzarla milagrosamente. Pese a que la producción de dopamina es completamente involuntaria y su provisión parece exhausta (como lo demuestra el hecho de que su cerebro no pueda ordenar a los músculos de las piernas dar un paso más), con la sola intención de caminar el cerebro despierta. Esa persona puede petrificarse otra vez después de unos pocos segundos, pero una vez más, si le pedimos que franquee una línea imaginaria, el cerebro volverá a responder. Por extensión, la invalidez y la inactividad que presentan muchos ancianos es sólo un estado latente. Al renovar sus intenciones de llevar una vida activa y útil, muchos ancianos pueden mejorar dramáticamente su capacidad motriz, su fuerza, su agilidad y la rapidez mental.

La intención es parte activa de la atención; es la manera de convertir los procesos automáticos en conscientes. Utilizando simples ejercicios de mente-cuerpo, casi cualquier paciente puede aprender, en pocas sesiones, a convertir un ritmo cardíaco precipitado, un jadeo asmático o la ansiedad flotante en una reacción más normal. Lo que parece fuera de control puede ser controlado mediante la técnica adecuada. Las implicaciones para el envejecimiento son enormes. Al insertar una intención en los procesos de pensamiento tal como: "Quiero mejorar todos los días mi energía y mi vigor", puedes comenzar a ejercer control sobre esos centros cerebrales que determinan cuánta energía se expresará en la actividad. La declinación del vigor en la ancianidad se debe, mayormente, a que la gente espera declinar; sin desearlo, han implantado una intención derrotista bajo la forma de una potente creencia, y el vínculo mente-cuerpo cumple automáticamente esta intención.

Nuestras intenciones pasadas crean programas obsoletos que parecen tener dominio sobre nosotros. En verdad, el poder de la intención se puede despertar de nuevo en cualquier momento. Mucho antes de envejecer, puedes evitar esas pérdidas si programas tu mente para mantenerte joven, utilizando el poder de tu intención.

4. LA BIOQUIMICA DEL CUERPO ES UN PRODUCTO DE LA CONCIENCIA

Una de las mayores limitaciones del antiguo paradigma era el supuesto de que nuestra conciencia no desempeña ningún papel en cuanto a explicar lo que nos está ocurriendo en el cuerpo. Sin embargo, no se puede entender la curación de una persona a menos que se entiendan también sus creencias, supuestos, expectativas y la imagen que tiene de sí misma. Aunque la imagen del cuerpo como máquina sin mente continúa dominando la corriente principal de la medicina occidental, existen incuestionables evidencias que demuestran lo contrario. Se puede demostrar que las tasas de muerte por cáncer y enfermedades cardíacas son más altas entre las personas que padecen tensiones psicológicas, y más bajas entre quienes tienen un fuerte sentido de resolución y bienestar.

Uno de los estudios médicos más divulgados en los últimos años es el realizado por David Spiegel, psiquiatra de Stanford, quien se propuso demostrar que el estado mental de los pacientes no influía en el hecho de que sobrevivieran o no al cáncer. Como tantos facultativos, pensaba que asignar importancia a las creencias y actitudes del paciente haría más mal que bien, pues la idea "yo me provoqué el cáncer" originaría sentimientos de culpa y autorreproche. Spiegel tomó a ochenta y seis mujeres con cáncer de mama avanzado (enfermas a las que, básicamente, no se podía ayudar con tratamientos convencionales) y brindó a la mitad de ellas sesiones semanales de psicoterapia, combinadas con lecciones de autohipnosis. Bajo cualquier criterio, esto representa una intervención mínima; ¿qué podía hacer una mujer en una hora de terapia por semana, tiempo que debía compartir con varias pacientes más, para combatir una enfermedad que es inevitablemente fatal en etapas avanzadas? La respuesta parecía obvia.

Sin embargo, después de seguir a las pacientes diez años, Spiegel quedó atónito al descubrir que el grupo sometido a terapia sobrevivió, en término medio, el doble que el otro grupo. Más revelador aun era el hecho de que, a esa tardía fecha, sólo quedaran tres mujeres con vida, todas ellas del grupo de terapia. Este estudio es asombroso porque el investigador no esperaba descubrir efecto alguno. Pero otros investigadores aportaron una década de hallazgos similares. Un meticuloso estudio realizado por Yale en 1987, según el informe de M. R. Jensen, descubrió que el cáncer de mama se extendía con mayor rapidez entre las mujeres de personalidad reprimida, carentes de esperanzas e incapaces de expresar enojo, miedo y otras emociones negativas. Han surgido descubrimientos similares sobre la artritis reumatoidea, el asma, el dolor intratable y otras dolencias.

Dominados por el paradigma antiguo, los médicos tienen prejuicios contra esos resultados. Tal como señala Larry Dossey en su esclarecido libro *Medicine and Meaning* (Medicina y significado): "El mensaje dominante, que se predica incesantemente en las páginas editoriales de las publicaciones médicas y en las aulas de las universidades, es que 'la biología inherente a la enfermedad' tiene una importancia abrumadora, mientras que sentimientos, emociones y actitudes son simples compañeros de viaje". Lo que nos enseña el nuevo paradigma es que las emociones no son hechos fugaces, aislados en el espacio mental; son expresiones de la conciencia, materia fundamental de la vida. En todas las tradiciones religiosas, el aliento de la vida es el espíritu. Elevar o bajar el espíritu a alguien significa algo fundamental que el cuerpo debe reflejar.

La conciencia marca una enorme diferencia en el envejecimiento, pues, aunque toda especie de vida superior envejece, sólo los humanos sabemos lo que nos pasa, y traducimos este conocimiento en decadencia misma. El miedo a la vejez te hace envejecer más aprisa; aceptarla con gracia, en cambio, aleja de tu puerta a muchas miserias, tanto físicas como mentales. El dicho del sentido común "Eres tan viejo como crees serlo" tiene profundas implicaciones. ¿Qué es un pensamiento? Es un impulso de energía e información, como todo lo que existe en la Naturaleza. Los paquetes de información y energía que rotulamos árboles, estrellas, montañas y océanos podrían ser considerados también pensamientos de la Naturaleza, pero nuestros pensamientos son diferentes en un aspecto importante. La Naturaleza queda varada con sus pensamientos una vez que sus patrones han sido establecidos; cosas tales como las estrellas y los árboles siguen un ciclo de crecimiento que pasa automáticamente por las etapas de nacimiento, desarrollo, decadencia y disolución.

Nosotros, en cambio, no estamos varados en nuestro ciclo de vida; al tener conciencia, participamos en todas las reacciones que se producen dentro de nosotros. Los problemas surgen cuando no nos reconocemos responsables de lo que hacemos. En su libro *The Holographic Universe* (El universo ológrafo), Michael Talbot traza una brillante comparación con el rey Midas. Como todo lo que tocaba se convertía en oro, Midas nunca pudo conocer la verdadera textura de nada. Agua, trigo, carne o plumas, todo se convertía en el mismo metal duro en cuanto él lo tocaba. De igual manera, como nuestra conciencia convierte el campo cuántico en realidad material común, no podemos conocer la verdadera textura de la realidad cuántica en sí, ni por medio de nuestros cinco sentidos ni pensando en ello, pues un pensamiento también transforma el campo: toma las infinitas posibilidades del vacío y da forma a un hecho específico del espacio-tiempo.

Lo que llamas tu cuerpo es también un hecho específico del espacio-tiempo, y al experimentar su materialidad pasas por alto el toque de Midas, que convierte el potencial abstracto puro en algo sólido. A menos que cobres *conciencia de la conciencia*, jamás podrás sorprenderte a ti mismo en el acto de la transformación.

5. LA PERCEPCION ES UN FENOMENO APRENDIDO

El poder de la conciencia no cambiaría en nada nuestra vida si la Naturaleza nos hubiera provisto a todos con las mismas respuestas ante la experiencia. Obviamente no es así; no hay dos personas que compartan la misma percepción de nada. La cara de la persona que amas puede ser la cara de mi peor enemigo; la comida que te despierta apetito puede provocarme náuseas. Estas respuestas personales deben ser aprendidas; allí es donde se originan las diferencias. El aprendizaje es un uso muy activo de la mente, que lleva a cambios muy activos del cuerpo. Las percepciones de amor, odio, placer y náusea estimulan el cuerpo en direcciones sumamente distintas. En pocas palabras, nuestro cuerpo es el resultado físico de todas las interpretaciones que hemos aprendido a hacer desde que nacimos.

Algunos pacientes sometidos a trasplante de órganos relatan experiencias extrañas después de recibir un riñón, un hígado o un corazón donado. Sin saber quién era el donante, comienzan a participar de sus recuerdos. Cuando se colocan los tejidos de una persona dentro de un extraño, se comienzan a liberar asociaciones que pertenecían a otro. En un caso de trasplante de corazón, la mujer despertó con antojo de cerveza y pollo de McDonald; eso la sorprendió, porque nunca antes había deseado esas cosas. Cuando comenzó a tener sueños misteriosos, en los que se le presentaba un joven llamado Timmy, rastreó al donante de su nuevo corazón, que resultó ser la víctima de un accidente de tránsito. Al ponerse en contacto con su familia, descubrió que la víctima era un joven llamado Timmy. La mujer quedó estupefacta al descubrir que el joven tenía predilección por la cerveza y que había muerto al volver a su casa desde un local de McDonald.

En vez de buscar una explicación sobrenatural para estos incidentes, podríamos ver en ellos la confirmación de que nuestro cuerpo está hecho de experiencias transformadas en expresión física. Como la experiencia es algo que incorporamos (literalmente "convertimos en cuerpo"), nuestros recuerdos se han infiltrado en nuestras células; por ende, recibir las células de otro es recibir al mismo tiempo sus recuerdos.

Tus células procesan constantemente la experiencia y la metabolizan según tus criterios personales. No te limitas a absorber datos crudos por los ojos y los oídos y a sellarlos con un juicio, sino que te conviertes físicamente en la interpretación, al interiorizarla. Quien está deprimido por haber perdido su empleo proyecta tristeza en todo su cuerpo: la producción de neurotransmisores del cerebro se agota, bajan los niveles de hormonas, se interrumpe el ciclo del sueño, los receptores neuropéptidos de la superficie exterior de las células epiteliales se distorsionan las placas de la sangre se tornan más pegajosas y propensas a aglutinarse; hasta sus lágrimas contienen rastros químicos diferentes de las lágrimas de alegría.

Todo este perfil bioquímico se altera dramáticamente cuando esa persona halla un nuevo empleo y, si es más satisfactorio, su producción de neurotransmisores, hormonas, receptores y todos los otros bioquímicos vitales, hasta el mismo ADN, empieza a reflejar ese súbito giro favorable. Aunque damos por supuesto que el ADN es un depósito cerrado de información genética, su gemelo activo, el ARN, responde a la existencia cotidiana. Los estudiantes de medicina, en tiempos de exámenes, presentan una producción reducida de interleukina 2, elemento crítico en la respuesta inmunológica que combate el cáncer. La producción de interleukina 2 está bajo el control del mensajero ARN, lo cual significa que el nerviosismo del estudiante por aprobar sus exámenes habla directamente a sus genes.

Este punto refuerza la gran necesidad de utilizar nuestra conciencia para crear los cuerpos que en verdad deseamos. El nerviosismo por un examen de medicina pasa tarde o temprano, como pasa la depresión por un empleo perdido, pero el proceso de envejecimiento debe ser contrarrestado todos los días. Tu interpretación de cómo envejeces es crítica para lo que ocurra en las próximas cuatro, cinco o seis décadas. En términos neurológicos, una señal cerebral es sólo una serie de fluctuaciones de energía. Si estás en coma, estas señales no tienen significado; si estás alerta y consciente, las mismas señales se abren a infinitas interpretaciones creativas. Shakespeare no hacía metáforas cuando escribió la frase de Próspero: "Somos la materia de la que están hechos los sueños". El cuerpo es como un sueño manifiesto, una proyección tridimensional de señales cerebrales, que se transforman en el estado que llamamos "real".

El envejecimiento no es sino una serie de transformaciones mal orientadas, procesos que deberían mantenerse estables, equilibrados y en renovación, pero se desvían de su curso debido. Esto se presenta como cambio físico; sin embargo, lo que en realidad ha ocurrido es que tu conciencia (no importa si en tu mente o en tus células) se desvió primero. Al tomar conciencia de cómo se produjo ese error, puedes poner nuevamente en línea la bioquímica de tu cuerpo. No hay bioquímica fuera de la conciencia; cada célula de tu cuerpo tiene perfecta conciencia de lo que piensas y sientes sobre ti mismo. Una vez que aceptas ese hecho, desaparece toda ilusión de ser víctima de un cuerpo sin mente, que se degenera al azar.

6. HAY IMPULSOS DE INTELIGENCIA QUE CREAN CONSTANTEMENTE EL CUERPO EN NUEVAS FORMAS CADA SEGUNDO

Crear el cuerpo en formas nuevas es necesario a fin de satisfacer las cambiantes exigencias de la vida. La visión que un niño tiene de la realidad, por ejemplo, contiene mucho que no es familiar; hasta que aprenda más sobre el mundo, su cuerpo se expresa en una conducta inexperta y mal coordinada. A los tres meses de edad, el bebé no puede diferenciar entre una escalera y la pintura de una escalera. Su cerebro no ha captado lo que es la ilusión óptica. Hacia los seis meses su realidad ha cambiado; a esa edad los bebés saben reconocer las ilusiones ópticas; usando ese conocimiento, sus cuerpos pueden manejarse mejor en el espacio tridimensional (los espejos dejan de parecer agujeros en la pared; se puede subir por las escaleras de verdad, pero no por las pinturas de escaleras; lo redondo es diferente de lo plano, etcétera). Ese cambio de percepción no es sólo mental; se ha logrado toda una manera nueva de usar los ojos y las manos; han sido afectadas las dimensiones físicas de diversos centros cerebrales para el reconocimiento de formas y la coordinación motriz.

Mientras en tu cerebro continúen entrando percepciones nuevas, tu cuerpo podrá responder de nuevas maneras. No hay secreto de juventud más poderoso. Tal como lo expresó sucintamente un paciente mío, de ochenta años: "Cuando dejas de crecer, envejeces". Los nuevos conocimientos, las habilidades nuevas, las nuevas maneras de mirar el mundo mantienen en crecimiento a la mente y al cuerpo; mientras así sea, se expresa la tendencia natural de ser nuevo a cada segundo.

En el mundo cuántico el cambio es inevitable; el envejecimiento, no. La edad cronológica de nuestro cuerpo físico no viene al caso. El cincuentón más juvenil tiene moléculas cuya edad es la misma de las del cincuentón más envejecido. En ambos casos, la edad cronológica del cuerpo se podría establecer en cinco mil millones de años (edad de los diversos átomos), un año (el tiempo que tardan estos átomos en remplazarse dentro de nuestros tejidos), o tres segundos (el tiempo que tarda una célula en revolver sus enzimas para procesar comida, aire y agua).

En verdad, tienes tanta edad como la información que gira a través de ti, y eso es una gran suerte. Puedes controlar el contenido de información del campo cuántico. Aunque existe cierta cantidad de información fija en los átomos de comida, aire y agua que constituyen cada célula, el poder de transformar esa información está sujeto al libre albedrío. Una cosa que puedes poseer sin límites en este mundo es tu interpretación de ella. Existen notables casos médicos de niños pequeños, por ejemplo, que por sentirse muy carentes de amor dejaron de crecer. Este síndrome, llamado enanismo psicosocial, se presenta entre niños gravemente maltratados, que convierten su falta de amor y afecto en un agotamiento de la hormona del crecimiento, desafiando la suposición de que la hormona del crecimiento se libera según ritmos previamente programados que todo niño lleva impresos en su ADN. En estos casos, el poder de la interpretación se impone al sello genético, provocando un cambio en los campos de información del cuerpo.

De la autointeracción de una persona surgen interpretaciones que se experimentan como diálogo interno. Pensamientos, juicios y sensaciones giran sin cesar en la mente: "Esto me gusta, aquello no me gusta, A me da miedo, de B no estoy seguro", etcétera. El diálogo interno no es ruido mental al azar; lo generan en un plano profundo tus creencias y supuestos. Se define la creencia esencial como algo que das por cierto sobre la realidad; mientras te aferres a ella, tu creencia ajustará los campos de información de tu cuerpo a ciertos parámetros; percibirás algo como agradable o desagradable, aflictivo o gozoso, según cómo responda a tus expectativas.

Cuando cambia la interpretación de alguien, se produce también un cambio en su realidad. En el caso de los niños que sufren de enanismo psicosocial, ponerlos en un ambiente amoroso resulta más efectivo que administrarles hormonas de crecimiento (su creencia de que son indeseables e indignos puede ser tan potente que el cuerpo no crezca, aun cuando se le inyecten hormonas). Sin embargo, si los padres adoptivos amorosos pueden transformar la creencia esencial de los niños que se consideran indignos de amor, estos responden con torrentes de hormonas de crecimiento, producidas naturalmente, y eso suele llevarlos a un estado normal de estatura, peso y desarrollo. Cuando se ven de otro modo, su realidad personal se altera en un plano fisiológico. He aquí una poderosa metáfora de cómo el miedo a envejecer y la profunda convicción de que estamos destinados a la decadencia puede transformarse en envejecimiento en sí, como profecía autocumplida generada por la imagen destructiva que tenemos de nosotros mismos.

Para escapar de esta prisión, necesitamos invertir las creencias basadas en el miedo. En vez de creer que el cuerpo decae con el tiempo, nutre la creencia de que tu cuerpo es nuevo a cada instante. En vez de creer que tu cuerpo es una máquina sin mente, nutre la creencia de que tu cuerpo está impregnado de la profunda inteligencia de la vida, cuya única finalidad es mantenerte. Estas nuevas creencias no son sólo más gratas: son ciertas; experimentamos el goce de la vida por medio del cuerpo, y por eso es natural creer que el cuerpo no se nos opone, sino que desea lo mismo que deseamos nosotros.

7. PESE A LA APARIENCIA DE SER INDIVIDUOS SEPARADOS, TODOS ESTAMOS CONECTADOS CON LOS MODELOS DE INTELIGENCIA QUE GOBIERNAN EL COSMOS

Tú y tu ambiente son una sola cosa. Si te observas, percibirás que tu cuerpo cesa en cierto punto; está separado de la pared de tu cuarto o del árbol de la acera por un espacio vacío. Sin embargo, en términos cuánticos la distinción entre *sólido* y *vacío* es insignificante. Cada centímetro cúbico del espacio cuántico está lleno de una cantidad casi infinita de energía, y la más pequeña vibración es parte de vastos campos de vibración que abarcan galaxias enteras. En un sentido muy real, tu ambiente es tu cuerpo prolongado: con cada aliento inhalas cientos de millones de átomos exhalados ayer por alguien en China. Todo el oxígeno, el agua y la luz solar que te rodean son apenas distinguibles de lo que hay dentro de ti. Si quieres, puedes experimentarte en estado de unidad con todo aquello que está en contacto contigo. En el estado de vigilia común, tocas una rosa con el dedo y la sientes sólida, pero en verdad un manojo de energía e información (tu dedo) entra en contacto con otro manojo de energía e información (la rosa). Tu dedo y la cosa que toca son sólo diminutos afloramientos del campo infinito que llamamos universo. Esta verdad inspiró a los antiguos sabios de la India, que declararon:

Así como es el microcosmos, así es el macrocosmos.
Así como es el átomo, así es el universo.
Así como es el cuerpo humano, así es el cuerpo cósmico.
Así como es la mente humana, así es la mente cósmica.

No se trata sólo de enseñanzas místicas, sino de experiencias reales de quienes pudieron liberar su conciencia del estado de separación para identificarse, en cambio, con la unidad de todo. En la conciencia de unidad, personas, cosas y hechos de *allí fuera* se convierten todos en parte de tu cuerpo; de hecho, eres sólo un espejo de relaciones centradas en estas influencias. El famoso naturalista John Muir declaró: "Cada vez que tratamos de tomar algo por sí solo, lo encontramos amarrado a todo lo demás del universo". Esto no debería ser una rara experiencia, sino el primer bloque en el edificio de todo lo que sabemos.

La posibilidad de experimentar la unidad tiene tremendas implicaciones en el envejecimiento, porque, cuando mantienes una interacción armoniosa con tu cuerpo prolongado, te sientes alegre, saludable y juvenil. "El miedo nace de la separación", sostenían los antiguos sabios indios; con esta afirmación ahondaron profundamente en el porqué del envejecer. Al vernos como cosa aparte, creamos el caos y el desorden entre nosotros y las cosas de *allí fuera*. Provocamos guerras y destruimos el medio ambiente. La muerte, el estado final de separación, se cierne como temible ignoto; la perspectiva misma del cambio, que es parte de la vida, crea un temor indecible, pues connota pérdida.

El miedo trae a la violencia como inevitable estela. Al estar separados de otras personas, cosas y hechos, queremos obligarlos a ser lo que deseamos. En la armonía no hay violencia. En vez de tratar ligeramente de controlar lo incontrolable, la persona en unidad aprende la aceptación, no porque sea preciso, sino porque en verdad hay paz y orden en sí misma y en su cuerpo prolongado. J. Krishnamurti, el sabio moderno, llegó a ser un maravilloso nonagenario, siempre alerta, lleno de sabiduría y vitalidad nunca disminuida. Recuerdo haberlo visto subir brincando los peldaños de un estrado, cuando ya tenía ochenta y cinco años; me conmoví profundamente cuando una mujer que lo conocía desde hacía muchos años me dijo: "He descubierto una cosa en él: carece por completo de violencia".

La visión cuántica del mundo no es espiritual en sus ecuaciones y postulados, pero Einstein y sus colegas compartían una reverencia mística por sus descubrimientos. Niels Bohr comparó el aspecto ondular de la materia con la mente cósmica; al fin de su vida, Erwin Schrödinger estaba convencido de que el universo en sí era una mente viva (haciéndose eco de Isaac Newton, quien sostenía que la gravedad y todas las otras fuerzas eran pensamientos en la mente de Dios). La verdad es que sondear en nuestro propio espíritu siempre lleva a los humanos a los límites del espíritu en su sentido más amplio. Al poner esta coincidencia en términos objetivos, el nuevo paradigma nos permite cruzar realmente el límite que en otros tiempos dividía mente, cuerpo y espíritu.

La transformación de separación a unidad, de conflicto a paz, es la meta de todas las tradiciones espirituales. "¿Acaso no vivimos en el mismo mundo objetivo?", preguntó cierta vez un discípulo a su gurú. "Sí", respondió el maestro, "pero tú te ves a ti mismo en el mundo y yo veo al mundo en mí mismo. Ese pequeño cambio perceptual crea una enorme diferencia entre libertad y servidumbre".

Todos nosotros somos siervos del desorden que creamos al considerarnos separados y aislados. El perfecto ejemplo es la personalidad de Tipo A, con su conducta extenuante y frustrada, con su eterna sensación de estar presionado por fechas límites. Ese tipo de persona, incapaz de relajarse con ninguna clase de aceptación, de dejarse llevar, alimenta sus dolores pasados convirtiéndolos en ira; este torbellino reprimido se proyecta en el medio como hostilidad, impaciencia, reproches y pánico no asumido. En su esfuerzo incesante por dominar a otros, esa persona reacciona ante las pequeñas tensiones con duras críticas contra sí misma y contra los otros. En la creación de tanto caos, la persona de tipo A, sobre todo si pertenece al mundo del comercio, se engaña pensando que está compitiendo con éxito. En realidad, su nivel de eficiencia es muy bajo y, al acumularse las frustraciones, la retroalimentación que esta personalidad recibe de su cuerpo prolongado crea más desastres dentro del cuerpo físico. Aumentan el colesterol y la presión arterial; el corazón se ve sujeto a innecesarias tensiones, con lo que crece gravemente el riesgo de una apoplejía o de un ataque cardíaco fatal.

El Tipo A es un ejemplo extremo del daño que se produce al no interactuar armoniosamente con el propio cuerpo prolongado. Como vemos, la tensión que percibimos en el medio se relaciona directamente con casi todos los cambios relacionados con la edad que atacan a todos. Lo que nos envejece no es tanto la tensión como la *percepción* de la tensión. Quien no ve al mundo *de allí fuera* como amenaza puede coexistir con el medio, libre de los daños causados por la respuesta a las tensiones. En muchos sentidos, lo más importante que se puede hacer para experimentar un mundo sin envejecimiento es alimentar el conocimiento de que el mundo es uno mismo.

8. EL TIEMPO NO ES ABSOLUTO. LA REALIDAD SUBYACENTE DE TODAS LAS COSAS ES ETERNA, Y LO QUE LLAMAMOS TIEMPO ES, EN REALIDAD, ETERNIDAD CUANTIFICADA

Aunque nuestro cuerpo y todo el mundo físico son un despliegue de cambio constante, la realidad es más que el proceso. El universo nació y se desarrolla. Cuando nació surgieron la existencia, el tiempo y el espacio. Antes del momento de la Gran Explosión, el tiempo y el espacio no existían tal como los conocemos. Sin embargo, para la mente racional es casi imposible formularse preguntas tales como: "¿Qué había antes del tiempo?" y "¿Qué puede ser más grande que el espacio?". El mismo Einstein, cuando elaboraba en su juventud los principios cuánticos por primera vez, retenía la antigua idea, abrazada por Newton, de que el universo era estable, de que el tiempo y el espacio eran constantes eternas, que nunca habían nacido y jamás morirían.

Esta versión estable de la realidad sigue siendo la que nos brindan nuestros cinco sentidos. No se puede ver ni sentir el tiempo cuando se acelera o se retarda, aun cuando Einstein demostró que así actúa el tiempo; no se puede sentir el espacio cuando se expande o se contrae, aunque también eso es parte de un universo rítmico. Para imaginar esas regiones sin dimensión donde nacen el tiempo y el espacio requiere un cambio radical en la percepción. Este cambio se nos impone porque el universo debe tener algún tipo de fuente atemporal... y lo mismo vale para nosotros.

Consideramos que existimos en el tiempo porque el cuerpo está compuesto de cambio; para cambiar, es preciso tener un flujo o secuencia. En esta secuencia existe un antes y un después: antes de este aliento hubo un último aliento, después de este latido vendrá el latido próximo. Pero teóricamente, si dispusiéramos del tiempo y el equipo necesarios, se podría hacer un electrocardiograma de todos los latidos que tuvo un corazón en su existencia y, con el gráfico en la mano, tendríamos pasado, presente y futuro contenidos en un mismo lugar. Podríamos mirarlo en posición invertida o de atrás hacia adelante; podríamos plegarlo por la mitad, para que el último latido y el primero estuvieran el uno junto al otro.

Este tipo de manipulación es lo que revela la física cuántica sobre los hechos más básicos del espacio-tiempo en la Naturaleza. Cuando dos partículas intercambian estados de energía, pueden moverse hacia atrás en el tiempo con tanta facilidad como hacia adelante; las cosas que ocurrieron en el pasado se pueden alterar por hechos de energía en el futuro. Toda la noción del tiempo como flecha disparada inexorablemente hacia adelante ha quedado para siempre hecha trizas en las complejas geometrías del espacio cuántico, donde hebras y curvas multidimensionales llevan el tiempo hacia todos lados y hasta lo detienen.

El único absoluto que nos resta es lo atemporal, pues ahora comprendemos que nuestro universo entero es sólo un incidente que brota de una realidad mayor. Lo que percibimos como segundos, minutos, horas, días y años son trozos cortados de esa realidad mayor. A ti, el perceptor, te corresponde cortar lo atemporal del modo que desees; tu conciencia crea el tiempo que experimentas. Quien experimenta el tiempo como un artículo escaso que se escapa sin cesar crea una realidad personal muy diferente de la que crea quien percibe tener todo el tiempo del mundo. ¿Pasas el día presionado por la falta de tiempo? ¿Padeces esos síntomas de pánico y ahogo que provoca "la enfermedad del tiempo", traducida por el cuerpo en ritmo cardíaco acelerado o irregular, ritmos digestivos distorsionados, insomnio y alta presión sanguínea? Estas diferencias individuales expresan nuestra manera de percibir el cambio, pues la percepción del cambio crea nuestra experiencia del tiempo.

Cuando fijas tu atención en el pasado o en el futuro, estás en el campo del tiempo, creando envejecimiento. Un maestro indio, que parecía notablemente joven para su edad, explicó esto diciendo: "La mayoría pasa la vida en el pasado o en el futuro, pero mi vida está supremamente concentrada en el presente". Cuando una vida se concentra en el presente es más real, porque el pasado y el futuro no la afectan. En este momento, ¿dónde están el pasado y el futuro? En ninguna parte. Sólo existe el momento presente; pasado y futuro son proyecciones mentales. Si puedes liberarte de estas proyecciones, sin tratar de revivir el pasado ni de dominar el futuro, se abre un espacio para una experiencia completamente nueva: la experiencia del cuerpo sin edad y la mente sin tiempo.

Es de una gran importancia poder identificarse con una realidad que no esté limitada por el tiempo; de lo contrario no hay forma de escapar a la decadencia que el tiempo trae inevitablemente. Un simple ejercicio de mente-cuerpo te permitirá captar un atisbo de la atemporalidad: elige un momento del día en que te sientas relajado y sin presiones. Siéntate tranquilamente en una silla cómoda y quítate el reloj, dejándolo a mano para que puedas consultarlo fácilmente sin necesidad de recogerlo ni de mover mucho la cabeza. Ahora cierra los ojos y toma conciencia de tu respiración. Deja que tu atención siga la corriente del aliento que entra en tu cuerpo y sale de él. Imagina que todo tu cuerpo se alza y cae con el flujo de cada aliento. Al cabo de uno o dos minutos sentirás que el calor y la relajación invaden tus músculos.

Cuando te sientas muy asentado y sereno por dentro, abre lentamente los ojos y echa un vistazo al segundero de tu reloj. ¿Qué hace? Según tu grado de relajación, el segundero se comportará de maneras diferentes. Para algunas personas se habrá detenido por entero, efecto que durará entre uno y hasta tres segundos. Para otros, la manecilla vacilará medio segundo, para luego volver de un salto a su marcha normal. Otros verán que se mueve, pero a un paso más lento que el habitual. A menos que hayas intentado este pequeño experimento, parece muy improbable, pero una vez que hayas pasado por la experiencia de ver detenerse un reloj no volverás a dudar de que el tiempo es producto de la percepción. El único tiempo existente es el que capta tu conciencia.

Puedes aprender a llevar tu conciencia a voluntad a la región de atemporalidad. Para dominar esta experiencia, la meditación es la técnica clásica. En la meditación, la mente activa se retira hacia su fuente; así como el universo cambiante debió de tener una fuente más allá del cambio, tu mente, con su incansable actividad, surge de un estado de conciencia más allá del pensamiento, la sensación, las emociones, el deseo y la memoria. Se trata de una experiencia personal profunda. En el estado de atemporalidad o conciencia trascendente, experimentas la sensación de plenitud. En vez de cambio, pérdida y decadencia, hay estabilidad y satisfacción. Sientes que el infinito está en todas partes. Cuando esta experiencia se convierte en realidad, desaparecen los miedos asociados con el cambio; la fragmentación de la eternidad en segundos, horas, días y años se torna secundaria, y primaria la perfección de todo momento.

Ahora que la meditación ha entrado en la experiencia cultural de Occidente, los investigadores han aplicado mediciones científicas a la experiencia subjetiva del silencio, la plenitud y la eternidad. Han descubierto que el estado fisiológico de los meditadores sufre cambios definidos hacia un funcionamiento más eficiente. Cientos de hallazgos individuales demuestran un ritmo respiratorio más lento, una reducción en el consumo de oxígeno y un ritmo metabólico disminuido. En cuanto al envejecimiento, la conclusión más significativa es que se revierte el desequilibrio hormonal asociado con el estrés, del cual sabemos que acelera el proceso de envejecimiento. Esto, a su vez, retarda y hasta revierte el proceso de envejecimiento, según mediciones de diversos cambios biológicos asociados con la decadencia. Por mi experiencia con estudios de personas que practicaban la Meditación Trascendental, se ha establecido que quienes han meditado mucho tiempo pueden presentar una edad biológica entre cinco y doce años menor que su edad cronológica.

El aspecto más fascinante de esta investigación, que se prolonga desde hace más de dos décadas, es que el proceso biológico del envejecimiento en sí no necesita ser manipulado; se pueden alcanzar los resultados deseados sólo por medio de la conciencia. En otras palabras, la meditación altera el marco de referencia que brinda a la persona su experiencia del tiempo. En un plano cuántico, los hechos físicos del espacio-tiempo, tales como el ritmo cardíaco y los niveles hormonales, se pueden afectar simplemente llevando la mente a una realidad donde el tiempo no ejerce un mando tan poderoso. El nuevo paradigma nos demuestra que el tiempo tiene muchos planos y que todos están a nuestra disposición en nuestra propia conciencia.

9. TODOS HABITAMOS UNA REALIDAD DE NO-CAMBIO, QUE YACE MAS ALLA DE TODO CAMBIO. LA EXPERIENCIA DE ESTA REALIDAD PONE EL CAMBIO BAJO NUESTRO DOMINIO

Por el momento, la única fisiología que puedes sostener se basa en el tiempo. Sin embargo, el hecho de que el tiempo esté ligado con la conciencia implica que podrías sostener un estilo de funcionamiento muy diferente: la fisiología de la inmortalidad, que correspondería a la experiencia del no-cambio. El no-cambio no se puede crear como producto del cambio. Requiere salir de la conciencia ligada con el tiempo para pasar a la conciencia atemporal. Este movimiento tiene muchas gradaciones. Por ejemplo: si estás muy escaso de tiempo en tu trabajo, la reacción de tu cuerpo a la presión no es automática; algunas personas florecen bajo la presión del tiempo, utilizándola para alimentar su creatividad y su energía, mientras que otras se ven derrotadas por ella, pierden el incentivo y sienten una carga que no les dará satisfacción comparada con el estrés que provoca.

La persona que responde con creatividad ha aprendido a no identificarse con la presión del tiempo; la ha trascendido, al menos en parte, a diferencia de quien se siente abrumado por el estrés. Para ésta la identificación con el tiempo se ha tornado abrumadora: no puede escapar del tictac del reloj interno; su cuerpo no puede sino reflejar su estado anímico. De varias maneras sutiles, nuestras células se ajustan constantemente a nuestra percepción del tiempo; un biólogo diría que hemos encadenado, o trabado en secuencia, una serie de procesos que abarcan millones de acontecimientos relacionados con la mente y el cuerpo.

Es importantísimo comprender que se puede llegar a un estado donde se puedan realinear los procesos ligados con el tiempo. Lo demuestra una simple analogía: observa tu cuerpo físico como si fuera un registro de señales intercambiadas entre tu cerebro y todas las células. El sistema nervioso, que establece las clases de mensajes enviados, funciona como *software* del cuerpo; la miríada de diferentes hormonas, neurotransmisores y otras moléculas mensajeras son la información que se procesa mediante el *software*. Todo esto constituye la programación visible de tu cuerpo. Pero ¿dónde está el programador? No es visible, pero debe de existir. A cada segundo se toman miles de decisiones en el sistema mente-cuerpo, incontables elecciones que permiten a tu fisiología adaptarse a las exigencias de la vida.

Si estando en la India veo una cobra en el sendero y salto hacia atrás atemorizado, se puede ver el aparato visible que controla este acontecimiento en las reacciones musculares que exhibo, activadas por señales químicas de mi sistema nervioso. Mi ritmo cardíaco acelerado y mi respiración agitada son otras señales visibles de que se ha puesto en acción la hormona adrenalina, segregada por la corteza suprarrenal como reacción ante un elemento químico cerebral específico (ACTH) enviado por la pituitaria. Si un bioquímico pudiera rastrear cada una de las moléculas involucradas en mi reacción de temor, aun así pasaría por alto al invisible tomador de decisiones que decidió tener la reacción, pues, si bien reaccioné en una fracción de segundo, mi cuerpo no saltó hacia atrás de manera estúpida. Una persona con una programación muy diferente presentaría reacciones muy diferentes. Un coleccionista de serpientes podría inclinarse hacia adelante con interés; un devoto hindú, al reconocer una forma de Shiva, podría arrodillarse con religioso respeto. El hecho es que cualquier reacción habría sido posible: pánico, ira, histeria, parálisis, apatía, curiosidad, deleite, etcétera. El programador invisible es ilimitado en cuanto a sus modos de programar el aparato visible del cuerpo. En el momento en que tropecé con la serpiente, todos los procesos básicos de mi fisiología (respiración, digestión, metabolismo, eliminación, percepción y pensamiento) dependían del significado que tuviera una cobra para mí personalmente. Hay verdad en el dicho de Aldous Huxley: "La experiencia no es lo que te ocurre; es lo que haces con lo que te ocurre".

¿Dónde puedes localizar un significado? La respuesta rápida y fácil es decir que está localizado en el cerebro; pero este órgano está en flujo constante, junto con todos los demás. Como aves migratorias, con cada segundo entran y salen de mi cerebro miles de millones de átomos. En él se arremolinan ondas eléctricas que nunca forman el mismo esquema dos veces en la vida. Su química básica puede variar según lo que se coma en el almuerzo o si se experimenta un brusco cambio de humor. Sin embargo, mi recuerdo de la serpiente no se disuelve en ese mar de cambio. Mis recuerdos están a disposición del programador que se mantiene por encima de la memoria, observando silenciosamente mi vida, tomando en cuenta mis experiencias, siempre listo para albergar la posibilidad de nuevas elecciones. Pues este programador no es sino la conciencia de la elección. Aprecia el cambio sin dejarse abrumar; por lo tanto, escapa a las limitaciones vinculadas con el tiempo que surgen en el mundo normal de causa-efecto.

El *yo* que teme a las serpientes aprendió ese temor en algún momento del pasado. Todas mis reacciones son parte del yo vinculado con el tiempo y sus tendencias. En menos de una milésima de segundo, su miedo previamente programado despierta toda la secuencia de mensajes corporales que producen mis acciones. Para la mayoría de nosotros no hay otro *yo* perceptible, porque no hemos aprendido a identificarnos con el tomador de decisiones, el testigo silencioso, cuya conciencia no está definida por el pasado. Sin embargo, de un modo sutil, todos sentimos que algo dentro de nosotros no ha cambiado mucho, si acaso, desde que éramos pequeños. Cuando despertamos por la mañana hay un segundo de conciencia pura, antes de que el viejo condicionamiento caiga automáticamente en su lugar; en ese momento eres tú mismo: ni feliz ni triste, ni importante ni humilde, ni viejo ni joven.

Cuando despierto por la mañana, este *yo* se viste muy pronto con el manto de la experiencia; en cuestión de segundos recuerdo quién soy, por ejemplo: un médico de cuarenta y seis años con esposa, dos hijos, un hogar en las afueras de Boston y diez minutos para llegar a la clínica. Esa identidad es el producto del cambio. El *yo* que está más allá del cambio podría estar despertando en cualquier parte: en Delhi, con cinco años de edad, olfateando la comida preparada por mi abuela, o en Florida, con ochenta años, escuchando el viento entre las palmeras. Este *yo* invariable, al que los antiguos sabios de la India llamaban simplemente el Ser, me sirve como punto real de referencia para la experiencia. Cualquier otro punto de referencia está limitado por el cambio, la decadencia y la pérdida; cualquier otro sentido del *yo* se identifica con el dolor o el placer, la pobreza o la salud, la felicidad o la tristeza, la juventud o la vejez, todas las condiciones vinculadas con el tiempo que impone el mundo relativo. En la conciencia de unidad, se puede explicar el mundo como una corriente del Espíritu que es conciencia. Todo nuestro objetivo consiste en establecer una relación íntima con el Ser como Espíritu. En la medida en que creamos esta intimidad, se hace realidad la experiencia del cuerpo sin edad y la mente sin cuerpo.

10. NO SOMOS VICTIMAS DEL ENVEJECIMIENTO, LA ENFERMEDAD Y LA MUERTE. ESTOS SON PARTE DEL ESCENARIO, NO EL ESPECTADOR, QUE ES INMUNE A CUALQUIER FORMA DE CAMBIO

La vida, en su fuente, es creación. Cuando te pones en contacto con tu propia inteligencia interior, te pones en contacto con el núcleo creativo de la vida. En el antiguo paradigma se asignaba el control de la vida al ADN, molécula de enorme complejidad que ha revelado a los genetistas menos del 1% de sus secretos. En el nuevo paradigma, el control de la vida pertenece a la conciencia. Todos los ejemplos citados aquí (de niños que pueden reducir la secreción de hormonas de crecimiento, de estudiantes de medicina que alteran su producción de interleukinas cuando se sienten nerviosos, de yoguis que pueden manipular a voluntad el ritmo cardíaco) indican que los procesos corporales más básicos responden a nuestro estado de ánimo.

Los millones y millones de cambios que se producen en nuestras células son sólo el pasajero panorama de la vida; detrás de la máscara está el que ve, quien representa la fuente del flujo de la conciencia. Todo lo que yo pueda experimentar comienza y termina con la conciencia; cada pensamiento o emoción que captura mi atención es un diminuto fragmento de conciencia; todas las metas y expectativas que me fijo están organizadas en la conciencia. Lo que los antiguos sabios llamaban Ser se puede definir, según los términos de la psicología moderna, como un continuo de conciencia, y el estado conocido como conciencia de unidad es el estado en que la conciencia es completa: la persona conoce todo el continuo de sí misma sin máscaras, ilusiones, vacíos ni fragmentos quebrados.

Como no mantenemos la continuidad de nuestra conciencia, todos caemos en vacíos de un tipo u otro. Vastas zonas de nuestra existencia corporal escapan al control, llevando a la enfermedad, la vejez y la muerte. Pero eso es de esperar cuando la conciencia se ha fragmentado. En una famosa serie de experimentos realizados a principios de la década de 1970 en la clínica Menninger, Swami Rama, un célebre adepto espiritual de la India, demostró su capacidad de elevar su ritmo cardíaco de 70 a 300 pulsaciones por minuto, lo cual está muy por encima del alcance normal. Esencialmente, los latidos de su corazón se convirtieron en una palpitación que ya no bombeaba sangre de la manera rítmica normal. En una persona común, las palpitaciones pueden provocar un paro cardíaco y otros problemas graves y hasta fatales; es algo que todos los años ataca a miles de personas desprevenidas.

Sin embargo, Swami Rama no se vio afectado por ese hecho cardíaco, que estaba bajo el dominio directo de su conciencia. Esto implica que, si una persona muere en cuestión de minutos por una interrupción súbita de su ritmo cardíaco normal (esta categoría cubre todo tipo de arritmias, fibrilación y taquicardia), en realidad ha sufrido una pérdida de conciencia. En nuestra materialista visión del mundo, localizamos esta pérdida en el músculo cardíaco, diciendo que las señales electroquímicas que coordinan un latir saludable del corazón se han desordenado. En vez de orquestar sus contracciones individuales en una pulsación pareja y unificada en todo el corazón, muchos millones de células cardíacas caen en contracciones aisladas y caóticas, haciendo que el órgano parezca un saco de serpientes retorcidas.

Sin embargo, este horrendo espectáculo, temido por todos los cardiólogos, es secundario; lo primario es la pérdida de conciencia entre las células del corazón. Esta pérdida de conciencia no es local, sino general. La persona misma ha perdido contacto con los planos profundos de inteligencia que gobiernan y controlan sus células; en verdad, cada célula no es sino inteligencia organizada en diversas capas de patrones visibles e invisibles. Un adepto como Swami Rama nos demuestra que nuestra conciencia no debe ser así fragmentada y reducida. Si uno se conociera tal como es, se comprendería que uno es la fuente, el curso y la meta de toda esa inteligencia fluyente. Lo que las tradiciones religiosas del mundo llaman Espíritu es la totalidad, la continuidad de la conciencia que supervisa todos los fragmentos y las piezas de la conciencia.

Son los vacíos en el conocimiento de nosotros mismos los que nos hacen víctimas de la enfermedad, el envejecimiento y la muerte. Perder la conciencia es perder inteligencia; perder inteligencia es perder el dominio sobre el producto final de la inteligencia: el cuerpo humano. Por lo tanto, la lección más valiosa que puede enseñarnos el nuevo paradigma es esta: si quieres cambiar tu cuerpo, cambia primero tu conciencia. Todo lo que te ocurre es resultado de cómo te ves a ti mismo, hasta un punto que podría parecerte muy extraño. En las batallas marítimas de la Primera Guerra Mundial, los marineros alemanes se encontraban a veces inmovilizados en botes salvavidas durante días y semanas enteras tras haberse hundido su barco. Invariablemente los primeros en morir eran los más jóvenes. Este fenómeno fue un misterio hasta que se comprendió que los marineros mayores, por haber sobrevivido a otros naufragios, sabían que la crisis se podía superar; los jóvenes, que carecían de esa experiencia, perecían por verse atrapados en una situación sin esperanzas.

Guiándose por esos incidentes, los investigadores que trabajan con animales han logrado inducir un envejecimiento rápido, enfermedad y muerte en ratas y ratones de laboratorio al ponerlos en situaciones de gran estrés; por ejemplo, se los arroja en depósitos de agua sin ninguna posibilidad de escapar. Los animales que nunca se han encontrado en una situación semejante la perciben como desesperada; pronto se dan por vencidos y mueren. Los animales que han sido gradualmente condicionados a los depósitos perseveran y sobreviven, nadando largas horas sin que sus tejidos presenten señales de deterioro producido por el estrés.

La historia del envejecimiento humano se caracteriza en gran parte por la desesperanza. Nuestras temibles imágenes del envejecer, acompañadas de las elevadas tasas de enfermedad y senilidad entre los ancianos, daban como resultado sombrías expectativas que se cumplían por sí solas. La ancianidad era una época de inevitable declinación y pérdida, de creciente debilidad física y mental. Ahora toda nuestra sociedad despierta a una nueva percepción del envejecimiento; personas de sesenta y setenta años esperan normalmente verse tan vigorosos y saludables como a los cuarenta y a los cincuenta.

Pero hay un supuesto subyacente que no ha sufrido un desafío radical: que los humanos deben envejecer. Tener que envejecer es un hecho que heredamos del viejo paradigma, tercamente fijado en nuestra visión del mundo hasta que un cambio de conciencia pueda traer nuevos hechos a la luz. Una visión del mundo es sólo un modo de ordenar la infinita energía del universo en un sistema que tenga sentido. El envejecimiento tenía sentido en un esquema de la Naturaleza donde todas las cosas cambiaban, se marchitaban y morían. Tiene mucho menos sentido en un mundo donde nos rodea por doquier un interminable flujo de inteligencia en constante renovación. A ti te corresponde elegir qué punto de vista adoptar. Puedes optar por ver que la rosa florece y muere; puedes optar por ver la rosa como una ola de vida que nunca acaba, pues el año próximo surgirán nuevas rosas de las semillas de esta.

La materia es un momento cautivo en el espacio y en el tiempo; con una visión materialista del mundo y de nosotros mismos, hacemos que los aspectos cautivos del universo asuman demasiada importancia. Según este libro vaya desplegándose, quiero que experimentes lo fluida y sin esfuerzo que podría ser la existencia si cambiaras tu visión del mundo. Pese a su sólido aspecto físico, tu cuerpo se parece mucho a un río, semejante al río sagrado que tan bellamente describió Hermann Hesse en su espiritual novela *Siddhartha*. En dicho libro llega un momento en que Siddhartha, el buscador de la iluminación, halla finalmente la paz. Tras años de vagar, termina junto a un gran río de la India, donde una voz interior le susurra: "Ama este río, quédate junto a él, aprende de él". Para mí, este susurro dice algo sobre mi cuerpo, que fluye y fluye en los procesos de su vida. Como los ríos, mi cuerpo cambia cuando cambia el momento; si yo pudiera hacer lo mismo, no habría vacíos en mi vida, ni recuerdos de traumas pasados que activaran nuevo dolor, ni expectativa de dolores futuros que me hicieran contraer de miedo.

Tu cuerpo es el río de vida que te sustenta, pero lo hace humildemente, sin pretender reconocimiento. Si te sientas y lo escuchas, descubrirás que en ti y dentro de ti mora una profunda inteligencia. No se trata de una inteligencia de palabras, pues el conocimiento de las palabras, comparado con los millones de años de sabiduría entretejidos en una sola célula, no parece tan grande. Siddhartha quería aprender del río y escuchar, que tiene una tremenda importancia. Hace falta desear la reunión con el flujo del cuerpo para poder aprender de él, y eso significa que debes estar dispuesto a abrirte al conocimiento que fue pasado por alto en tu antigua manera de ver.

Hesse proseguía: "Le pareció que quien comprendiera a ese río y a sus secretos comprendería mucho más, muchos secretos, todos los secretos". Todo lo que te haya ocurrido está registrado en tu cuerpo, pero lo más importante es que allí hay también nuevas posibilidades. El envejecimiento parece ser algo que te está pasando, cuando en realidad es en gran parte algo que tu cuerpo ha aprendido a hacer. Ha aprendido a cumplir con la programación que tú, el programador, le suministraste. Como mucha de esta programación fue inconsciente, dictada por creencias y supuestos de los que difícilmente tenías conciencia, es importante derruir todo el edificio de ideas que te dio el mundo material tal como lo conoces.

Ahora necesitamos regresar al cuerpo, pues la experiencia íntima que tenemos de nuestro yo físico contiene la verdad más personal. El estar a gusto con sus sensaciones de este momento te permite escapar a la sombra de amenaza que pende, sobre todo cuando el orden va perdiendo la batalla contra la entropía. Ese es el mundo en el que se nos ha enseñado a creer. Pero hay otro modo y otro mundo. Tal fue la mayor lección que Siddhartha aprendió del río. Al final de la novela conversa sobre eso con su más antiguo amigo y compañero, Vasudeva:

—¿Has aprendido tú también el secreto del río, que no existe el tiempo ni cosa parecida?

Una luminosa sonrisa se extendió en el rostro de Vasudeva.

—Sí, Siddhartha. ¿Es esto lo que quieres decir? ¿Que el río está en todas partes al mismo tiempo: en la fuente y en la desembocadura en la cascada, en la barcaza, en la corriente, en el océano y en las montañas, dondequiera, y que para él sólo existe el presente, sin la sombra del pasado ni la sombra del futuro?

—Eso es —dijo Siddhartha—, y cuando aprendí eso, revisé mi vida y era también un río, y Siddhartha el niño, Siddhartha el hombre maduro y Siddhartha el anciano estaban separados sólo por sombras, no por la realidad.

Habló con deleite, pero Vasudeva se limitó a sonreírle radiante, y a señalar su acuerdo con un movimiento de cabeza.

El autoengaño fomentado por siglos de materialismo es que podemos conquistar el río y dominar su flujo; si lo hiciéramos, nuestro único logro sería morir. La verdad sobre cada uno de nosotros es que nuestra vida se extiende en campos de experiencia más y más grandes. No hay límites para la energía, la información y la inteligencia concentradas en la existencia de una persona. En forma física, esta infinita creatividad ha sido encarnada en tus células; de forma no manifiesta se expresa en el silencio de la mente, en el vacío que, en realidad, es una plenitud de ignotos significados posibles, posibles verdades, posibles creaciones. El vacío que hay en el centro de cada átomo es el vientre del universo; en el destello de un pensamiento, cuando interactúan dos neuronas, hay una oportunidad para que nazca un nuevo mundo. Este libro está dedicado a explorar ese silencio en que el aliento del tiempo no marchita, sino que renueva. Mira hacia la tierra donde nadie es viejo; no está en ninguna parte, sino en ti.

EN LA PRACTICA:

Cómo reinterpretar tu cuerpo

El primer paso para experimentar tu cuerpo de manera diferente es cambiar la interpretación que le das. No hay dos personas que experimenten su cuerpo exactamente de igual forma, porque cada uno interpreta la experiencia (incluida la experiencia de habitar un cuerpo) según sus propias creencias personales, valores, supuestos y memorias. Un cuerpo que envejece involucra un estilo de interpretación; un cuerpo sin edad tiene en sí el estilo opuesto.

Intenta desprenderte del supuesto de que tu cuerpo envejece porque así son las cosas. Si estás seguro de que envejecer es natural, inevitable y normal, no pretendo que borres esos supuestos al instante. Aunque lo intentaras, no podrías, porque el viejo paradigma nos ha enseñado a todos a aceptar esos supuestos sin cuestionamiento. Sin embargo, sin dejar de respetar tus profundas creencias sobre el envejecimiento, la enfermedad y la muerte, autorízate a apartar por un momento el antiguo paradigma.

La visión cuántica del mundo, o paradigma nuevo, nos enseña que estamos constantemente haciendo y deshaciendo nuestro cuerpo. Bajo la ilusión de que es un objeto sólido y estable, el cuerpo es un proceso; mientras ese proceso se dirija hacia la renovación, las células del cuerpo se mantendrán nuevas, por mucho tiempo que pase y por más expuestos que estemos a la entropía.

El gran enemigo de la renovación es el hábito; cuando aplique al presente petrificadas interpretaciones del pasado, siempre habrá un vacío, un mal ajuste entre la necesidad del momento y la solución del pasado. Para tener un cuerpo renovado debes estar dispuesto a tener percepciones nuevas que den origen a soluciones nuevas. Los ejercicios siguientes están ideados para ayudarte a abrir nuevas percepciones. Algunos sirven para absorber el nuevo conocimiento de la visión cuántica del mundo, según se aplique a tu cuerpo. Otros son ejercicios de experiencias nuevas para adquirir una sensación interna de ese plano carente de edad que existe en tu cuerpo. Según avancemos hacia los ejercicios posteriores, lo ideal será que el conocimiento y la experiencia comiencen a fundirse. Esa es la señal de que estás asimilando plenamente esa nueva visión del mundo, en vez de la antigua.

EJERCICIO 1: VER A TRAVES DE LA MASCARA DE LA MATERIA

El paso más importante para adquirir la experiencia del cuerpo sin edad es descongelar las percepciones que te han encerrado en sensaciones de aislamiento, fragmentación y división. Estas percepciones aisladas refuerzan la idea de que sólo se puede creer en la realidad de los cinco sentidos. Por lo tanto, veamos si podemos ir más allá de los sentidos para buscar un plano de experiencia trascendente que es, de hecho, más real que el mundo de los sentidos.

Mírate la mano y examínala con atención. Sigue sus líneas y sus pliegues familiares, palpa la textura de la piel, la flexible carne que acolcha la sumergida dureza del hueso. Esta es la mano que te revelan tus sentidos: un objeto material, compuesto de carne y sangre. En este primer ejercicio, intentaremos *descongelar* tu mano y brindarte una experiencia diferente de ella, más allá del alcance de tus sentidos.

* * *

Mientras retienes la imagen de tu mano en el ojo de la mente, imagina que la estás examinando con un microscopio de alta potencia, cuya lente puede penetrar en los tejidos más finos de la materia y la energía. En la potencia más baja, ya no ves carne lisa, sino un grupo de células individuales flojamente ligadas por tejido conjuntivo. Cada célula es una bolsa acuosa de proteínas que se presentan como largas cadenas de moléculas más pequeñas vinculadas por lazos invisibles. Al acercarte más, ves átomos separados de hidrógeno, carbono, oxígeno, etcétera, que no tienen ninguna solidez; son sombras fantasmales y vibrantes que el microscopio revela como trozos de luz y oscuridad.

Has llegado al límite entre la materia y la energía, pues las partículas subatómicas que forman cada átomo (arremolinados electrones que bailan alrededor de un centro nuclear de protones y neutrones) no son manchas y puntos de materia. Son más bien como rastros de luz dejados por fuegos artificiales por la noche. A este nivel ves que todas las cosas que creías sólidas son sólo rastros de energía; en cuanto ves un rastro, la energía ha pasado a otro sitio sin dejar nada sustancioso que puedas tocar o ver. Cada huella es un hecho cuántico, fugaz, que muere en cuanto reparas en él.

Ahora empiezas a hundirte aun más profundamente en el espacio cuántico. Toda luz desaparece, reemplazada por bostezantes abismos de negro vacío. Muy lejos, en el horizonte de tu visión, ves un último destello, como la estrella más lejana e imperceptible que se ve en el cielo nocturno. Retén ese destello en la mente, pues se trata del último resto de materia o energía detectable por instrumento científico alguno. La negrura se cierra; te encuentras en un sitio donde no sólo han desaparecido la materia y la energía, sino también el espacio y el tiempo.

Has dejado atrás tu mano como hecho del espacio-tiempo. Como todos los hechos del espacio-tiempo, tu cuerpo debe tener un origen más allá de la cuarta dimensión. En esta región no existen cosas tales como *antes* o *después*, ningún concepto de *grande* o *pequeño*. Aquí tu mano existe antes de la Gran Explosión y después de que el universo termine en la *muerte de calor* del cero absoluto. En realidad, estos términos carecen de significado, pues has llegado al vientre del universo, la región precuántica que no tiene dimensión alguna y que tiene todas las dimensiones. Estás en todas partes y en ninguna parte.

Tu mano ¿ha dejado de existir? No, pues al cruzar el límite de la cuarta dimensión no se va a ninguna parte; la noción misma de lugar y tiempo ya no tiene aplicación. Aún tienes a tu disposición los niveles más toscos de la percepción; tu mano aún existe en todos esos niveles que has atravesado: cuántico, subatómico, atómico, molecular, celular, conectada por la inteligencia visible al sitio donde ahora te encuentras.

Cada plano es una capa de transformación en un todo diferente del que está arriba o abajo, pero sólo allí, donde no hay sino información pura, idea, potencial creativo, se reducen todos los planos a su origen común. Piensa sobre este ejercicio un momento para absorber sus lecciones:

* El cuerpo tridimensional presentado por los cinco sentidos es un espejismo.
* Cada partícula sólida de materia se compone, en más de un 99,999%, de espacio vacío.
* El vacío entre dos electrones está proporcionalmente tan vacío como el espacio entre dos galaxias.
* Si profundizas lo suficiente en la trama de la materia y la energía, llegas al origen del universo. Todos los acontecimientos del espacio-tiempo tienen una fuente común fuera de la realidad que percibimos.
* Más allá del cuanto, tu cuerpo existe como potencial creativo puro, proceso de múltiples capas controlado por la inteligencia.

Examina ahora tu mano con nuevo entendimiento: es el punto de partida de un vertiginoso descenso en la danza de la vida, donde el bailarín desaparece si te acercas demasiado y la música se pierde en el silencio de la eternidad. La danza es eterna; la danza eres tú.

EJERCICIO 2: CERRAR EL VACIO

Ahora que hemos tocado ese plano del espacio cuántico que subyace bajo toda existencia física, quiero que te sientas más cómodo allí. Generalmente pensamos que el espacio es frío y está vacío, pero el espacio cuántico está lleno; es la continuidad que lo conecta todo en el universo. Cuando el campo cuántico está activo, da surgimiento a un acontecimiento del espacio-tiempo; cuando está quieto, es sólo espacio cuántico. Pero esto no significa que el campo tenga vacíos en él; imagina la Tierra rodeada por líneas de fuerza magnética que irradian desde los polos magnéticos Norte y Sur. Todos los imanes independientes del planeta participan en este campo. Son pequeños afloramientos individuales de magnetismo; sin embargo, aunque no haya un imán en tu cercanía inmediata, el campo magnético te rodea. Un imán en forma de herradura es una saliente local del campo (un acontecimiento del espacio-tiempo), mientras que las líneas del magnetismo que rodea la Tierra son una presencia no local e invisible. Ambos están vinculados como aspectos de un campo de energía subyacente.

Como tu cuerpo emana frecuencias electromagnéticas, tú eres una expresión más del mismo campo. Las pulsaciones de señales nerviosas que corren por tus miembros, la carga eléctrica que emiten las células de tu corazón y el leve campo de corriente que rodea tu cerebro, todo eso demuestra que no estás aislado de cualquier forma de energía del universo. Cualquier apariencia de aislamiento es sólo producto de la limitación de tus sentidos, que no están sintonizados con estas energías.

Imagina dos velas puestas en una mesa frente a ti separadas por tres pies. A tu vista parecen separadas e independientes; sin embargo, la luz que arrojan llena el cuarto de fotones; todo el espacio entre ellas está surcado por la luz y, por lo tanto, en el plano cuántico no hay separación real. Ahora lleva una de las velas fuera, por la noche, y sosténla contra un fondo de estrellas. Los puntos luminosos del cielo pueden estar a millones de años luz de distancia, pero en el plano cuántico cada estrella está tan conectada con tu vela como la segunda vela de la habitación; el vasto espacio abierto entre ellas contiene ondas de energía que las vincula.

Cuando miras la vela y las estrellas lejanas, en tu retina caen fotones de luz de una y otras. Allí activan destellos de descargas electroquímicas que pertenecen a una frecuencia vibratoria diferente de la luz visible, pero son parte del mismo campo electromagnético. Por lo tanto, tú eres otra vela (u otra estrella) cuya concentración local de materia y energía es una afloración del infinito campo que te rodea y te sostiene.

Piensa en esta vinculación orgánica entre todo lo que existe. Las lecciones de este ejercicio son:

- Por muy aislado que algo parezca a los sentidos, nada está aislado en el plano cuántico.
- El campo cuántico existe en ti, alrededor de ti y a través de ti. No estás mirando el campo: en cada ola, en cada partícula, el campo es tu cuerpo prolongado.
- Cada una de tus células es una concentración local de información y energía, dentro de la totalidad de información y energía de tu cuerpo. De igual modo, tú eres una concentra-

ción local de información y energía en la totalidad que es el cuerpo del universo.

Cuando comiences a poseer este conocimiento, nada en tu ambiente te parecerá amenazador. Como resultado, el miedo al aislamiento perderá su poder sobre ti; el flujo ininterrumpido de la conciencia contrarrestará la entropía y el envejecimiento.

EJERCICIO 3: ASPIRAR EL CAMPO

El campo cuántico trasciende la realidad cotidiana, pero guarda una estrecha intimidad con tu experiencia. Buscar una palabra en tu memoria, sentir una emoción, captar un concepto: estos son sucesos que cambian todo el campo. Sir James Jeans, eminente físico británico, comentó cierta vez: "Cuando vibra un electrón, el universo se estremece". No hay una mínima actividad en cualquiera de tus células que pueda cruzar desapercibida todo el campo cuántico.

En su nivel más refinado, todo proceso fisiológico se registra en la trama de la Naturaleza. En otras palabras: cuanto más refinado es un proceso, más vinculado está con la actividad básica del cosmos. He aquí un simple ejercicio de respiración que puede brindarte una experiencia notablemente vívida de este fenómeno.

Siéntate cómodamente en una silla con los ojos cerrados. Aspira suave y lentamente por las fosas nasales, imaginando que atraes el aire de un punto infinitamente lejano. Visualiza el aire que viene suavemente hacia ti desde el borde del universo. Siente cómo llena tu cuerpo de frescura.

Ahora exhala, lentamente y con facilidad, enviando cada átomo de aire de nuevo a su fuente infinitamente lejana. Tal vez te ayude imaginar una hebra que se extiende a partir de ti hasta los rincones más lejanos del cosmos; también puedes imaginar una estrella suspendida ante ti, que envía luz desde un sitio infinitamente lejos. En un caso u otro, imagina la hebra o la estrella como si fueran tu fuente de aire. Si no eres hábil para visualizar no te preocupes; bastará con que mantengas en la mente la palabra "infinito" mientras respiras. Cualquiera que sea la técnica que utilices, el objetivo es sentir que cada aliento viene a ti desde el campo cuántico, tal como sucede realmente en un plano sutil. Al restablecer el recuerdo de tu vinculación con el campo cuántico se despertará en tu cuerpo el recuerdo de la renovación.

EJERCICIO 4: REDEFINIR

Tras haber absorbido el conocimiento de que tu cuerpo no es una escultura aislada en el espacio y en el tiempo, defínete de nuevo repitiendo mentalmente las siguientes afirmaciones:

Puedo usar el poder de mi conciencia para experimentar un cuerpo que es

Fluido	en vez de	sólido
Flexible	" " "	rígido
Cuántico	" " "	material
Dinámico	" " "	estático
Compuesto de información y energía	" " "	reacciones químicas al azar
Una red de inteligencia	" " "	una maquinaria estúpida
Fresco y siempre renovado	" " "	entrópico y decadente
Atemporal	" " "	ligado con el tiempo

Otra buena serie de afirmaciones para redefinirse:

- No soy mis átomos; ellos vienen y van.
- No soy mis pensamientos; ellos vienen y van.
- No soy mi yo; la imagen que tengo de mí mismo cambia.
- Estoy por encima y más allá de todo eso; soy el testigo, el intérprete, el Yo más allá de la imagen de mi yo; este Yo carece de espacio y de tiempo.

Repetir estas afirmaciones no sirve sólo como recordatorio mental. El cuerpo humano, como proceso más que como objeto, está constantemente lleno de mensajes de todo tipo; los mensajes verbales que oímos en la cabeza son sólo una versión de la información que las células intercambian a cada segundo. Como la conciencia de toda persona está coloreada por experiencias pasadas, el flujo de información que existe dentro de nosotros sufre la influencia de huellas inconscientes de las que apenas tenemos conciencia. Examinaremos en detalle cómo quiebran esas huellas inconscientes el fácil flujo de los mensajes, creando la pérdida de inteligencia que da por resultado el envejecimiento.

Por el momento, recuerda que puedes cambiar estas huellas otorgando al inconsciente nuevos supuestos y creencias con que operar. Cada pensamiento que tienes activa en tu cerebro una molécula mensajera. Esto significa que todo impulso mental se transforma automáticamente en información biológica. Al repetir estas nuevas declaraciones, afirmando ante ti mismo que tu cuerpo no está definido por el antiguo paradigma, permites que se produzca información biológica nueva. Por medio de la vinculación mente-cuerpo, tus células reciben ese sentido redefinido de ti mismo como nueva programación. De ese modo comienza a cerrarse el vacío abierto entre tu antiguo yo aislado y la imagen de ti como ser sin edad y sin tiempo.

SEGUNDA PARTE

Envejecimiento y conciencia

La CONCIENCIA TIENE EL PODER de cambiar el envejecimiento, pero es una espada de doble filo: tanto puede curar como destruir. La diferencia radica en cómo se condiciona o adiestra tu conciencia para adoptar diversas actitudes, supuestos, creencias y reacciones. Cuando estos patrones mentales son destructivos, la persona se ve impulsada por su mente a una conducta destructiva; cuando los patrones mentales son constructivos, la persona se ve motivada hacia una conducta de mejoramiento de sí misma. Antes de ser adiestrada, la conciencia es sólo un campo de energía e información; es la facultad que permite a la mente tener pensamiento antes de que el pensamiento tenga presencia real. Comparado con una sola expresión de materia y energía, ya sea un átomo o una galaxia, el campo cuántico es incomparablemente más poderoso, pues tiene el potencial de generar infinitas combinaciones de acontecimientos de espacio-tiempo que nunca han acaecido.

De igual modo, como siempre se mantiene capaz de generar nuevos impulsos mentales, que a su vez generan nueva información biológica, tu conciencia es mucho más poderosa que cualquier pensamiento que pudieras tener. Conservar ese potencial creativo es la característica del no envejecer; renunciar a él en favor de hábitos, ritos, creencias rígidas y conductas repetidas desde hace mucho tiempo es característica del envejecimiento. En la China antigua, el *Tao Te Ching* proclamaba la misma verdad: "Todo lo flexible y fluyente tenderá a crecer; todo lo rígido y bloqueado se marchitará y morirá".

Las impresiones de experiencias pasadas fijan en nuestra mente modelos previsibles que activan una conducta previsible. Todos tenemos una vida interior compleja, donde se arremolinan patrones de pensamiento positivos y negativos, pero el simple hecho es que la conciencia se puede adiestrar; es lo más fundamental que nos ocurre desde el nacimiento en adelante. Como cera fundida en la que se hunde un anillo de sello, la conciencia cruda e informe puede retener una impresión. Y una vez que la impresión se establece, la conciencia se acomoda a su alrededor.

La ilusión de no poder elegir

En la niñez éramos más impresionables que nunca; nuestra conciencia era como cera fresca, no marcada aún por la experiencia. Al llegar la ancianidad, esa misma conciencia ha sido condicionada miles de veces y, como cera vieja utilizada demasiadas veces, la mente se torna quebradiza y rígida. Resulta difícil hallar siquiera un pequeño rincón que no esté condicionado por múltiples capas de experiencia. Los cuerpos viejos reflejan esa rigidez subyacente, que se siente en todas las células.

El número de impresiones que se superponen dentro de nosotros es abrumador; los psicólogos conductistas han calculado que tan sólo las claves verbales que nos suministraron nuestros padres en la primera infancia, que aún corren dentro de nuestra cabeza como cintas magnetofónicas con sordina, equivalen a más de veinticinco mil horas de puro condicionamiento. Para cada uno de nosotros, el proceso de aprendizaje que nos enseña a envejecer es complejo y jamás termina. Involucra actitudes heredadas de la familia, los padres y la sociedad desde los primeros años. ¿Qué dijo tu madre cuando detectó sus primeras arrugas? ¿Las miró como al temido símbolo de la juventud perdida? ¿Siguió considerándose bonita y deseable? ¿Cómo recibió tu padre la jubilación? ¿Como el fin de su existencia útil o como el umbral de un tiempo mejor? Tus abuelos, ¿eran guías benignos y sabios, o distantes desconocidos que inspiraban temor? Las señales de vejez que presentaban, ¿eran vistas como senectud o simplemente como cambio?

El efecto de condicionamiento es siempre el mismo: la elección se restringe. El acto de comer, por ejemplo, es una elección que casi todos ejercemos libremente varias veces al día. Pero quien padece de anorexia encuentra esa elección gravemente limitada. En la conciencia de los anoréxicos hay poderosas impresiones de poca autoestima, dura culpa, ira reprimida e imágenes de un cuerpo defectuoso. Estas impresiones pueden ser extraordinariamente intrincadas, pero el resultado final tiene la simplicidad de un gráfico. Esa persona ya no puede comer normalmente. La mera visión de la comida activa el condicionamiento inconsciente; la sensación repulsiva aflora de manera espontánea, matando el apetito. Si la afección ha progresado a un punto extremo, el anoréxico queda prácticamente paralizado, compelido por su viejo condicionamiento a morir de hambre, aun cuando la comida sea abundante.

Todo médico oye la misma queja angustiada de quien padece un trastorno de alimentación: "Tengo que actuar así; debo hacer lo que estoy haciendo". Esta condena es una ilusión, pues se pueden quebrar las ligaduras del condicionamiento. Mientras rija, empero, esta ilusión es abrumadora por lo convincente; bajo su influencia, el mecanismo fisiológico del hambre se distorsiona en respuestas anormales. El mismo mecanismo se aplica a nuestro tema: el envejecimiento. Dentro de cada uno se oculta la convicción de que debe envejecer, la cual opera sobre nosotros con tanta fuerza que nuestros cuerpos se adaptan a ella.

Cada vez que la posibilidad de elegir parece eliminada está operando alguna forma de ilusión. Hace miles de años, Shankara, el más grande de los sabios indios, declaró: "La gente envejece y muere porque ve a otros envejecer y morir". Hemos tardado siglos en comenzar apenas a captar esta extraordinaria agudeza. Como proceso físico, el envejecimiento es universal y, según todas las apariencias, inevitable. Una locomotora de vapor no se desgasta hasta desarmarse porque vea a otras locomotoras hacer lo mismo. El único condicionamiento que afecta a cualquier máquina es el simple desgaste; ciertas partes se agotan antes que otras porque absorben mayor impacto o más fricción. Nuestro cuerpo también absorbe el impacto y la fricción; diversos órganos y tejidos se agotan antes que otros. El cuadro físico se parece tanto al desgaste mecánico que no logramos comprender lo más profundo de la frase de Shankara: el cuerpo envejecido responde al condicionamiento social.

Hay sociedades en que la gente comparte estilos de condicionamiento muy diferentes y, por lo tanto, envejece de muy distinta manera. En décadas recientes los antropólogos han descubierto con sorpresa que muchos pueblos supuestamente primitivos son inmunes a las señales de envejecimiento que Occidente ha aceptado desde hace mucho. S. Boyd Eaton, coautor de un libro fascinante sobre la salud del hombre primitivo, *The Paleolithic Prescription* (La receta paleolítica), señala al menos veinticinco sociedades tradicionales de todo el mundo donde la enfermedad cardíaca y el cáncer, dos dolencias desde hace tiempo asociadas con el envejecimiento, son casi desconocidas.

Estas sociedades son nuestro mejor campo de prueba para la hipótesis de que el envejecimiento *normal* es, en realidad, una serie de síntomas nacidos de un condicionamiento anormal. Eaton cita culturas nativas de muchos lugares (Venezuela, las islas Salomón, Tasmania y el desierto africano) cuyos miembros disfrutan todos de baja presión arterial durante toda la vida. Esto es completamente contrario a la tendencia de Estados Unidos y Europa occidental, donde casi todos experimentan varios puntos de aumento en la presión sanguínea por cada década cumplida y uno de cada dos ancianos debe ser tratado por hipertensión.

La sordera es otra característica de la ancianidad que las sociedades modernas han aceptado hace tiempo como *normal* e inevitable. Hasta es posible que la sordera se esté iniciando aquí a edad más temprana. En un estudio efectuado en Tennessee sobre alumnos universitarios de primer año, se descubrió que el 60% presentaba ya una significativa pérdida de oído. Aproximadamente veinticinco millones de norteamericanos adultos han perdido la facultad auditiva en una proporción que los habilita a cobrar una pensión por incapacidad. Sin embargo, ciertas tribus de bosquimanos que habitan en Botswana, así como los maabanes del sur de Sudán, no presentan pérdida significativa de oído al envejecer.

De modo similar, aunque los niveles de colesterol tienden a aumentar con la edad en los países industrializados, tribus tales como los hadzas de Tanzania y los indios tarahumaras, del norte de México, rara vez superan una lectura de colesterol de 150; este nivel, que está 60 puntos por debajo de la media norteamericana, protege con potencia a estos pueblos contra los ataques cardíacos prematuros. Además, esos niveles bajos persisten durante toda la vida, mientras que en nuestra cultura el colesterol tiende a subir, lenta pero firmemente, a medida que envejecemos. Una amplia variedad de culturas ha logrado escapar a una o más de estas "enfermedades de la civilización", nombre inadecuado, pues hay sociedades altamente civilizadas que también se caracterizan por su buena salud. El cáncer de mama, que ataca a una de cada nueve norteamericanas, es sumamente raro tanto en China como en Japón; el cáncer de colon, grave amenaza para los hombres norteamericanos, tiene también muy poca incidencia allí, como en varias tribus africanas indígenas.

Cuando las poblaciones de Japón, Taiwan o Africa abandonan su ambiente tradicional para trasladarse a Estados Unidos, la exposición a la civilización y a su estilo de vida *mejorado* suele resultar desastrosa.

Aumentan vertiginosamente las tasas de ataques cardíacos, cáncer de colon e hipertensión, que eran una fracción de las nuestras; lo típico es que, hacia la segunda generación, no quede ventaja alguna. Pero este cambio, ¿se debe sólo a la dieta y al estilo de vida? En apoyo de esta explicación, los epidemiólogos señalan a los japoneses residentes en Hawai, sitio que se considera punto cultural intermedio entre Oriente y Occidente, tanto en dieta como en estilo de vida. Como comen menos grasa que la consumida en el continente norteamericano, pero más de la que se acostumbra en Japón, los japoneses emigrados a Hawai sufren ataques cardíacos en una proporción que también ocupa un punto medio entre Japón y Estados Unidos.

Sin embargo, esta explicación, durante mucho tiempo aceptada, perdió firmeza cuando se examinaron en más detalle algunos de los datos. Tal como señalan el psicólogo Robert Orstein y David Sobel, autor y coautor respectivamente del libro *The Healing Brain* (El cerebro curativo), si observamos todo el espectro de los inmigrantes japoneses de California, había un subgrupo que mantuvo bajas proporciones de enfermedades cardíacas, sin correlación con la dieta ni con los niveles de colesterol en la sangre. Se trataba de hombres que conservaban fuertes lazos con la cultura japonesa pese a haberse trasladado a América. Las diversas maneras por las que su conciencia seguía siendo japonesa (al vivir en un vecindario japonés, educarse con otros niños del mismo origen, hablar el idioma natal y observar costumbres tradicionales y vínculos sociales) contribuían a producir corazones saludables, con alto o bajo nivel de colesterol en la sangre.

Lo que mantenía sanos a estos hombres era un vínculo social invisible, pero muy poderoso: continuaban compartiendo la conciencia del Japón tradicional, lo cual es una forma de mente prolongada que no puede dejar de tener efectos fisiológicos. En ese mismo sentido, ciertos estudios hechos sobre trabajadores de la industria del automóvil de Michigan, despedidos en tiempos difíciles, han demostrado que quienes se sentían enérgicamente apoyados por la familia, los parientes y los amigos tenían menos tendencia a desarrollar síntomas físicos o mentales. De modo similar, cuando se preguntó a un grupo de embarazadas si se sentían apoyadas por su familia y sus amigos, se descubrió que el 91% de las complicaciones graves del embarazo se presentaban entre quienes decían llevar una vida llena de tensiones y con poco apoyo social.

El apoyo social es un fenómeno complejo, que cubre todas las interacciones del idioma, las costumbres, la estructura familiar y las tradiciones sociales que atan a la gente entre sí. El resultado neto es que la conciencia resulta programada; las ataduras sociales se producen en el plano de la mente. Percibes que otra persona es como tú y crees que ella te ve de la misma forma. Lo que compartes es un ser más grande, una psique intervinculada, tan sensible e intrincada como una psique individual.

Se han escrito cientos de libros sobre el proceso del envejecimiento con la suposición de que envejecer es algo que te sucede. Sin embargo, ahora vemos que se trata de algo que el condicionamiento social enseñó a nuestro cuerpo. La diferenciación es de suma importancia. Si el envejecimiento es algo que te sucede, básicamente eres una víctima; pero si es algo que aprendiste, estás en situación de desaprender la conducta que te está haciendo envejecer, adoptar nuevas creencias y dejarte orientar hacia nuevas oportunidades.

Hay un aforismo que el difunto Norman Cousins hizo famoso: "La creencia crea la biología". Nunca se dijo nada tan cierto sobre el envejecimiento. Nuestra heredada expectativa de que el cuerpo se gastará con el tiempo, acompañada por hondas creencias de que estamos destinados a sufrir, envejecer y morir, crea el fenómeno biológico que denominamos envejecimiento. La vida es conciencia en acción. Pese a los millares de horas de grabación que programan nuestras reacciones, continuamos viviendo porque la conciencia halla nuevas maneras de fluir. Siempre está disponible el lado positivo de la conciencia: su capacidad de curar.

APRENDIENDO A NO ENVEJECER

El vínculo entre la creencia y la biología

Aunque la conciencia resulta programada de mil maneras distintas, las más convincentes son las que llamamos creencias. Una creencia es algo a lo que te aferras porque consideras que es verdad. Pero a diferencia de los pensamientos, que forman activamente palabras o imágenes en tu cerebro, la creencia suele ser silenciosa. La persona que padece de claustrofobia no necesita pensar: "Este cuarto es demasiado estrecho", o: "En esta multitud hay demasiada gente". Puesto en un cuarto pequeño y atestado, su cuerpo reacciona automáticamente. En algún lugar de su conciencia existe la creencia oculta que genera todos los síntomas físicos del miedo sin necesidad de pensar en eso. El flujo de adrenalina que causa sus palpitaciones cardíacas, las palmas sudorosas, el aliento jadeante y los mareos se activan en un plano más profundo que el de la mente pensante.

Los fóbicos luchan desesperadamente por usar el pensamiento para calmar el miedo, pero de nada sirve. El hábito del miedo se ha hundido tan profundamente que el cuerpo recuerda cumplir con él, aunque la mente se resista con todas sus fuerzas. Los pensamientos de un claustrofóbico ("No hay nada que temer", "Los cuartos pequeños no son peligrosos", "Si los demás están tan tranquilos, ¿por qué no puedo dominar esto?") son objeciones racionales, pero el cuerpo actúa siguiendo órdenes que se imponen al pensamiento. Nuestras creencias referidas a la ancianidad tienen ese mismo tipo de poder sobre nosotros. Permítaseme un ejemplo. En los veinte últimos años, los gerontólogos han realizado experimentos para demostrar que, al mantenerse activo durante toda la vida, aun acercándose a los 80 años, se frena la pérdida de tejido muscular y esquelético. Entre los jubilados se extendió la noticia de que debían continuar caminando, corriendo, nadando y haciendo las labores domésticas. Bajo el lema "Lo que no se usa, se pierde", millones de personas esperan ahora mantenerse fuertes en la ancianidad. Con esta nueva creencia instalada, ocurrió algo que antes se consideraba imposible.

Ciertos atrevidos gerontólogos de la universidad de Tufts visitaron un hogar de ancianos; allí seleccionaron a un grupo de los residentes más frágiles y los sometieron a un régimen de ejercicios con pesas. Se podría temer que la súbita introducción del ejercicio agotaría o mataría a estas frágiles personas; por el contrario, florecieron. Ocho semanas después, los músculos perdidos habían vuelto en un 300%; mejoraron la coordinación y el equilibrio, y recuperaron un sentido general de la vida activa. Algunos de los sujetos, que ya no caminaban sin ayuda, pudieron levantarse en medio de la noche para ir solos al cuarto de baño, acto de reclamada dignidad que no se puede considerar trivial. Sin embargo, lo más maravilloso de este logro es que el sujeto más joven del grupo tenía 87 años y el más anciano 96.

Estos resultados siempre fueron posibles; no se agregó nada nuevo a la capacidad del cuerpo humano. Todo lo que ocurrió fue que se cambió una creencia y, al suceder eso, cambió el envejecimiento. Si tienes 96 años y temes mover el cuerpo, este se consumirá. Para entrar en un gimnasio a esa edad debes creer que te hará bien al cuerpo; debes estar libre de miedo y creer en ti mismo. Cuando digo que el envejecimiento es el resultado de una creencia, no insinúo que uno pueda alejar la vejez con el mero pensamiento. Por el contrario: cuanto más fuerte sea la creencia, más arraigada estará en el cuerpo y más inmune será al control consciente.

Según el sistema de creencias que tengamos tú y yo, la Naturaleza nos ha encerrado en cuerpos que envejecen contra nuestra voluntad. La tradición del envejecimiento se extiende hacia atrás hasta donde llegan los registros históricos y aun en la Prehistoria. Animales y plantas envejecen, cumpliendo con una ley universal de la Naturaleza. Cuesta imaginar que la vejez sea el resultado de una conducta aprendida, pues no se puede negar la biología.

Sin embargo, la creencia básica de que el envejecimiento es un proceso fijo y mecánico, algo que nos sucede simplemente, es sólo una creencia. Como tal, nos impide ver todo tipo de hechos que no se ajustan al sistema de creencias al que nos aferramos. Entre las siguientes afirmaciones que crees ciertas, ¿cuántas se corresponden con los hechos?

a) Envejecer es natural; todos los organismos envejecen y mueren.

b) Envejecer es inevitable; no se puede impedir.

c) Envejecer es normal; afecta a todos más o menos de igual manera.

d) Envejecer es genético; probablemente viviré tanto como mis padres y mis abuelos.

e) Envejecer es doloroso; causa sufrimientos físicos y mentales.

f) Envejecer es universal; la ley de entropía hace que todos los sistemas ordenados se desgasten y desintegren.

g) Envejecer es fatal; todos envejecemos y morimos.

Si das por cierta una de estas afirmaciones o todas ellas, estás bajo la influencia de creencias que no se ajustan a la realidad. Cada afirmación contiene un poco de verdad objetiva, pero también es posible refutarlas una a una.

a) Envejecer es natural, pero hay organismos que no envejecen nunca, tal como las amebas unicelulares, las algas y los protozoos. También hay una parte de ti que no envejece: tus emociones, tu yo, el tipo de personalidad, el coeficiente intelectual y otras características mentales, por ejemplo, así como grandes porciones de tu ADN. Físicamente no tiene sentido decir que el agua y los minerales de tu cuerpo envejecen, pues ¿qué es *agua vieja* o *sal vieja*? Tan sólo estos componentes constituyen el 70% de tu cuerpo.

b) Envejecer es inevitable, pero la abeja, en ciertas épocas del año, puede alterar sus hormonas y revertir su edad por completo. En el cuerpo humano, las alteraciones hormonales pueden no ser tan dramáticas, pero hay espacio suficiente para que, en un día cualquiera, tu perfil hormonal sea más joven que el día, el mes o el año anteriores.

c) Envejecer es normal; sin embargo no hay una curva normal de envejecimiento que se aplique a todos. Algunas personas escapan por entero a ciertos síntomas de la edad; otras, en cambio, se ven afectadas por ellos mucho antes de llegar a la ancianidad.

d) Envejecer tiene un componente genético que afecta a todos, pero no en el grado que habitualmente se supone. Si los padres han llegado a ser octogenarios, la expectativa de vida del hijo aumenta sólo en tres años; menos del 5% de la población posee genes tan buenos o tan malos que puedan alargar o acortar significativamente su vida. Por comparación, al adoptar un estilo de vida saludable, puedes retrasar los síntomas del envejecimiento hasta en treinta años.

e) Envejecer suele ser doloroso, tanto física como mentalmente, pero esto no es resultado del envejecimiento en sí, sino de las diversas enfermedades que afligen a los ancianos, muchas de las cuales se pueden evitar.

f) El envejecimiento parece universal, porque todos los sistemas ordenados se descomponen con el tiempo, pero nuestro cuerpo resiste muy bien esa decadencia. Sin influencias negativas de dentro o de fuera, nuestros órganos y tejidos podrían durar fácilmente entre 115 y 130 años, antes de que la sola edad hiciera que dejaran de funcionar.

g) Por fin, envejecer es fatal, porque todos debemos morir, pero en la vasta mayoría de los casos, quizás en el 99% por ciento, la causa de la muerte no es la ancianidad, sino el cáncer, el ataque cardíaco, la apoplejía, la neumonía y otras enfermedades.

Es sumamente difícil asegurar cómo sería observar el envejecimiento del cuerpo en sí. Dos automóviles abandonados bajo la lluvia se oxidarán más o menos a la par; el proceso de oxidación los ataca por igual, convirtiendo el hierro y el acero en óxido ferroso de acuerdo con una ley de química fácil de entender. El proceso de envejecimiento no obedece leyes tan simples. En algunos de nosotros, se trata de un proceso parejo, uniforme y lento, como la tortuga que se arrastra hacia su destino. En otros es como acercarse a un acantilado invisible: hay una larga y segura meseta de salud, seguida por una brusca declinación, en uno o dos años que serán los últimos de la vida. Por fin, otros mantendrán sana la mayor parte del cuerpo, exceptuando un eslabón débil, como el corazón, que fallará mucho antes que los otros órganos. Sería preciso seguir la evolución de una persona la mayor parte de su vida adulta para descubrir cómo envejece, y por entonces sería demasiado tarde.

El hecho de que el envejecimiento sea algo tan personal ha resultado muy frustrante para la medicina, a la que le cuesta muchísimo prever y tratar muchas de las principales dolencias asociadas con la vejez. Dos mujeres jóvenes pueden ingerir la misma cantidad de calcio y presentar niveles de hormonas igualmente saludables; sin embargo, después de la menopausia una desarrollará una osteoporosis invalidante; la otra, no. Dos hermanos gemelos de genes idénticos pueden tener historias médicas notablemente similares durante toda la vida, pero uno enfermará de Alzheimer, artritis o cáncer. Dos de las dolencias más comunes en la ancianidad, la alta presión arterial y el colesterol elevado, son igualmente imprevisibles. El cuerpo en envejecimiento se niega a comportarse según las leyes y reglas de la mecánica.

Tras décadas de intensa investigación, no hay ninguna teoría adecuada sobre el envejecimiento humano. Hasta nuestros intentos de explicar cómo envejecen los animales han originado más de trescientas teorías diferentes, muchas de ellas contradictorias. Las ideas que teníamos sobre el envejecimiento han sufrido drásticas modificaciones en las dos últimas décadas. A principios de los años setenta, los médicos comenzaron a observar que el cuerpo de algunos sexagenarios y septuagenarios aún funcionaba con el vigor y la salud de la edad madura. Eran personas que comían con sensatez y cuidaban el físico. En su mayoría no fumaban; habían abandonado el hábito tras las primeras advertencias del cirujano general sobre el cáncer de pulmón a principios de la década de 1960. Nunca habían sufrido ataques cardíacos. Aunque presentaban algunas de las señales aceptadas de la vejez (alta presión sanguínea, colesterol y tendencia a incorporar grasas, a la presbicia y a no percibir los sonidos de altas vibraciones) estas personas no tenían nada de ancianos. Había nacido lo que se dio en llamar "la nueva vejez".

La "antigua vejez" se caracterizaba por decaimientos irreversibles en todos los frentes: en el físico, el mental y el social. Por incontables siglos la gente daba por sentado que llegaría a la ancianidad (si

69

acaso llegaba) débil, senil, socialmente inútil, enfermo y pobre. Para reforzar estas sombrías expectaciones había hechos lúgubres: antes del siglo XX, sólo una entre diez personas llegaba a los 65 años.

Por siglos enteros, en el pasado, el cuerpo humano estuvo expuesto a la influencia asesina de un ambiente duro: alimentación inadecuada, trabajos físicos a lo largo de toda la vida y epidemias indomables creaban condiciones que aceleraban el envejecimiento. Si hojeamos los relatos de inmigrantes que llegaron al país a principios de siglo, algunas de sus fotografías nos horrorizarán. Las mujeres de 40 años están ojerosas y demacradas, literalmente como si tuvieran 70 mal llevados. Hay muchachos adolescentes que parecen hombres maduros muy castigados. Bajo el bisturí del cirujano, los corazones, pulmones, riñones e hígados de esas personas habrían sido idénticos a los de una persona moderna que los doblara en edad. El envejecimiento es la respuesta del cuerpo a las condiciones que se le imponen, tanto por dentro como por fuera. Las arenas de la edad se mueven bajo nuestros pies, adaptándose a nuestro modo de vivir y de ser.

La nueva vejez apareció en escena pasado medio siglo de condiciones de vida mejoradas e intensos avances médicos. La media de vida del norteamericano, que en 1900 era de 49 años, saltó en 1990 a 75. Para poner en perspectiva este enorme aumento, los años de vida que hemos ganado en menos de un siglo equivalen a la duración total de la vida que tuvieron los individuos durante más de cuatro mil años: desde tiempos prehistóricos hasta el alba de la Revolución Industrial, la media de vida se mantuvo por debajo de 45 años. Sólo el 10% de la población general solía llegar a los sesenta y cinco. Hoy, en cambio, el 80% de la población alcanza cuanto menos esa edad.

El misterio del envejecimiento

Pese a esta prueba de que el envejecimiento es un fenómeno fluido y cambiante, aún nos encontramos operando bajo la creencia de que se lo puede considerar estrictamente un proceso biológico. Cuando observas tu cuerpo y reparas en lo mucho que ha cambiado físicamente desde que eras joven, el envejecimiento parece un fenómeno obvio. En realidad está muy lejos de serlo.

Hace veinte años, en mis tiempos de joven interno, trabajaba en un vasto y horrible hospital para veteranos en las afueras de Boston. En un día típico examinaba a decenas de pacientes, en su mayoría viejos soldados que habían combatido en dos guerras mundiales. Los años transcurridos habían cobrado un diezmo demasiado obvio. Aun con los ojos cerrados, el sonido y el tacto de esos cuerpos era inconfundible. Les temblaban las manos cuando yo les tomaba el pulso; sus pulmones silbaban bajo el estetoscopio. El enérgico *lob-dob* de los corazones jóvenes había dado paso a ritmos más débiles y frágiles.

Yo sabía que, bajo el fino velo de esa piel seca y arrugada, se llevaba a cabo una destrucción invisible. Los vasos sanguíneos se endurecían; la presión se elevaba. Si hubiera podido hundir la mano para tocar las tres arterias coronarias, casi con certeza habría encontrado una o más engrosadas por las placas grasas. La aorta, arteria principal del cuerpo, estaría dura como un tubo de plomo, endurecida por los depósitos de calcio, mientras que las delicadas arteriolas de la cabeza parecerían tan finas que el menor contacto las haría deshacerse, provocando una apoplejía. También las vértebras y los huesos de la cadera estarían tornándose delgados y quebradizos, listos para fracturarse si el hombre resbalaba en la escalera. En todo el cuerpo habría tumores ocultos, refrenados sólo por el lento metabolismo de los ancianos, que retarda misericordiosamente la propagación del cáncer.

Todo esto puede parecer una descripción ajustada, aunque lúgubre, del proceso de envejecimiento, pero en realidad yo no examinaba a ancianos, sino a enfermos. Los médicos de toda Norteamérica cometían el mismo error. Reducidos a tratar diversas enfermedades, olvidábamos cómo es el envejecimiento cuando no se presenta ninguna enfermedad. Más aun: los pocos investigadores médicos que se interesaban por el proceso del envejecimiento tendían a trabajar en hospitales de veteranos, como aquel en el que hice mi internado. Por definición, el envejecimiento *normal* que ellos observaban era anormal: a las personas normales no se las hospitaliza. A nadie se le ocurriría definir la niñez estudiando a los pacientes de un hospital de niños; sin embargo, en general se definía la ancianidad de esa manera.

De la población total, sólo está internado un 5% de las personas mayores de 65 años, ya sea en hospitales, asilos o instituciones para enfermos mentales. Resulta sorprendente que esta cifra no sea significativamente mayor que entre los grupos de menos edad. Obviamente, existen muchos motivos, aparte de la ancianidad, para que alguien termine internado. Esos lugares son depósitos de personas viudas, carentes de hogar, alcohólicas, mentalmente incapacitadas o indigentes. El médico no puede pasar un día en un típico hospital de gran ciudad sin que un coche de patrulla descargue unos cuantos miserables indefensos, recogidos en la calle y destinados a convertirse en las impersonales estadísticas que usan los investigadores para definir la vejez.

"Teme a la vejez", advirtió Platón hace más de dos mil años, "pues no viene sola". Decía la verdad. Lo que más nos aflige del envejecer no es, con frecuencia, la ancianidad en sí, sino las enfermedades que la acompañan. En la vida salvaje son pocos los animales que mueren simplemente por haber envejecido demasiado. Hay otros factores, tales como la enfermedad, el hambre, la exposición a la intemperie y las acechantes fieras, que matan a la mayoría mucho antes de que lleguen a la duración potencial de la vida. Si esta primavera observas a una bandada de gorriones posada ante tu ventana, hacia la próxima primavera la mitad habrá muerto por causas diversas. Por tanto, en la práctica importa poco que los gorriones puedan vivir más de diez años si se los mantiene sanos y salvos en una jaula.

Entre las aves hay tiempos de vida largos (las águilas en cautiverio pueden sobrevivir cincuenta años; los loros, más de setenta), lo cual parece extraño, teniendo en cuenta lo acelerado de su metabolismo y el veloz ritmo de corazón. Pero en el proceso del envejecimiento hay muy poca lógica. En sí, la finalidad evolutiva del envejecimiento es una incógnita para los biólogos, puesto que la Naturaleza tiene tantos otros medios para poner fin a la vida de un animal. Por ejemplo: la mortalidad está incluida en el sistema de la competencia por el alimento. Algunos animales deben morir a fin de que otros sobrevivan; de lo contrario, la supervivencia de los más aptos no tendría sentido. Entre los osos y los venados, por ejemplo, durante la temporada de reproducción los machos pelean por el territorio; cuando los más fuertes ganan el derecho a procrear con las hembras, también ganan el mejor territorio, tierras donde abunda el alimento, mientras que los vencidos deben conformarse con suelos mucho más pobres, donde muchos pasarán hambre y no tardarán en morir.

Si un animal silvestre tiene la suerte de sobrevivir hasta completar su tiempo de vida, su cuerpo no será viejo simplemente: estará plagado de enfermedades. El cáncer, las dolencias cardíacas, las arterias endurecidas, la artritis y la apoplejía hacen estragos entre las bestias envejecidas. Los leones de edad avanzada sufren oclusión de las coronarias; las águilas viejas tienen cataratas. El envejecimiento se mezcla hasta tal punto con otros factores que resulta muy difícil separarlo.

La misma confusión se produce entre los humanos. Aunque nos enorgullecemos de haber escapado a las adversidades de la vida salvaje, los modernos rara vez morimos de vejez. En 1938, la publicación médica británica *The Lancet* incluía el informe de un experimentado patólogo que afirmaba no haber examinado nunca un cadáver que hubiera sucumbido sólo a la edad. El caso más aproximado era el de un hombre de 94 años que había muerto apagándose poco a poco, sin enfermedad declarada. Pero las apariencias eran engañosas: la autopsia descubrió que había sufrido un caso no diagnosticado de neumonía lobular, una de las causas de muerte más comunes entre los ancianos.

Aunque al sentido común le guste pensar que envejecemos por simple desgaste, ninguna teoría del envejecimiento por desgaste ha resistido nunca a un estrecho escrutinio. El cuerpo envejecido sólo parece gastarse como un tractor o una máquina de lavar muy usados. "¿Cómo anda esa máquina?", pregunta el médico a cualquier paciente anciano, como si su corazón fuera un reloj al que estuviera acabándosele la cuerda. Sin embargo, a diferencia de las máquinas, que se agotan con el exceso de uso, el cuerpo humano es capaz de mejorar cuanto más se lo utiliza. Un bícep bien ejercitado no se deteriora; antes bien, se fortalece. Los huesos de las piernas aumentan su masa en proporción al peso que cargan, lo cual explica que la osteoporosis sea prácticamente desconocida en las sociedades tribales, donde la actividad física es norma durante toda la vida. Más aun: si el desgaste fuera la verdadera causa del envejecimiento, sería buena estrategia pasarse la vida en cama. De hecho, el reposo prolongado es desastroso para la fisiología: un paciente hospitalizado al que se obligue a un reposo absoluto unas cuantas semanas sufrirá tanta pérdida de tejido muscular y óseo como si hubiera envejecido una década.

Cualquier teoría puramente física del envejecimiento es forzosamente incompleta. Analicemos la artritis, uno de los síntomas de vejez más comunes. En la facultad de medicina se nos enseñaba que la artritis común (u osteoartritis) es una enfermedad degenerativa. Esto significa que su causa es, simplemente, el desgaste. Después del duro uso de toda la vida, se deteriora el cartílago que acolcha las articulaciones destinadas a soportar el mayor peso; así se explica que los sitios preferidos de la artritis sean las articulaciones de la rodilla y la cadera, que sostienen la carga del cuerpo. La sinovia, suave cobertura que recubre los huesos en el sitio donde se encuentran, también acaba por inflamarse o deteriorarse, causando el dolor, las hinchazones y la sensación quemante de la artritis. A veces el líquido sinovial se seca y los huesos se raspan entre sí, creando hoyos o picos. Este tipo de degeneración aflige a la humanidad desde la Edad de Piedra. Ahora se cree que la familiar

imagen del hombre prehistórico, que camina con los hombros encorva-
dos, es una distorsión del verdadero aspecto del cavernícola saludable.
Al parecer, lo que confundió a los arqueólogos fue que muchos de los
esqueletos intactos hallados en las excavaciones estaban deformados
por artritis de columna.

Como causa de la artritis, el desgaste parece atractivo al sentido
común, pero no llega a explicar varias cosas. Hay personas que nunca
sufren artritis, aunque sometan sus articulaciones a tensiones extre-
madas. Otras personas terminan artríticas tras pasarse la vida en un
sedentario trabajo de escritorio, por no mencionar que ciertos sitios
favoritos de la enfermedad, como los dedos, nunca deben soportar peso
alguno. Las nuevas teorías sobre la artritis se dirigen hacia las hormonas, la genética, el fallo de la autoinmunidad, la dieta y otros factores;
al fin y al cabo, no se conoce ninguna causa segura.

Sin embargo, otro tipo común de artritis, la reumatoidea, ha sido
relacionado con factores emocionales. Esta dolencia parece preferir a las
mujeres con marcada tendencia a reprimir sus emociones, que adoptan
la pasividad y la depresión como manera de enfrentar el estrés, antes que
enojarse o enfrentar los temas emocionales graves. La enfermedad
empeora en períodos de tensión y, por motivos inexplicables, también
suele desaparecer, quizás obedeciendo a una corriente de cambio más
profunda.

Las tres edades del hombre

La complejidad de las fuerzas que operan dentro de un cuerpo
envejecido se torna aun más obvia cuando formulamos una pregunta de
aparente sencillez: "¿Qué edad tienes?".

Antes de apresurarte a responder, ten en cuenta que hay tres maneras diferentes y separadas de medir la edad de un individuo:

Edad cronológica: la que tienes según el calendario.
Edad biológica: la que tiene tu cuerpo, según los signos vitales
    críticos y los procesos celulares.
Edad psicológica: la que tienes según te sientes.

Sólo la primera de estas es fija, pero la edad cronológica es también la menos confiable de las tres. Una persona de 50 años puede estar

casi tan sana como cuando tenía 25; otra, en cambio, puede tener ya un cuerpo de 60 y hasta de 70 años. Para saber realmente qué edad tienes, se pone en juego la segunda medida: la edad biológica, que te dice cómo ha afectado el tiempo a tus órganos y tejidos comparándolos con otras personas de tu misma edad cronológica.

Sin embargo, el tiempo no afecta al cuerpo de modo uniforme; prácticamente, cada célula, tejido y órgano envejece a su propio ritmo, lo cual torna a la edad biológica mucho más compleja que la cronológica. Un corredor de maratones de edad madura puede tener los músculos de las piernas, el corazón y los pulmones de alguien dos veces más joven, pero las rodillas y los riñones pueden haber envejecido rápidamente debido al exceso de tensión; su vista y su oído podrían estar declinando por sus propios senderos idiosincráticos. Con el correr de los años te vuelves único. A los 20 años, cuando llegan a su punto máximo el desarrollo muscular, los reflejos, el impulso sexual y muchas otras funciones primarias, la mayoría de nosotros somos parecidos a los ojos de los fisiólogos. En la juventud, el corazón, el cerebro, los riñones y los pulmones exhiben siempre un color y una firmeza saludables; escasean o no existen evidencias de tejidos mal formados, enfermos o moribundos. Pero hacia los 70 años no hay dos cuerpos parecidos, siquiera remotamente. A esa edad tu cuerpo será distinto de todos los cuerpos del mundo; los cambios de la edad reflejarán el carácter único de tu vida.

La edad biológica también tiene sus límites como herramienta de medición. El proceso de envejecimiento, considerado puramente como biológico, avanza a paso tan lento que sus efectos fatales rara vez alcanzan a los de enfermedades más veloces. Casi todos los órganos críticos pueden funcionar bien a un 30% de su máxima capacidad. Por lo tanto, si a partir de los 30 años el cuerpo disminuye su funcionamiento a razón del 1% anual, se requerirían setenta años, hasta cumplir los cien, para que la vejez en sí amenazara a un órgano en especial con el agotamiento inminente. Pero las influencias sociales y psicológicas están siempre activas, el estilo de vida nos somete a diversas condiciones y las diferencias en nuestra manera de envejecer se presentan a edad mucho más temprana.

Dos hombres que hayan sufrido una trombosis cerebral, con 50 años de edad y en idénticas condiciones médicas pueden y suelen presentar resultados muy diferentes. Uno se recupera muy pronto del ataque, responde bien a la terapia física y recupera con facilidad el habla y el movimiento, hasta volver a la vida normal. El otro puede responder escasamente al tratamiento, quedar abrumado por la depresión y renunciar a toda actividad; en poco tiempo puede envejecer y morir. El factor determinante es la edad psicológica, la más personal y misteriosa de las tres mediciones, pero la que ofrece más posibilidades de revertir el proceso de envejecimiento.

Se sabe que la edad biológica es variable; el ejercicio físico regular, por ejemplo, puede revertir diez de los efectos más típicos de la edad biológica, incluida la alta presión sanguínea, el exceso de grasa, un nivel de azúcar inadecuado y la reducción de la masa muscular. Los gerontólogos han descubierto que, cuando un anciano acepta adoptar un mejor estilo de vida cambiando sus hábitos, la expectativa de vida aumenta en un promedio de diez años. Por lo tanto, la flecha del tiempo puede avanzar velozmente o con lentitud, detenerse en su trayectoria y hasta girar en redondo. El cuerpo se torna biológicamente más joven o más viejo según cómo lo tratemos.

Sin embargo, aún es más flexible la tercera edad, la psicológica. Como la edad biológica, la psicológica es completamente personal; no hay dos personas que tengan exactamente la misma edad psicológica, porque no hay dos personas que compartan las mismas experiencias. Escuchemos la voz de Anna Lundgren, de 101 años, quien hizo en su niñez una observación muy importante que influiría en su manera de envejecer en los ochenta o noventa años siguientes: "Allá en Noruega, cuando era pequeña, la gente que llegaba a los 55, a los 65 años, se pasaban todo el tiempo sentados. Yo nunca me sentí tan vieja. Eso sí que es ser viejo. Hoy mismo no me siento así de vieja".

La edad que sientes en ti no tiene límites y se puede revertir en una fracción de segundo. Una anciana, al recordar su primer amor, parece de pronto haber vuelto a tener 18 años; un hombre maduro se entera de que ha muerto su amada esposa y se marchita en solitaria ancianidad en cuestión de semanas.

En vez de dar una cifra fija para responder a la pregunta "¿Qué edad tienes?", necesitamos hallar una escala móvil que muestre con qué rapidez se mueven nuestras tres edades en mutua relación. Tomemos a dos personas de 50 años:

A, recientemente divorciado, sufre depresión aguda, con antecedentes de dolencia cardíaca y exceso de peso. B es un casado feliz, saludable, optimista y está satisfecho con su trabajo.

Debido a los diversos factores en juego, la verdadera edad de A y B se expresa mejor con un gráfico en tres planos:

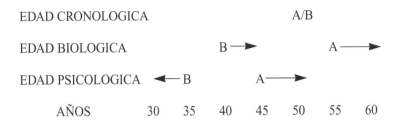

EDAD CRONOLOGICA   A/B

EDAD BIOLOGICA   B ➔   A ➔

EDAD PSICOLOGICA   ◄─ B   A ➔

AÑOS   30   35   40   45   50   55   60

Las flechas señalan la dirección del envejecimiento y su longitud indica la celeridad con que se produce el proceso. Aunque A y B tienen cronológicamente 50 años, A está bajo tantas influencias negativas que su cuerpo tiene, biológicamente, diez años más y envejece rápidamente; su edad psicológica está más o menos a la par de la que indica el calendario, pero también allí envejece rápidamente. El cuadro es muy diferente en el caso de B, que es más joven tanto en la escala biológica como en la psicológica. Su buena salud física y mental indica que envejece lentamente en el plano biológico y, en realidad, rejuvenece psicológicamente.

En general, el estado de A es mucho peor que el de B. Según lo graves que sean su depresión y su dolencia cardíaca, su edad compuesta podría ser hasta de 60 años, pero esta cifra es artificial. Pasa por alto el hecho de que son reversibles todos los factores que lo envejecen tanto con respecto a su edad cronológica. Dentro de diez años podría sentirse tan feliz, optimista y sano como B, en cuyo caso declinaría su edad compuesta.

Cuando los gerontólogos tratan de predecir la longevidad, deben tener en cuenta los siguientes factores psicosociales para determinar acertadamente si el proceso de envejecimiento va a acelerarse o a retardarse.

FACTORES NEGATIVOS QUE ACELERAN EL ENVEJECIMIENTO

El asterisco (*) señala los factores de mayor importancia.

* Depresión
  Incapacidad de expresar las emociones
  Sentirse incapacitado para cambiar o cambiar a otros
  Vivir solo

Soledad, ausencia de amigos íntimos
* Falta de una rutina diaria regular
* Falta de una rutina laboral regular
* Insatisfacción con el trabajo
Tener que trabajar más de cuarenta horas por semana
Preocupaciones financieras, deudas
Preocupaciones habituales o excesivas
Lamentar sacrificios hechos en el pasado
Irritabilidad, enojarse con facilidad o no poder expresar el enojo
Críticas hacia sí mismo y hacia otros

FACTORES POSITIVOS QUE RETRASAN EL ENVEJECIMIENTO

* Matrimonio feliz (o relación de pareja satisfactoria y larga)
* Satisfacción con el trabajo
* Sensación de felicidad personal
Facilidad para la risa
Vida sexual satisfactoria
Facilidad para hacer y conservar amigos íntimos
* Rutina diaria regular
* Rutina laboral regular
Tomar al menos una semana de vacaciones todos los años
Sentir que se lleva el timón de la vida personal
Disfrutar del tiempo libre y de aficiones satisfactorias
Facilidad para expresar los sentimientos
Optimismo con respecto al futuro
Sentirse seguro en lo financiero, vivir dentro de sus medios

Como se ve, la edad psicológica no se reduce a la frase hecha: "Se tiene la edad que se siente", y cambiar la edad psicológica involucra factores personales y sociales entrelazados. Entre los factores importantes hay varios que ya hemos tocado. La importancia de una rutina regular en la vida cotidiana y en el trabajo se destaca en casi todos los estudios sobre la longevidad. La satisfacción laboral emerge como el indicador más fiable de que el individuo está en bajo riesgo de sufrir un ataque cardíaco; en cambio, sentirse insatisfecho con el trabajo torna ese riesgo sumamente alto. Vivir solo es precario; en cambio, una vida matrimonial feliz señala que se envejecerá con lentitud.

Las combinaciones de estos factores se torna muy compleja, reflejando la complejidad de la vida personal. Los gerontólogos han llegado a grandes extremos en el intento de cuantificar algunos de estos factores con resultados factibles. Por ejemplo: quien haya vivido solo cuatro años tendrá una edad psicológica algo diferente de quien ha vivido solo ocho años. El valor relativo asignado a la rutina diaria regular tiene triple importancia que una vida sexual satisfactoria; el optimismo con respecto al futuro anula, punto por punto, el factor negativo de no tener una afición o un pasatiempo.

Pero cualquier intento de cuantificar la constitución personal de alguien me inspira ciertas reservas; pese a la exactitud general de estos factores, pasan por alto la esencia de la vida personal, que es su capacidad de cambiar y transformarse, de tocar muchos acordes, tanto alegres como tristes, de experimentar súbitas reversiones e iluminaciones abruptas. Cuando pienso en mí mismo, mi imagen no es una colección fija de atributos: por dentro las cosas siempre cambian, a veces de manera drástica.

La lista no puede cuantificar cualidades intangibles, tales como la capacidad de brindarse y tener en cuenta al prójimo. En general, esta es una limitación de la psicología moderna, que confía demasiado en números y datos impersonales. Sin embargo, existe un estudio fuera de lo común, que llenó bastante bien ese vacío. Larry Scherwitz, un psicólogo de la Universidad de California, grabó las conversaciones de casi seiscientos hombres, de los cuales una tercera parte sufría de enfermedades cardíacas; los demás estaban sanos. Al escuchar las grabaciones, contó el número de veces en que cada uno utilizaba las palabras "yo", "mí" y "mío". Comparando sus resultados con la frecuencia de la enfermedad, Scherwitz descubrió que quienes más usaban los pronombres de primera persona corrían mayor riesgo de tener problemas cardíacos. Por añadidura, tras seguir a los sujetos varios años, descubrió que, cuanto más acostumbra un hombre hablar de sí mismo, mayor es la posibilidad de que sufra una trombosis.

Contar las veces que alguien decía "yo" fue una manera ingeniosa de cuantificar el egocentrismo; para mí, hay algo muy adecuado en el hecho de que el corazón sufra más cuanto menos se abra a los otros. Según la conclusión de Scherwitz, el antídoto era ser más generoso: "Escucha con atención a los otros. Brinda a otros tu tiempo y tu energía; deja que los otros salgan con la suya; obra con otros motivos que el de satisfacer tus propias necesidades". Con esas palabras va más allá de los datos cuantificables, pasando a temas de amor y compasión, muy atractivos a nuestra sensación intuitiva de que una persona abierta y afectuosa debería envejecer bien.

Hasta ahora, la investigación cuantificada ha demostrado algo muy valioso: la edad biológica responde a la edad psicológica. Si revisas la lista de influencias psicosociales positivas, las palabras subjetivas tales como "feliz", "satisfecho" y "optimista" indican el carácter absolutamente personal de estos factores. Al alimentar tu vida interior, usas el poder de la conciencia para derrotar al envejecimiento en su fuente misma. Por el contrario, los cambios de conciencia hacia la apatía, la desesperanza y la insatisfacción empujan el cuerpo hacia una rápida decadencia.

El valor de la adaptabilidad

Es terrorífico observar al anciano que abandona su deseo de vivir, y resulta muy difícil demostrarle lo que está haciendo. Cuando la vida pierde sentido, la energía que sostiene al cuerpo parece escurrirse silenciosamente, como una pila que se gasta. Pero si observamos con más atención, podemos demostrar que ese agotamiento de la vitalidad, la curiosidad y el deseo de vivir es controlable; en realidad, no tiene nada que ver con el envejecimiento normal. El cuerpo es capaz de autorreponerse; renueva automáticamente sus energías tras los períodos de agotamiento. Por muy grave que sean las tensiones, una vez que el cuerpo ha respondido regresa a un estado de equilibrio. Esta tendencia a permanecer en equilibrio es completamente necesaria para la vida y resulta ser un mecanismo clave de la supervivencia.

En 1957, Flanders Dunbar, profesora de medicina de la Universidad de Columbia, informó sobre un estudio de centenarios y "ágiles nonagenarios". Descubrió que el rasgo dominante entre estas personas, era la adaptabilidad psicológica ante el estrés. Esta característica, más que ninguna otra, los diferenciaba de la población general. Aunque todo el mundo tiene oportunidades para sentir dolor, espanto, tristeza y desilusión, algunos se recuperan mucho mejor que otros. Dunbar pasó a recopilar seis rasgos que, en su opinión, presentaban todos los *precentenarios* que tenían más posibilidades de cumplir el siglo de vida:

1. Responder creativamente al cambio. Esta característica, más que ninguna otra, hacía que los precentenarios sobresalieran entre la gente común.

2. Carencia de nerviosismo. El nerviosismo es un gran enemigo de nuestra capacidad de improvisar y crear.
3. Continua capacidad de crear e inventar.
4. Altos niveles de energía adaptadora.
5. Capacidad de integrar cosas nuevas a la propia existencia.
6. Deseo de seguir viviendo.

Como todo modelo pronosticador, este tiene su fallo. Es preciso reconocer que algunas personas vegetan y llegan a cumplir cien años, así como otras personas rígidas y nada creativas, u otras a las que nada les importa seguir viviendo o no. Pero entre los centenarios son mucho más comunes las cualidades positivas; como descripción del tipo de ancianidad que resulta más deseable, la lista de Dunbar resulta sumamente útil. Sus precentenarios son especiales porque revelan que, así como se tiene un sistema inmunológico fuerte o débil, así también variamos en nuestra capacidad de adaptarnos mentalmente. Algunos encaran con elasticidad el viaje de la vida, por duro que sea, en vez de hacerlo con rigidez quebradiza; son los juncos que se inclinan ante la tormenta, no los robles que se mantienen tiesos y se quiebran.

La adaptabilidad se puede definir, sencillamente, como el estar libre de respuestas condicionadas. Permanecer abierto al cambio, aceptar lo nuevo y dar la bienvenida a lo que se desconoce, es una elección que involucra habilidades personales definidas, pues la mente, abandonada a la inercia, tiende a reforzar sus antiguos hábitos y, cada vez más, a caer presa de su condicionamiento.

CUESTIONARIO DE ADAPTABILIDAD

Si quieres saber si has aprendido las habilidades que te hacen adaptable, responde a las siguientes preguntas asignándote la siguiente puntuación:

Casi nunca	0 puntos
A veces	1 punto
Generalmente	2 puntos
Casi siempre	3 puntos

1. Cuando me enfrento a un problema y no tengo idea de cómo resolverlo, adopto la actitud de que surgirá la solución correcta.

2. En mi vida las cosas ocurren a su debido tiempo.
3. Me siento optimista con respecto a mi futuro.
4. Cuando alguien me rechaza sufro, pero acepto que esa persona tenía derecho a decidir.
5. Siento la pérdida de familiares y amigos fallecidos, pero el dolor se resuelve solo y sigo adelante; no trato de recuperar lo que no se puede recuperar.
6. Me siento comprometida a ideales mas grande que yo mismo.
7. Cuando discuto con alguien defiendo mi posición, pero también me es fácil reconocer los aciertos de la otra parte.
8. Voto por el candidato, no por el partido.
9. Dedico tiempo a causas dignas, aunque sean impopulares.
10. Me consideran bueno para escuchar. No interrumpo a los otros cuando hablan.
11. Si alguien se juega algo con mucha emoción, lo escucho sin expresar mi punto de vista.
12. Puesto a elegir entre un empleo bien pagado, pero aburrido, y uno que me gusta por la mitad del sueldo, me quedo con el que me gusta.
13. Mi manera de dirigir a otras personas es permitirles hacer lo que quieren en vez de intentar dominarlas. Me entrometo lo menos que puedo.
14. Me resulta fácil confiar en otros.
15. No soy propenso a preocuparme; los vaivenes de las situaciones difíciles me afectan menos que a la mayoría.
16. En una situación de competencia, soy buen perdedor. Digo: "Buena jugada" en vez de: "Yo no estaba en forma".
17. Para mí no es tan importante tener siempre razón.
18. Me siento cómodo jugando con niños pequeños; entro con facilidad en su mundo.
19. No pienso mucho en mis estados de ánimo.
20. Puedo sentir con facilidad lo que siente otra persona.
21. Me siento cómodo con la gente callada. La gente nerviosa no me pone nervioso.

Puntuación total: _____

Evaluación de la puntuación:

50 puntos o más:

Eres una persona excepcionalmente adaptable, que ha dedicado mucho tiempo al crecimiento personal. Los demás buscan tu guía y tu consejo. Otorgas gran prioridad a tu capacidad de mantenerte cómodo bajo presión y dispuesto a aceptar nuevos desafíos. Te enorgulleces de poder resolver bien los conflictos.

30–40 puntos:

Te adaptas razonablemente bien a los desafíos cotidianos, pero el esfuerzo que has dedicado a este aspecto es probablemente limitado. Eres de ese tipo de personas que los otros creen despreocupadas, pero puedes tener más preocupaciones y arrepentimientos que no has encarado. Los conflictos te preocupan y tiendes a caer bajo la influencia de personas cuyas emociones son más fuertes que las tuyas.

20–30 puntos:

Tienes ideas definidas sobre la conducta correcta y la incorrecta y consideras de alta prioridad defender tu punto de vista. Hasta ahora, esforzarte por el crecimiento personal no ha sido cuestión prioritaria en tu vida. Sueles ser una persona organizada y decididamente orientada hacia los objetivos. Si te encuentras en una situación de conflicto o competencia, quieres sin duda estar en el bando de los ganadores.

Menos de 20 puntos:

Necesitas trabajar mucho con tu sentido del yo. Dominado de niño por uno de tus padres o ambos, temes el rechazo y te inquietas o criticas cuando otros disienten contigo. Tienes tu modo de hacer las cosas y no te gustan las sorpresas. Probablemente eres obsesivamente ordenado, con muchas preocupaciones ocultas, o por el contrario, muy desorganizado, propenso a fuertes reacciones ante los acontecimientos exteriores, uno tras otro.

La finalidad de esta prueba no es hacer que te sientas superior o inferior, sino promover el crecimiento consciente. El denominador común de toda la gente adaptable es que se esfuerzan diariamente en mantener la conciencia abierta. La mayor parte de este libro está dedicado a ese trabajo; considero que no hay en la vida propósito más elevado que el tratar de abrir la conciencia hasta experimentar la realidad en todo su impacto, con toda su belleza, su verdad, su maravilla y su carácter sagrado. La conciencia reducida se presenta cuando no se vive a fondo ni se aprecia la vida. Esta tendencia suele ser tan sutil que los daños tardan meses y años en evidenciarse, pero el rastro de pistas es muy obvio para quien desee observar. Los cambios de edad que se desarrollan en la mente y en el cuerpo son los productos finales de haber cedido sin pensar a supuestos rígidos, creencias y opiniones. Algunos, por ejemplo, han absorbido la idea de que en la ancianidad perderán la memoria, expectativa frecuentemente reforzada por quienes creen en la *antigua vejez*.

Esas personas, en cuanto cumplen los 55 o los 60, comienzan a preocuparse por cualquier pequeño fallo de la memoria, a pesar de que todos, jóvenes o viejos, tenemos fallos ocasionales. La memoria es algo curioso. Uno no puede obligarse a recordar nada, pero sí puede obligarse a olvidar. Una manera de hacerlo es bloquear un recuerdo con nerviosismo. ¿Recuerdas la última vez que, en medio de una emergencia, tuviste que llamar a tu casa? Corriste a un teléfono público en estado de nerviosismo y, en cuanto levantaste el receptor, te pasó por la mente el pensamiento: "¿Cuál es mi número? ¡No puedo recordar mi número!". Este pensamiento no desaparece hasta que te calmas y dejas que se retire la niebla de ansiedad; entonces el recuerdo puede surgir espontáneamente.

Algunas personas se afligen tanto por la perspectiva de envejecer que no pueden sino infiltrar esa aflicción en todas las situaciones en que deben recordar algo: el nombre de un amigo, una dirección, el sitio donde dejaron sus llaves. Empiezan a tratar de controlar su memoria ("Bueno, ¿voy a olvidarme de esto?"), con lo que no hacen sino empeorar las cosas hasta quedar atrapados en un círculo vicioso: convencidos como están de que los acosa la senectud, se imponen la pérdida de memoria al no permitirse la tranquilidad necesaria para que la conciencia pueda obrar.

El desarrollo de cualquier rasgo del carácter comienza temprano en la vida y empieza a exhibirse hacia la edad madura. La mejor manera de asegurarse la adaptabilidad para la vejez es esforzarse en serlo cuando aún se es joven. Así lo demostró un estudio clásico que George Vaillant, el psicólogo de Harvard, inició hace cincuenta años. Tomó a 185 jóvenes varones estudiantes de Harvard durante la Segunda Guerra Mundial y controló su salud durante casi cuarenta años. Vaillant descubrió que, aun si alguien parecía perfectamente saludable en su juventud, tenía probabilidades de morir prematuramente si reaccionaba mal ante el estrés, caía en depresiones o era psicológicamente inestable. De los hombres que tenían la mejor salud mental, sólo dos contrajeron enfermedades crónicas o murieron hacia los 53 años. Sin embargo, de los 48 cuya salud mental era más deficiente, 18 (casi diez veces más) murieron o contrajeron enfermedades crónicas antes de llegar a esa edad.

Vaillant llegó a la conclusión de que el envejecimiento temprano (definido como declinación física irreversible) se retardaba con la buena salud mental y se aceleraba con la mala salud mental. Los años más formativos para establecer estas condiciones, según descubrió, eran los comprendidos entre los 21 y los 46, porque ese es el período en que una persona suele establecer una segura sensación del yo, pese a los traumas infantiles más terribles, o fracasar en ese intento. Una vez que se planta la semilla, los resultados de la salud mental se presentan físicamente durante la cincuentena. Esa última parte de la edad madura es la peligrosa década que solemos llamar "la zona de peligro", porque es entonces cuando aparecen en gran número los ataques cardíacos prematuros, la hipertensión descontrolada y muchos tipos de cáncer.

Para expresarlo en términos más generales, Vaillant descubrió que el proceso de envejecimiento es algo aprendido. Las personas que tienen buena salud mental enseñan a sus cuerpos a envejecer bien; las personas deprimidas, inseguras e infelices enseñan a sus cuerpos a envejecer mal. Aunque Vaillant observó que solía haber mayor estrés en la vida de quienes contraían enfermedades crónicas y morían jóvenes, tuvo la inteligencia de comprender que no es el estrés lo que enferma a la gente, sino el renunciar a la adaptabilidad interior ante el estrés. La mayor amenaza contra la vida y la salud es no tener por qué vivir. Los niños despliegan una vitalidad tremenda y enfrentan cada día con los brazos abiertos. Esto es natural en ellos y sigue siendo natural, a menos que aprendan los hábitos y las actitudes entumecedoras que sofocan la curiosidad y la maravilla espontáneas.

Vaillant fue de los primeros en establecer que la depresión suele conducir al envejecimiento prematuro, la enfermedad crónica y la muerte temprana. En general, en la raíz de la depresión hay una especie de entumecimiento emocional; el individuo siente que no tiene risas ni alegría en sí, porque estas emociones positivas están bloqueadas por recuerdos desdichados. Dentro acechan los viejos traumas y, cuando tratan de brotar sensaciones nuevas, se ven filtradas por esos traumas. Ni la más bella de las experiencias, como lo es tener un bebé, puede sobrevivir si debe ser filtrada por esa desesperanza preexistente. El dar a luz genera un torrente de poderosas hormonas, provocando una oleada de energía en todo el cuerpo. Cuando la mujer tiene recuerdos saludables de su primera infancia, experimenta esta oleada de energía como fuerte vínculo con su hijo al mismo tiempo, el cuerpo renueva sus energías tras el agotamiento del parto. En pocos días, todo el sistema mente-cuerpo ha regresado para expresar el gozo y la potencia de la maternidad. Sin embargo, en una mujer que asocia los recuerdos de la primera infancia con tristezas y dolores emotivos, el torrente de energías nuevas que se produce durante el nacimiento activa, en cambio, la antigua programación. El gozo y la potencia se transforman en apatía y fatiga. La depresión postparto es el resultado de repetidos recuerdos que adquieren una nueva vigencia en la vida.

Aunque la gran mayoría de los depresivos son tratados con drogas antidepresivas, esa medicación no cura la tristeza subyacente, el trauma y el entumecimiento que son la verdadera causa del mal. Cuando se retira la droga, la depresión vuelve a florecer. Aunque se requiera más tiempo, más valor y más penetración psicológica, resulta más efectivo tratar la depresión por medio de la psicoterapia. Con frecuencia se desdeña a la clásica *psiquiatría de diván*, pero a veces se logra una curación duradera aconsejando al paciente deprimido, descubriendo el dolor interior y liberándolo, cosa que ninguna droga puede hacer. Esto implica que el envejecimiento prematuro, que Vaillant vinculaba tan estrechamente con la depresión y la inestabilidad mental, también sería tratable de manera similar. En verdad, todos nosotros estamos aprendiendo y desaprendiendo a envejecer, sólo que aún no nos hemos visto de ese modo.

LA APERTURA
DE LA CONCIENCIA

Mientras escribía esta parte del libro, mi familia recibió la visita de Prem, un tío de mi esposa que viajó desde Nueva Delhi. Queremos mucho a Prem Tío, como se le llamaría en la India. A los 75 años, jubilado de su trabajo en una empresa, sube y baja las escaleras brincando con mucha más agilidad que yo. Prem Tío fue en su juventud una estrella del tenis y aún juega todos los días. De placeres sencillos y satisfecho con su suerte, contempla la vida con serenidad y alegría envidiables.

Dejé a un lado mis libros de consulta para preguntarle qué hacía para mantenerse tan joven. He aquí lo que Prem Tío me respondió:

—Bueno, ya sabes, nunca me llevo hasta los extremos. Así he nacido. Nunca tomé la costumbre de comer demasiado. Esta mañana me serví una banana y cereales, y eso es todo lo que deseo. Por la noche como ligero y no bebo sino un poco de coñac de vez en cuando.

—Segundo, duermo muy bien. Eso se debe a mi dieta, porque si ceno en abundancia se me altera el sueño. Tercero, no me ocupo de trivialidades. Dejo eso para mi esposa —rió—; ya me entiendes: acordarse de los cumpleaños y de los compromisos sociales. Cuarto, juego al tenis, que me encanta.

Prem Tío es prueba viviente de lo efectivo de su método, pero lo importante es que, en realidad, no tiene un método. Su modo de envejecer es sólo el resultado de ser como es. Otra persona, con hábitos completamente distintos, pero con la misma fácil aceptación de sí mismo, envejecería igualmente bien. En nuestra sociedad recogemos cientos de indicaciones externas sobre cómo vivir, pero la experiencia nos enseña, una y otra vez, que son las indicaciones internas las que debemos obedecer. Prem Tío no elaboró su estilo de vida según una autoridad exterior. Desarrolló su propia manera de vivir, moderada, cuerda y saludable. Casi todos los que envejecen con éxito hacen lo mismo: siguen el instinto, buscando lo más adecuado para ellos.

El hecho de que la supervivencia efectiva sea tan individual no es un factor casual: figura entre los más importantes. En una sociedad donde se nos adiestra automáticamente para buscar el consejo de los expertos como autoridad exterior, donde se ahogan las indicaciones internas del cuerpo con un torrente de directivas externas, el individuo aislado que derrota al sistema es una rareza. Los científicos sociales se han dedicado a evaluar a esas personas y los resultados descubren llamativas similitudes. En 1973, en una importante conferencia de gerontología que se llevó a cabo en la Universidad de Duke, se presentaron tres estudios donde se describía al tipo de persona que puede llegar a una vejez saludable, de 85 a 100 años (esas personas equivalen a menos del 5% de la población actual). En su investigación de psicología, realizada en la Universidad de Chicago, Bernice Neugarten se concentró en la *satisfacción de vida*, que encierra cinco factores. La persona:

1. Encuentra placer en las actividades diarias
2. Considera que su vida tiene sentido
3. Cree haber alcanzado sus principales objetivos
4. Tiene una positiva imagen de sí misma y se considera valiosa
5. Es optimista

A partir de su investigación en Harvard, el psicólogo George Vaillant tomó una perspectiva similar (como hemos visto): la de la salud mental. Cree que los individuos más longevos son también los mejor adaptados en su vida psicológica, estado que se caracteriza por:

1. Tener una vida familiar estable
2. Considerar su matrimonio como satisfactorio
3. Rara vez vivir solos
4. Continuar progresando en sus carreras

5. No tener enfermedades mentales incapacitantes
6. No ser alcohólicos
7. Tener menos enfermedades crónicas

La tercera perspectiva era la de Eric Pfeiffer, psiquiatra de Duke que, durante muchos años, fue director de un estudio de larga duración de ancianos norteamericanos. En coincidencia con los dos trabajos anteriores, Pfeiffer señaló que utilizar a pleno la capacidad física y mental era el mejor modo de envejecer bien. La gente que envejece con éxito, según descubrió, es la que "no abandona el entrenamiento" durante toda la vida adulta en tres aspectos principales: actividad física, actividad psicológica e intelectual y relaciones sociales. Si traducimos todos estos hallazgos a términos mayores, emerge un perfil de personas que envejecen bien en el plano psicológico y, por lo tanto, en el biológico.

Envejecer es algo que ocurre en la mente; por lo tanto, tiene en los humanos variaciones únicas. Después de veinte años, cualquier perro es un perro viejo; al cabo de tres, cualquier ratón es un ratón viejo; después de cien, cualquier ballena azul es una ballena azul muy vieja. En todas estas bestias, la edad biológica es la única cifra que cuenta. Sin embargo, todo el mundo conoce a alguien que es joven a los ochenta y a otros que parecen viejos a los veinticinco. Sir Francis Bacon, el gran renacentista, tenía una cáustica opinión de los ancianos "que tienen demasiadas objeciones, deliberan demasiado tiempo, se aventuran demasiado poco y se arrepienten demasiado pronto". Ese es el tipo de vejez que todo el mundo quiere evitar. Por suerte, en nuestra constitución física no hay nada que nos la imponga. Si no quieres envejecer, puedes decidir no hacerlo.

Belinda, una paciente mía que ha cumplido los 80 años, es el producto de largos inviernos de New Hampshire y cultivos en suelos rocosos. Se crió con padres que no tenían tiempo para envejecer y que llevaron una vida activa aun siendo octogenarios. Enseñaron a su hija a valorar cualidades interiores tales como la confianza en sí misma y en otros, la fe, la honradez y la dedicación a la familia. Belinda ha escapado a muchas miserias típicas de la ancianidad. No toma drogas para la hipertensión, como el 50% de los ancianos (muchos que no las toman deberían hacerlo, pues desde que se mejoraron los diuréticos, los medicamentos para la presión despiertan disgusto y suelen ser evitados); no ha tenido la menor trombosis, cerebral ni cardíaca, y no presenta señales de diabetes.

Yo, su médico, no creo que nada de esto se deba a la casualidad.

Hoy es la juventud de tu ancianidad; lo que haces hoy afecta a un resultado que se presentará dentro de treinta o cuarenta años. La buena salud de Belinda es resultado directo de su estilo de vida en los tiempos en que aún no había aparecido la primera arruga. Esto queda médicamente confirmado por las pruebas de que enfermedades de la vejez, tales como la hipertensión, las dolencias cardíacas y la arteriosclerosis, surgen de microscópicas alteraciones de nuestros tejidos que se inician ya a los diez años, cuando no antes.

—¿Por qué cree usted que ha envejecido tan bien? —le pregunté cierta vez a Belinda.

—No me metí en problemas —me espetó— y trabajé mucho todos los días de mi vida.

Muchos ancianos tienen un *secreto* de longevidad. La fe de Belinda en el trabajo duro es algo que muchos comparten, pero en verdad casi todos esos *secretos* se reducen a invisibles rasgos en la conciencia de la persona. Algunos individuos se nutren en el nivel más básico de su conciencia; otros, no. En términos puramente físicos, la vida de Belinda, dedicada al pesado trabajo agrícola, bajo el sol y la lluvia, soportando el inclemente clima de Nueva Inglaterra, podría fácilmente haberla envejecido antes de tiempo. El trabajo duro desgasta a algunas personas, mientras que a otras las hace florecer. La diferencia radica en complejos factores psicológicos y sociales a los que el cuerpo responde constantemente. Necesitamos estudiar con más profundidad estos aspectos para que las tres edades del hombre (cronológica, biológica y psicológica) formen un cuadro coherente.

La conciencia como efecto de campo

Como gran parte de nuestra programación interna es inconsciente, pasamos por alto el hecho de que la más poderosa influencia que podemos ejercer sobre nuestro envejecimiento proviene, simplemente, de nuestra conciencia. Para obtener control sobre el proceso de envejecimiento, primero debemos tener conciencia de él, y no hay dos personas que compartan la misma conciencia. Lo que está fuera de nuestra conciencia no se puede controlar, obviamente, y como el envejecimiento es un proceso tan lento, permanece fuera de la conciencia de la mayoría, salvo en esos aislados momentos de captación en que comprendemos que se nos escapa la juventud: algo nos sacude la conciencia, para decirnos que ya no tenemos tanto vigor ni tanto atractivo sexual como en otros tiempos. Sin embargo, estos aflictivos instantes no son el envejecimiento. Es durante la falta de conciencia, cuando no vemos que ocurra nada, cuando los procesos fisiológicos escapan de nuestro control. El no tener conciencia de un proceso corporal no significa que este haya cesado. Tu captación consciente es igualada por la captación inconsciente: la capacidad del cerebro de supervisar funciones en las que no piensas. El sistema nervioso humano está diseñado de modo tal que las funciones críticas, tales como la respiración y el ritmo cardíaco, pueden funcionar solas o ser manejadas voluntariamente. Ya he mencionado a Swami Rama, el adepto indio que demostró un dominio tan notable de funciones corporales que se creían totalmente automáticas. En un caso elevó la temperatura superficial de un lado de la mano, mientras que el otro lado se enfriaba. La variación fue de 4°F por minuto, hasta que un costado de la mano estuvo rojo de calor y el otro, gris de frío; la diferencia total de temperatura fue aproximadamente de diez grados.

¿Qué poder era el que se exhibía allí? La tradición espiritual india tiene una rama de práctica esotérica llamada Tantra, que enseña complejos ejercicios para dominar las reacciones involuntarias. El budismo tibetano contiene enseñanzas similares; los monjes jóvenes deben demostrar su dominio del cuerpo sentándose en un lago congelado para derretir el hielo de alrededor con el calor que generan en estado de intensa meditación. Los nativos norteamericanos, los sufíes y todas las culturas shamanistas del mundo contienen prácticas semejantes; sin embargo, por muy esotéricos que se tornen estos ejercicios, el poder que se convoca no es místico: es el mismo poder de la conciencia que usas cuando decides pasar a voluntaria la respiración, el parpadeo, el equilibrio o cualquier otra función autónoma.

Este cambio se produce en tu conciencia sin que debas pensar en él; por lo tanto, pasamos por alto el implícito poder que expresa. De hecho, en cuanto prestas atención a una función cualquiera se produce una transformación. Por ejemplo: si alguien te pone en la mano una pesa de cinco libras y la levanta cien veces por ti, tu brazo no aumentará en absoluto su fuerza muscular. En cambio, si realizas voluntariamente el mismo acto, el córtex motor de tu cerebro envía señales muy distintas. No sólo tus bíceps, sino también el corazón y los tejidos de los pulmones recibirán un incremento de estímulo, así como las zonas específicas de tu cerebro que controlan la coordinación motriz. Los movimientos pasivos de tu brazo son análogos a la conducta inconsciente e involuntaria. La segunda forma de actividad hace participar el intrincado proceso llamado aprendizaje, que está en la raíz del crecimiento, lo opuesto al envejecimiento. Por ende, cada vez que ejercitas el bíceps estás enseñándole a ser más fuerte; cerebro, pulmones, corazón, glándulas endocrinas y hasta el sistema inmunológico se adaptan a una nueva modalidad de funcionamiento. A la inversa, si mueves el cuerpo sin conciencia, la pasividad toma el lugar del aprendizaje. Bíceps, corazón, pulmones, glándulas endocrinas y sistema inmunológico acaban por perder funcionamiento en vez de ganarlo.

Cuando comienzas a ejercer el control sobre cualquier proceso corporal, el efecto es completo. El sistema mente-cuerpo reacciona a cualquier estímulo como ante un acontecimiento global; es decir: estimular una célula es estimularlas a todas. Existe un paralelo en términos cuánticos, puesto que una reacción en cualquier punto del espacio-tiempo, incluidos pasado, presente y futuro, provoca un cambio en todo el campo cuántico. Como lo expresó un laureado con el Premio Nobel: "Si haces cosquillas al campo por aquí, ríe por allá". Ahora se juzga crucial para entender el envejecimiento el hecho de que la conciencia se comporte como un campo.

En una escala más amplia, Walter M. Bortz, experimentado médico de Stanford que se especializa en envejecimiento, ha acuñado el término "síndrome de desuso" para describir el modo en que la falta de atención a las necesidades básicas del cuerpo, especialmente a la necesidad de actividad física, puede destruir la salud y llevar a un rápido envejecimiento prematuro. Según un conocido principio de la fisiología, cualquier parte del cuerpo que caiga en desuso comenzará a atrofiarse y se marchitará.

Bortz dio un paso más, descubriendo que este efecto se extendía a todo el cuerpo y más allá del sistema cardiovascular. Cuando una persona decide abandonar la actividad física, esencialmente está invitando a toda su fisiología a atrofiarse. Como resultado aparece una constelación de problemas: 1) corazón, arterias y otras partes del sistema cardiovascular se tornan más vulnerables; 2) el esqueleto y los músculos se vuelven más frágiles; 3) la obesidad se convierte en alto riesgo; 4) se instala la depresión; y 5) las señales de envejecimiento prematuro indican que el cuerpo es biológicamente más viejo que lo indicado por el calendario. Estos son los cinco componentes del síndrome de desuso de Bortz que se pueden observar hoy en incontables ancianos.

Los deterioros físicos de esta lista no son sorprendentes, pero parece raro que el estar inactivo, por sí solo, pueda llevar a la depresión, por mucho tiempo considerada un trastorno de la personalidad o el humor. Sin embargo, ciertos estudios del programa espacial ruso han demostrado que los jóvenes astronautas sometidos a la forzada inactividad del vuelo espacial son presas de la depresión; cuando se les impone un horario regular de ejercicios se evita esa depresión. El mecanismo cerebral que controla la depresión parece relacionarse con un tipo de neuroquímicos llamados catecolaminas. En los pacientes deprimidos, cuyos niveles de catecolaminas son anormalmente bajos, se pueden restaurar niveles saludables mediante el suministro de drogas antidepresivas, pero el modo natural de lograr esto es mediante el ejercicio regular.

El ejercicio, por ser sagrado, envía mensajes químicos entre el cerebro y los diversos grupos de músculos; parte de este flujo de información bioquímica estimula la producción de catecolaminas. Por ende, cada vez que un médico prescribe un antidepresivo, según declara Bortz, está ofreciendo un sustituto de lo que el cuerpo prescribe interiormente y que suministra el ejercicio. La noticia de que el ejercicio contrarresta el envejecimiento ha sido muy difundida, pero quizá no se conozcan tanto sus efectos preventivos de la depresión. Lo más fascinante, empero, es que la lógica subyacente (que la función precede a la estructura) se puede extender hasta decir que la conciencia precede a la función. En otras palabras, las partes del cuerpo que envejecen (pérdida de estructura) no son sólo las que no se usan lo suficiente (pérdida de función); el individuo también ha retirado de ellas su conciencia.

El hombre que aprendió a envejecer

Permíteme demostrar cómo se forma un patrón personal que define el envejecimiento de una persona según los componentes biológicos y los aprendidos. Tengo un paciente de 67 años llamado Perry que se ha jubilado como corredor de bienes raíces; su esposa comenzó a preocuparse al notar que "no era el de siempre". Cuando lo trajo para un examen, Perry se mostró apático e indiferente a las preguntas. Su esposa comentó que, cuando volvía tarde a casa, después de hacer compras o visitar a una amiga, él solía estar abstraído con la televisión y apenas se daba cuenta de que ella había entrado.

Cuando pregunté a Perry cómo se sentía, su respuesta fue evasiva: "Es que estoy envejeciendo, nada más", dijo. "No me pasa nada que no pudiera curarse teniendo veinte años menos". Pero lo cierto es que el Perry de veinte años menos ya cultivaba la simiente de hábitos y creencias que lo convertirían en lo que es hoy. Como mucha gente de su generación, Perry ha vivido más que sus padres, que pasaron la vida trabajando duramente en las fábricas de calzado de Boston. Probablemente, el haberlos visto envejecer marca profundamente las expectativas que tiene para sí mismo. A su padre "lo guardaron en el armario" a los 65 años; entonces se retiró a una mecedora a leer los diarios; poco interesado en crearse una vida nueva, aumentó de peso y comenzó a beber algo más que antes. A los tres años de haber recibido su reloj de oro, sufrió un ataque cardíaco. Los médicos le aconsejaron que renunciara a cualquier actividad, resignándolo a una vida de inválido. Sin embargo, en el curso de un año sufrió una segunda trombosis coronaria, esta vez fatal.

La madre de Perry, por el contrario, se mantuvo activa toda la vida. Como tantas mujeres trabajadoras de otros tiempos, además de desempeñarse en un empleo contable atendía a su familia y se ocupaba de la cocina, la limpieza y la ropa. Se pueden decir muchas cosas de ese tipo de vida, pero la mantuvo en un estado físico mucho mejor que el de su esposo; no tenía problemas cardíacos ni de presión arterial y, por suerte, no fumaba (hábito que consideraba impropio para las señoras). Sin embargo, tras la muerte de su esposo cayó en la apatía y la soledad; su existencia parecía haber perdido el sentido. Sin nadie a quien atender y no queriendo ser una carga para sus hijos, vivía semirrecluida. Al fin murió, tras una serie de trombosis cerebrales.

La visión que Perry tenía del envejecimiento había sido programada por estas dos historias de vida; aunque probablemente no tenía conciencia de seguir los pasos de su padre, parecía estar en los umbrales de repetir el modo de envejecer de ellos, al adoptar sus creencias sin saberlo. Al perder contacto con su propia conciencia había perdido control del proceso de envejecimiento.

Como mi especialidad médica es la endocrinología, Perry y su esposo vinieron a consultarme por si se trataba de un problema de tiroides; entre los trastornos que pueden imitar el envejecimiento figura la deficiencia tiroidea (hipotiroidismo), que provoca un decrecimiento anormal del metabolismo; sus víctimas se tornan lentas y torpes; el pelo se tiñe de gris y se arruga la piel. Esta imitación del envejecimiento natural desaparece una vez que se proporcionan los niveles normales de tiroxina, la hormona que falta. Sin embargo, Perry presentaba niveles tiroideos adecuados, lo cual arrojaba la carga de la explicación hacia otras influencias.

Cuando alguien parece estar envejeciendo tan mal que se presentan señales de senilidad, debilidad e incapacidad, es importante investigar su estilo de vida. En la rutina diaria de una persona surgen problemas que se ignoran con demasiada frecuencia, sobre todo cuando son "cosas de la edad". Se calcula que entre un 30% y un 50% de los casos de senilidad resultan de los siguientes factores tratables:

Desnutrición
Efectos colaterales de drogas
Fumar
Abuso del alcohol
Deshidratación
Depresión
Inactividad

Todos estos factores comienzan en la conciencia y surgen, ya del descuido, ya del hábito. Solos o en combinación, cualquiera de ellos puede afectar dramáticamente al aspecto y el modo de actuar de una persona. En la *antigua vejez* de los padres de Perry, en general se había prestado muy poca atención a lo destructivo de estos factores. Los ancianos se olvidaban de comer bien, descuidaban los líquidos, se aficionaban al tabaco y a la bebida para calmar la soledad, y pasaban el día sentados en silencio porque eso era ser viejo.

Antes los médicos acostumbraban prescribir simultáneamente a los ancianos medicamentos para la presión, píldoras para dormir y tranquilizantes, sabiendo muy bien que, en su mayoría, mezclaban estas drogas con alcohol o los tomaban en dosis indebidas. Los médicos permitían fumar (y hasta lo recomendaban; hace poco un hombre me contó que, cuando era niño, su abuela consultó al médico de la familia por una congestión sinoidal y este le aconsejó ¡fumar cigarrillos de mentol! Siguiendo responsablemente las indicaciones de su médico, ella fumó su primer cigarrillo a los 60 años y mantuvo la adicción hasta su muerte, quince años después). Dar consejos sobre la alimentación no caía en la esfera de acción de los médicos; los ancianos tenían que estar gravemente deshidratados o desnutridos, a veces hasta el coma, para que se buscara la intervención profesional. Aun hoy, cuando sabemos que la falta de vitaminas esenciales puede crear síntomas de senilidad, sobre todo la falta de vitamina B12, a muchos ancianos no se les transmite esta información.

Analicemos ahora el estado de Perry teniendo en cuenta la lista anterior. Como su esposa me había dicho que pasaba la mayor parte del día sentado en la casa, la inactividad física ya estaba dada. Ante mis preguntas, Perry reveló que bebía más desde que estaba jubilado y que, con frecuencia, comenzaba temprano. Cuando trabajaba tenía como norma no servirse jamás una copa antes de las cinco de la tarde, pero tal como decía melancólicamente: "Mi autodisciplina se fue al diablo. Creo que es eso lo que ocurre".

Como era levemente hipertenso, tomaba un medicamento para la presión, no sabía exactamente cuál (resultó ser un betabloqueante); en dos años no se había hecho cambiar la dosis. "Trato de no tomar las píldoras si no me sube la presión", confesó. Le pregunté cómo sabía cuándo le subía la presión. "Bueno, cuando me siento tenso o cuando mi mujer me importuna", respondió. En realidad, la hipertensión no coincide con la tensión nerviosa, pese a su nombre; tampoco tiene síntomas claros, por cierto. Y para que la medicación sea efectiva es preciso tomarla todos los días, sobre todo tratándose de betabloqueantes, que requieren un período para que el cuerpo se ajuste a ellos.

Entre los problemas evitables del envejecimiento, una gran cantidad se deben al uso indiscriminado de drogas por receta. A menos que se esté avisado de este peligro, mezclar medicamentos se convierte en un hábito que muchos acentúan al envejecer. Entre las drogas más usadas por los ancianos figuran los somníferos y los diuréticos (ampliamente recetados para la alta presión sanguínea). También son muy comunes los sedantes, junto con las aspirinas y otros calmantes tomados para la artritis.

Además de abusar de estas drogas al tomarlas con demasiada frecuencia, suele ocurrir que los ancianos no hacen controlar regularmente la dosis por un médico; muchos tienden a olvidarse de interrumpir una medicación y de saber para qué trastorno sirve cada droga. En Norteamérica son numerosos los ancianos que beben, y la combinación de drogas con alcohol casi siempre es peligrosa. Por ende, es preciso revisar a fondo la medicación que toma una persona ante el primer síntoma físico o mental de abuso o mal uso.

En el caso de Perry, yo también sospechaba que había un alto nivel de depresión oculto: alguien que se pasa el día viendo televisión y no presta atención a su esposa cuando entra bien puede estar leve o clínicamente deprimido. La típica imagen del anciano sentado en un rincón, silencioso, que antes aceptábamos como normal, se debía probablemente a la depresión. El tornarse callado o retraído, apático, ansioso e infantilmente indefenso son señales comunes de ese estado. La fatiga crónica es con frecuencia consecuencia física de la depresión en un 50% de los casos. Ciertas depresiones graves (llamadas depresiones involutivas) afectan específicamente a la gente de más edad por razones que aún se desconocen. Sin embargo, muchos casos de depresión se pueden vincular directamente con los problemas sociales y personales. La persona que se siente inútil, descartada, no querida o molesta para su familia no puede sino caer en la depresión. En estos casos, la solución última no es la medicina, sino un cambio personal. Ellen Langer, psicóloga de Harvard, ha demostrado que los internados en institutos geriátricos mejoran notablemente al introducir simples alteraciones en su existencia: se les da un tiesto con una planta que atender, se les permite decidir sus propios menús y limpiar sus habitaciones. En vez de ser personas pasivas, solitarias y dependientes, que desempeñan el papel de *viejos de asilo*, estas personas recuperan la sensación de utilidad y valer.

En el caso de Perry, el último factor oculto podía ser la deshidratación, que comienza a afectar al juicio antes de que la persona detecte problema alguno. El no beber agua suficiente todos los días es uno de los males más comunes en la vejez y, aunque se ha divulgado muy poco, la deshidratación crónica es una importante causa de envejecimiento evitable. Algunas autoridades llegan a contar la deshidratación entre las principales causas de muerte entre los ancianos. Es, por cierto, una complicación evitable que conduce a muchos problemas.

Cuando los fluidos del cuerpo caen por debajo de cierto nivel, la fisiología empieza a entrar en un estado tóxico; se pierde el vital equilibrio electrolítico y, con el tiempo, también el de la química cerebral. Esto puede resultar en una horda de dificultades, desde el deterioro de los riñones hasta el ataque cardíaco, pasando por desmayos, mareos, letargo y la demencia senil declarada. Cuando una persona pierde la capacidad de atención y comienza a olvidarse de beber agua, se establece un círculo vicioso. Lo mismo se puede decir de casi todas las causas de falsa senilidad: cuanto más tiempo pasan sin ser atendidas, más difícil se hace para la persona ver el problema.

Pero aunque Perry no se interesara, su esposa estaba preocupada y prometió recordarle esas cosas. Algunas serían más fáciles que otras: como ella se encargaba de cocinar, podía poner más cuidado en la dieta de su marido (agregar una píldora de vitaminas múltiples no hace daño y en ocasiones ayuda); se ocuparía de que bebiera más agua y tomara sus medicamentos correctamente. Esa atención adicional también podía ayudar a levantarle el ánimo, pero lo que más me preocupaba eran el alcohol y la depresión. A mi modo de ver, Perry caminaba por la cuerda floja. La imagen que tenía de sí se resumía en dos palabras inquietantes: "Soy viejo". Costaría imaginar una frase más invalidante, más apta para conducir a alguien hacia la huida del alcohol o el callejón sin salida de la depresión. El envejecimiento, en conjunto, es un círculo vicioso. Cuando alguien considera natural vivir retraído, aislado e inútil después de cierta edad, crea las condiciones mismas que justifican sus creencias. Nuestros supuestos más profundos son los que activan los cambios físicos. Por ende, sería ingenuo pensar que se puede evitar el envejecimiento con una simple lista de causas evitables. ¿De qué sirve decir a un hombre como Perry que deje la bebida si se siente desesperado? El hecho mismo de envejecer es un pantano de sentimientos ocultos que a la mayoría le resulta demasiado difícil enfrentar; en todo caso, beber es un anestésico misericordioso, comparado con el hecho de vivir atemorizado y sin esperanzas. Es mucho más fácil seguir la programación interna que abrirse paso por territorios nuevos. Pero con el tiempo, nuestra programación oculta nos va dejando sin elecciones y se hace más difícil romper las ataduras de la conducta autodestructiva. En este aspecto, el envejecer se parece mucho a una adicción: el individuo cree tener dominada la situación, cuando en realidad la conducta lo domina a él. Desde fuera, eso era lo que yo veía en Perry: se estaba transformando ante mis ojos en un moribundo, y lo trágico era que no se daba cuenta de lo que se estaba haciendo. La conciencia, cuando queda condicionada, asume la forma del hábito; la repetición inconsciente refuerza los patrones destructivos y, a menos que se produzca un nuevo aprendizaje, la inercia llevará al cuerpo cuesta abajo año tras año.

La conciencia y la reversión del envejecimiento

El aspecto luminoso, en el caso de Perry, era que casi todo cuanto le ocurría se podía corregir creando una nueva modalidad de conciencia. Para lograrlo aprovechamos el hecho de que la conciencia siempre genera información biológica. Basta el más leve cambio de conciencia para que la energía y la información formen nuevos patrones. Si los viejos hábitos son tan destructivos es porque no se permite que surjan a la existencia patrones nuevos; por lo tanto, la conciencia condicionada es sinónimo de una muerte lenta.

Por el contrario, al aumentar la conciencia de alguien, llevándola a un foco nuevo y desprendiéndola de esquemas antiguos, se puede alterar el envejecimiento. La psicóloga Ellen Langer y sus colegas de Harvard ofrecieron una brillante demostración de esto en 1979, al revertir efectivamente la edad biológica de un grupo de ancianos mediante un cambio de conciencia que se logró por un método sencillo e ingenioso. Los sujetos, todos mayores de 75 años y en buen estado de salud, debían reunirse para un retiro de una semana en un sitio campestre. Se les informó con anticipación que se les sometería a una serie de exámenes físicos y mentales, pero además se les impuso una estipulación fuera de lo común: no se les permitió llevar diarios, revistas, libros ni fotos familiares posteriores a 1959.

La finalidad de este extraño requisito quedó a la vista cuando llegaron: el lugar había sido preparado para reproducir la vida tal como era veinte años antes. En las mesas de lectura no había publicaciones de 1979, sino números de *Life* y del *Saturday Evening Post* que databan de 1959. La única música transmitida era de veinte años atrás. En concordancia con este retroceso, se pidió a los hombres que se comportaran en todo como si estuvieran en 1959. Toda conversación debía referirse a hechos y personas de ese año. Todos los detalles de esa semana campestre se prepararon para que cada sujeto se sintiera, luciera, hablara y se comportara como si tuviera alrededor de 55 años.

Durante este período, el equipo de Langer realizó extensas mediciones de la edad biológica de los sujetos. Los gerontólogos no han podido determinar los marcadores exactos que definen la edad biológica, tal como he dicho antes, pero se compiló un perfil general de cada hombre utilizando mediciones de fuerza física, postura, percepción, cognición y memoria a corto plazo, junto con umbrales de audición, vista y gusto.

El equipo de Harvard quería cambiar el contexto en que estos hombres se veían a sí mismos. La premisa del experimento era que el verse viejo o joven influye directamente en el proceso de envejecimiento en sí. Para cambiar el contexto a 1959, los experimentadores hacían que los sujetos usaran fotos de identificación tomadas veinte años antes; el grupo aprendió a identificar a cada miembro mediante esas fotos antes que por el aspecto actual; se les indicó que hablaran exclusivamente en el tiempo presente de 1959 ("¿Te parece que el presidente Eisenhower se presentará con Nixon en las próximas elecciones?"); se referían a la esposa y a los hijos como si también ellos fueran veinte años menores; aunque todos estaban jubilados, hablaban de sus carreras como si aún estuvieran en plena actividad.

Los resultados de esta representación fueron notables. Comparados con un grupo de control que hizo el retiro, pero continuó viviendo en el mundo de 1979, el grupo de la fantasía mejoró en memoria y destreza manual. Sus miembros eran más activos y autosuficientes en cosas tales como servirse solos a la hora de comer y limpiar sus cuartos; su comportamiento se aproximaba mucho más al de los 55 años que al de los 75 (muchos habían llegado a depender de familiares más jóvenes para las tareas de todos los días).

El cambio más notable, quizá, se relacionó con aspectos del envejecimiento que se consideraban irreversibles. Se pidió a jueces imparciales que estudiaran las fotos de estos hombres, anteriores y posteriores al experimento; esos jueces detectaron en las caras un visible rejuvenecimiento de tres años como media. La medición de los dedos de la mano, que tienden a acortarse con el tiempo, indicó que los dedos se habían alargado; las articulaciones tiesas ganaron en flexibilidad y la postura comenzó a erguirse, como en años más jóvenes. Mejoró la fuerza muscular, medida por el apretón de la mano, así como el oído y la vista. El grupo de control también presentaba algunas mejorías (Langer lo explicó por el hecho de que el viaje y el ser tratados de manera especial los hacía sentir más jóvenes), pero había empeorado en marcadores tales como la destreza manual y la longitud de los dedos. Aunque la inteligencia se considera fija en los adultos, más de la mitad de quienes integraban el grupo experimental mostró un incremento de la inteligencia en los cinco días de ese retorno a 1959, mientras que la cuarta parte del grupo de control declinó en las puntuaciones de la prueba de coeficiencia intelectual.

El estudio de la profesora Langer marcó un hito en la demostración de que ciertos signos del envejecimiento, supuestamente irreversibles, se pueden revertir utilizando la intervención psicológica. Ella atribuyó su éxito a tres factores: 1) se pidió a los hombres que se comportaran como si fueran más jóvenes; 2) se les trató como si tuvieran la inteligencia y la independencia de personas más jóvenes (a diferencia del modo en que solían ser tratados en su casa; por ejemplo, se les solicitaba opinión con respeto y se les prestaba atención; 3) se les pidió que obedecieran instrucciones complejas en la rutina diaria. Como los tres factores se superponían, Langer no pudo determinar con certeza cuál de ellos era el más importante. Especuló que se podría haber logrado una reversión similar del envejecimiento asignando a los hombres cualquier tarea compleja, tal como la de componer una ópera, misión que Verdi se impuso cuando ya se acercaba a los ochenta años.

Llevo varios años meditando sobre los resultados de la profesora Langer, desde la primera vez que me ocupé de ellos al escribir sobre el tiempo personal. El antiguo paradigma nos dice que el tiempo es objetivo, pero en realidad nuestro cuerpo responde al tiempo subjetivo, tal como está registrado en los recuerdos y las sensaciones internas. Langer convirtió a estos hombres en viajeros del tiempo interior; retrocedieron veinte años en el plano psicológico y el cuerpo los siguió. La explicación más simple que puedo dar es que se cambiaron dos aspectos de la conciencia: la atención y la intención. La conciencia siempre tiene estos dos componentes. La atención centra la conciencia en una percepción local. La intención provoca un cambio en esa localización. En el experimento de Langer, se enfocó marcadamente la atención de los sujetos en el año de 1959; esto inició un nuevo flujo de información biológica, porque todo cuanto veían y escuchaban, todos sus temas de conversación debían relacionarse con esa localización específica. Al mismo tiempo debían actuar con una intención: tratar de ser tal como eran veinte años antes. Ninguno de estos factores es mágico; todos prestamos atención a diversas cosas durante el día; todos llevamos a cabo diversos deseos e intenciones.

La magia radica en el modo en que el cuerpo sigue este cambio de conciencia a través de la barrera del tiempo. No es factible ni realista tratar de vivir en el pasado, pero aquí hay pistas valiosas que se pueden seguir. Una vez más, vemos que *la calidad de la vida que llevamos depende de la calidad de la atención*. Aquello a lo que le prestes atención cobrará importancia en tu vida. No hay límite para los cambios que la conciencia puede producir. En nuestra sociedad no utilizamos el flujo de atención para producir resultados; no tenemos idea de la energía y la información que comienzan a generarse dentro de nosotros cada vez que experimentamos un cambio de conciencia. En los siguientes ejercicios exploraremos cómo invocar conscientemente el poder de la conciencia para usarlo en nuestro propio beneficio, pues si no lo utilizamos a sabiendas, nuestra conciencia quedará atrapada en el antiguo condicionamiento que crea el proceso del envejecimiento.

EN LA PRÁCTICA:

Usar el poder de la conciencia

Los siguientes ejercicios han sido ideados para demostrar que puedes dirigir conscientemente el flujo de energía e información de tu cuerpo. Hay grandes beneficios a obtener una vez que comiences a usar deliberadamente tu conciencia:

- Puedes aprovechar niveles de información más sutiles bajo la forma de claves corporales que ignoras. Tu cuerpo te dirá qué necesita y cuándo lo necesita; esto es lo opuesto a dejarse llevar por el hábito, que nunca se amolda exactamente a las verdaderas necesidades del cuerpo.
- Puedes centrar tu atención en partes del cuerpo que expresan molestias. Por la simple localización de tu conciencia en una fuente de dolor, puedes hacer que se inicie la curación, pues el cuerpo envía naturalmente energía curativa dondequiera que fija la atención.

- Puedes activar deseos e intenciones para satisfacerlos con más eficiencia. Una intención es básicamente una necesidad disfrazada, y el sistema mente-cuerpo está preparado para satisfacer directa y espontáneamente todas las necesidades. (Esto es muy diferente de los deseos adictivos o compulsivos que nuestra vieja programación ha incluido en nosotros.)

Cuando estas tres áreas operan correctamente, el condicionamiento comienza a disolverse en nuestros planos celulares más profundos; esto es necesario para impedir que el cuerpo envejezca. Existen numerosas enseñanzas espirituales relacionadas con el poder de la conciencia; las técnicas de los chamanes nativos de Norteamérica pueden diferir notoriamente de las que utilizan los monjes tibetanos o los yoguis hindúes, pero en general se usa la conciencia como poder curativo: cuando se le permite fluir libremente, restaura el equilibrio.

Al poner la conciencia en contacto con los patrones inmovilizados del viejo condicionamiento, estos patrones comienzan a fundirse, pues en último término todo cuanto percibimos o pensamos es, simplemente, un aspecto de nuestra conciencia. La molestia que el cuerpo manifiesta como dolor, entumecimiento, espasmo, inflexibilidad y trauma son, todos ellos, nudos que la conciencia puede desatar por sí misma. Mediante la práctica y la dedicación puedes curar cualquier desequilibrio del sistema mente-cuerpo mediante la conciencia, una vez que aprendas las adecuadas técnicas de relajación, liberación y penetración psicológica.

Lo que sigue son algunos procedimientos iniciales para localizar la atención y cumplir las intenciones. En secciones posteriores avanzaremos hacia técnicas más profundas y potentes, pero aun en esta etapa, las vinculaciones que se forjan entre mente y cuerpo son sumamente útiles para apartarse de los viejos senderos que crean el envejecimiento.

EJERCICIO 1: PRESTAR ATENCION A TU CUERPO

Aunque todos sabemos prestar atención a algo que está fuera de uno mismo, así como todos sentimos desviarse nuestra atención hacia un padecimiento del cuerpo, tal como un dolor de muelas o un espasmo muscular, existen muchas claves sutiles que en la vida cotidiana se nos escapan. La conciencia tiene muchos planos y es preciso permitir que fluya de uno a otro, pues el flujo es su estado natural. En este primer ejercicio deberás dirigir fácilmente tu atención a cada zona del cuerpo; cuando sucede esto, el acto de prestar atención libera tensiones profundamente acumuladas. Tu cuerpo, como una criatura, quiere atención y se siente reconfortado cuando la recibe.

Acuéstate o siéntate en una silla cómoda, con los ojos cerrados (elige una habitación tranquila, libre de ruidos que puedan distraerte). Concentra tu atención en los dedos del pie derecho. Cúrvalos hacia abajo hasta que los sientas tensos; luego afloja la tensión y experimenta la relajación que los invade. No te apresures en tensarlos ni en relajarlos; tómate tiempo para sentir lo que sucede. Ahora deja escapar un suspiro largo y profundo, como si estuvieras respirando por los dedos de los pies; que toda la fatiga y la tensión acumuladas se vayan con el aliento. No bufes ni soples; simplemente, deja que el suspiro se escape en una larga exhalación, como los suspiros de alivio, sin retenerlo. Si emites un gemido o un gruñido, mejor: es una señal de profunda liberación.

Ahora repite el procedimiento con el empeine del pie derecho fijando primero tu atención en él; luego tensa los músculos (arqueando el pie hacia atrás) y termina relajándolos. Cuando sientas el empeine relajado, deja escapar un suspiro como si estuvieras respirando por los dedos del pie.

Una vez que hayas dominado esta técnica básica, fija la atención en todas las partes del cuerpo en el orden siguiente. Recuerda que esta no es una simple técnica de relajación muscular; debes demorar cómodamente la atención en cada parte del cuerpo.

Pie derecho: dedos, empeine, planta, tobillo (dos etapas: flexionando hacia atrás y flexionando hacia adelante).

Pie izquierdo: dedos, empeine, planta, tobillo (dos etapas: flexionando hacia atrás y flexionando hacia adelante).

Nalga derecha y parte superior del muslo.

Nalga izquierda y parte superior del muslo.

Músculos abdominales (diafragma).

Parte inferior de la espalda, parte superior de la espalda.

Mano derecha: dedos, muñeca (dos etapas: flexionando hacia atrás y flexionando hacia adelante).

Hombros (dos etapas: flexionando hacia adelante y flexionando hacia arriba, hacia el cuello).

Cuello (dos etapas: flexionando hacia adelante y flexionando hacia atrás).

Cara (dos etapas: arrugando la cara en una mueca apretada y luego tensando la frente y las cejas).

Este ejercicio parece bastante complicado cuando se describe verbalmente, pero flexionar diversas partes del cuerpo es, simplemente, seguir el modo natural en que se mueven las articulaciones y los múscu-los. Después de una sesión podrás efectuar sin esfuerzo tu recorrido por el cuerpo.

Versión abreviada: Un circuito completo del cuerpo, tal como el descrito más arriba, lleva unos quince minutos. Si estás escaso de tiem-po, la versión abreviada abarca sólo los dedos de los pies, el diafragma, los dedos de las manos, los hombros, el cuello y la cara.

EJERCICIO 2: INTENCION CENTRADA

Este ejercicio demuestra que basta tener una intención para lo-grar un resultado. La conciencia, debidamente centrada (es decir, fácil-mente y sin esfuerzo) tiene la capacidad de cumplir órdenes bastante específicas. Una intención no necesita ser un pensamiento verbalmente expresado; en realidad, nuestras intenciones más profundas están cen-tradas en el cuerpo. Nuestras necesidades más fundamentales (de amor, comprensión, aliento, apoyo) impregnan cada una de las células. Los deseos que surgen en tu mente suelen estar nublados por motivos egoís-tas que no son verdaderas necesidades; con frecuencia la gente se empantana en la búsqueda de dinero, objetivos profesionales y ambi-ciones políticas, de formas que están desconectadas de la necesidad fun-damental de comodidad y bienestar que debe satisfacer todo organismo saludable. Muchos de nosotros estamos tan apartados de nuestras necesidades básicas, tan programados para correr detrás de lo que el *ego* desea, que debemos aprender de nuevo los mecanismos básicos por los que funcionan, en realidad, la atención y la intención.

Hay muchas maneras de obtener satisfacción, aparte de las que nos enseña nuestra cultura, orientadas hacia afuera. En este sentido, la lección más valiosa es que *las intenciones, si se las deja obrar, buscan satisfacción automáticamente.* Cada célula de tu cuerpo busca satisfac-ción a través del gozo, la belleza, el amor y la apreciación. Cuesta com-prenderlo cuando la mente establece su programa aparte para satisfacer otro tipo de deseos, carentes de amor, de alegría y de gozo. Sin embargo, millones de personas se han programado para lograr sólo esos objetivos.

En los tres procedimientos relacionados que damos aquí, experimentarás el modo en que se pueden satisfacer sin esfuerzo las intenciones, saltando al *ego* y a la mente racional (para obtener mejores resultados, haz el ejercicio 1 como precalentamiento a fin de poner tu cuerpo en estado receptivo). Aunque las intenciones que se llevan a cabo son simples, te brindarán confianza en tu capacidad de dirigir la conciencia, que es esencial si quieres cambiar los arraigados patrones del envejecimiento, pues el envejecimiento en sí es una intención que tus células obedecen fuera de tu control.

1. Toma un trozo de cordel de unas doce pulgadas de longitud y ata en el extremo una pesa pequeña para formar un péndulo (puede servir una plomada para pescar, una arandela o un tornillo de una pulgada). Sostén el cordel con la mano derecha y apoya el codo en una mesa o en el brazo del sillón para poder sostener el péndulo con firmeza. Siéntate cómodamente y asegúrate de que el péndulo no se mueva.

Ahora mira la pesa y proyecta la intención de que el péndulo se mueva de lado a lado. La forma más simple de intención es visualizar cómo quieres que se mueva la pesa, pero puedes verbalizar si quieres las palabras "de lado a lado". Mantén la atención fija en el péndulo y la intención bien firme en la mente, pero cuida de mantener el brazo quieto. Te sorprenderá ver que, a los pocos segundos, el péndulo comienza a moverse por cuenta propia. Si al principio se mueve erráticamente, no trates de corregir su balanceo; simplemente, espera hasta que encuentre automáticamente el movimiento deseado.

Ahora cambia tu intención a dirigir el péndulo de adelante hacia atrás. Imagina otra vez el movimiento en tu mente y reténlo allí sin esfuerzo. Típicamente, tu péndulo vacilará algunos segundos y, después de algunos movimientos erráticos, tomará la dirección deseada.

Después de observarlo algunos segundos, ten la firme intención de que el péndulo se mueva en círculos. Volverá a detenerse, moviéndose erráticamente uno o dos segundos, y luego se moverá exactamente como lo visualizaste. Cuanto más trates de mantener tu brazo rígidamente quieto, a mayor velocidad se moverá el péndulo. Lo curioso es que hacer este ejercicio en grupo produce el mayor efecto; he visto a varios cientos de personas hipnotizadas por el movimiento de sus péndulos, que cambiaban instantáneamente de dirección al toque de una intención, moviéndose con frecuencia en amplios arcos veloces. Aunque este ejercicio es muy simple, su efecto suele ser misterioso.

2. Cómodamente sentado, presenta la mano derecha abierta, con la palma hacia afuera. Formula la intención de que tu palma se caliente. Para ayudarte, imagina que tu mano toca una plancha al rojo vivo o una brasa encendida. Retén la imagen en tu mente. A los pocos segundos comenzará a aparecer la sensación de calor. Ahora levanta la mano izquierda y apunta hacia ella los dedos de la derecha, unidos y estirados. Formula la intención de que el calor se dispare de tu mano derecha hacia la palma de la izquierda. Para ayudarte, mueve la derecha hacia adelante y hacia atrás, como si pintaras con calor la otra mano (pero no permitas que se toquen). Casi todos sentirán que el calor se transmite de una mano a la otra; algunos experimentarán un leve cosquilleo o una sensación de escozor en la palma izquierda.

Este ejercicio es más efectivo si guías a otra persona para que lo haga. Si lo realizas solo, familiarízate primero con las instrucciones para poder probarlo sin interrupción.

3. Siéntate cómodamente y sostén un termómetro común entre el pulgar y el índice de la mano derecha. Cierra los ojos y, por un momento, atiende a tu respiración. A medida que tu cuerpo se relaje, continúa el seguimiento de tu ritmo respiratorio; luego fíjate en la temperatura del termómetro. Vas a cambiarla mediante la mera intención.

La intención de frío. Mientras respiras por la boca, siente el aire fresco que entra y sale por tu garganta. Al hacerlo piensa la palabra "fresco". Ahora imagina que el termómetro es un trozo de hielo que apenas puedes sostener entre los dedos. Al cabo de uno o dos minutos, fíjate en la temperatura que marca el termómetro; es probable que haya descendido entre dos y cinco grados. Si no notas cambio alguno, reanuda el ejercicio otro par de minutos y vuelve a consultar.

La intención de calor. Mientras respiras por la nariz, siente un momento el calor en el centro de tu pecho. Ahora piensa la palabra "caliente" e imagina que el termómetro es una brasa roja que apenas puedes sostener. Al cabo de uno o dos minutos, mira el termómetro; es probable que se haya elevado entre dos y cinco grados. Si no ves cambio alguno, reanuda el ejercicio otro par de minutos y vuelve a consultar.

Los dos últimos ejercicios están basados en experimentos clásicos realizados, hace más de cincuenta años por el pionero de los neurólogos rusos, A. R. Luria. El sujeto más famoso de Luria fue un periodista al que él llamaba simplemente S., hombre dotado de una memoria fotográfica casi infalible. S. podía asistir a una conferencia de prensa sin tomar notas y repetir después cada una de las palabras pronunciadas por cualquier orador; era capaz de memorizar largas series de números elegidos al azar y recordar cualquier escena que hubiera presenciado hasta en el más ínfimo detalle.

Por añadidura, S. podía utilizar visualizaciones simples para cambiar todo tipo de funciones involuntarias. Si se imaginaba mirando el sol, se le contraían las pupilas. Si se imaginaba sentado en la oscuridad, se le dilataban. Podía elevar y bajar la temperatura de sus manos utilizando el procedimiento descrito más arriba. Una vez que hayas dominado eso, puedes probar su método para alterar el ritmo cardíaco. Si S. quería que su corazón latiera más deprisa, se imaginaba corriendo detrás de un tren que partía de la estación; si quería retardarlo, se veía tendido en la cama, echándose una siesta.

Luria consideraba que estos logros eran notables, tal como lo harían futuros investigadores una generación después al ver a Swami Rama ejecutar las mismas hazañas. Sin embargo, lo que se demostraba en ambos casos era la biorretroalimentación sin máquinas. En vez de necesitar un oscioscopio o una señal sónica para indicar que se estaba llevando a cabo una intención, S. y Swami Rama se basaban en el propio sistema de retroalimentación de sus cuerpos.

Aunque habitualmente no tenemos conciencia de ello, el cuerpo regula constantemente la temperatura, el ritmo cardíaco y otras funciones autónomas mediante el procedimiento de escuchar sus propios mensajes internos. El menor cambio en cualquier función se registra, aunque sea levemente, en la conciencia del sistema nervioso. Tal como lo demuestran estos ejercicios, se pueden aprovechar voluntariamente esas señales silenciosas. La conciencia es un campo y, al enviar una intención a ese campo, cambias el flujo de información biológica. Esto se registra en la mente consciente como vaga sensación, intuición o sólo como un conocimiento silencioso. La respuesta varía entre distintas personas, pero con la práctica se fortalece la sensibilidad para con la propia conciencia.

En lo que se refiere al envejecimiento, esta sensibilidad es necesaria, pues el nuevo paradigma nos dice que el envejecer se inicia como distorsión en el campo de la conciencia. El suave flujo de información del cuerpo se bloquea a causa de las tensiones, los recuerdos, los traumas pasados y los errores debidos al azar. Aunque esas imperfecciones son sutiles, la conciencia no los pasa por alto; el corazón, el hígado, los riñones y todos los otros órganos saben cuándo funcionan mal. Las perturbaciones producidas en la inteligencia celular acaban por registrarse en la mente como molestia, dolor o simple sensación de malestar. Lo que estamos aprendiendo a hacer aquí es a refinar estas percepciones para que se registren en una etapa más temprana. Cuanto antes se detecte una función alterada, más fácil será corregirla utilizando sólo la conciencia. El envejecimiento declarado es una señal muy tosca de que el cuerpo ha sufrido una pérdida de energía e información en algún punto vital, generalmente en el cerebro, el sistema inmunológico o las glándulas endocrinas.

El cáncer, la diabetes y la senilidad son típicas manifestaciones de una disfunción en una etapa avanzada. Hay raros casos en que los pacientes han utilizado el poder de la conciencia para curarse de trastornos muy graves, pero es mucho más sencillo corregir el problema subyacente en una etapa temprana. La primera etapa de cualquier alteración fisiológica se produce en la conciencia misma; naturalmente, la mejor manera de volver estas alteraciones al equilibrio consiste en utilizar también la atención.

EJERCICIO 3: UN GATILLO PARA LA TRANSFORMACION

Toda intención es un gatillo para la transformación. En cuanto decides que quieres algo, tu sistema nervioso responde para que alcances la meta deseada. Esto vale para las intenciones sencillas, tal como la de levantarse a buscar un vaso de agua, y también para las complejas, tales como ganar una partida de tenis o tocar una sonata de Mozart. En uno u otro caso, la mente consciente no tiene que dirigir todas las señales neuronales y los movimientos musculares para lograr su meta. La intención se inserta en el campo de la conciencia, activando la respuesta adecuada.

Cuando me acuesto a dormir, mi intención de dormir activa una compleja serie de procesos bioquímicos y neurológicos. La ciencia médica no puede imitar esta conexión, controlada en el plano de la inteligencia. Sólo se puede manipular toscamente esa conexión desde el plano molecular (por ejemplo, puedo dormirme tomando un somnífero, pero el tipo de sueño resultante no será natural; habrá alteraciones en la secuencia normal de las etapas del sueño, sobre todo del REM, la etapa en que se sueña).

Cuando tienes una intención, tu cerebro sólo puede suministrar las reacciones que ha aprendido; si juegas bien al tenis o eres buen pianista, tu respuesta adiestrada producirá resultados muy diferentes de los que logren personas menos preparadas que tú. Sin embargo, la más profunda habilidad reside en manejar la intención en sí. La gente que más triunfa en cualquier empresa maneja generalmente sus deseos sin luchar indebidamente con el medio: están en el flujo. Si repasas la sección sobre la adaptabilidad (página 80), encontrarás una buena descripción de cómo resuelven sus problemas las personas de más éxito: permiten que la solución se presente por sí misma, confiando en su propia capacidad de enfrentarse a desafíos difíciles. Al crear un mínimo de ansiedad, conflicto, preocupación y falsas expectativas, promueven un uso muy eficiente de sus energías físicas y mentales. La resultante facilidad del funcionamiento mente-cuerpo está directamente relacionada con el envejecer bien: cuanto más naturalmente existes en el flujo de tu conciencia, menor es el desgaste de tu cuerpo.

Como ocurre con todas las habilidades, las personas presentan enormes variaciones en su uso de la intención. Cuando la profesora Ellen Langer y sus colegas ofrecieron a un grupo de ancianos el desafío de actuar como si tuvieran veinte años menos, los investigadores proporcionaron a sus sujetos un centro de intención común. La clave para revertir la edad de esos hombres fue que sus cuerpos respondieran a datos externos del pasado.

En el ejercicio siguiente se te pide que participes en una especie de viaje interno por el tiempo, utilizando una imagen visual de tu pasado; la finalidad es experimentar la rapidez con que tu cuerpo se adapta a esta intención con sensaciones de renovada juventud.

Siéntate cómodamente o acuéstate con los ojos cerrados. Presta atención un momento a tu respiración, siguiendo con facilidad el subir y bajar de tu pecho, sintiendo el aire que pasa por tus fosas nasales. Siente los brazos, que cobran peso a tus costados. Cuando estés relajado, conjura con la vista de la mente uno de los momentos más maravillosos de tu niñez. Debe ser una vívida escena de gozo, en la que seas, preferiblemente, el centro de alguna actividad.

Por ejemplo, una escena de esas se produjo en mi niñez mientras jugaba al criquet. En los veranos, mi padre nos llevaba a las colinas del norte de la India; recuerdo vívidamente uno de aquellos lugares, llamado Shillong, que anidaba en las frescas montañas verdes. Veo la pradera plana, bordeada por colinas, donde jugábamos. Hubo un caso en que hice una victoriosa carrera, y ese es el momento que me gusta revivir en la memoria. Siento el peso del bate en las manos y el golpe seco contra la pelota. La veo volar a gran altura, contra los tejados verdes y rojos de las cabañas lejanas. Siento el aire fresco y el entusiasmo en el cuerpo al echar a correr. Me late el corazón, mis piernas se esfuerzan con toda su potencia. En mi mente me veo con los brazos muy abiertos, abrazando ese momento victorioso. Participo en él con todas mis fibras, no sólo con el recuerdo, y la intensidad del deseo de estar nuevamente allí, en mi juventud, me hace sentir ligero, expandido, feliz, absorto en una experiencia tan plena que detiene el tiempo. Busca tu propio momento y averigua qué poder tiene para ti. Los detalles son importantes; por ese motivo es más fácil utilizar intensas experiencias físicas. Siente el aire y el sol en la piel; percibe si tienes calor o frío. Observa los colores, las texturas, los rostros. Nombra el sitio de tu escena y a las personas que están allí. Repara en cómo visten y qué hacen. Pero lo más importante es capturar de nuevo la sensación de tu cuerpo cuando te elevas para fundirte con ese momento y convertirte en él. Al recobrar el flujo de un instante mágico, activas en tu cuerpo una transformación. Las señales enviadas por tu cerebro se activan con tanta facilidad ante los recuerdos y las imágenes visuales como ante imágenes y sonidos reales. Cuanto más vívida sea tu participación, más te acercarás a duplicar la química corporal de ese momento juvenil. Los antiguos canales nunca se cierran; sólo permanecen sin usar. Por lo tanto, al cambiar el contacto de tu experiencia interior puedes regresar en el tiempo, utilizando la bioquímica de la memoria como vehículo.

EJERCICIO 4: LAS INTENCIONES Y EL CAMPO

El nuevo paradigma nos dice que nuestra realidad subyacente, el campo, es continua y, por lo tanto, está presente por igual en todos los puntos del espacio-tiempo. Tu conciencia y todas las intenciones que brotan de ella están entretejidas en esa continuidad. Esto significa que, cuando tienes un deseo, en realidad envías un mensaje a todo el campo: tu más leve intención cruza el universo en el plano cuántico. Ya hemos visto que, cuando tienes una intención relacionada con tu cuerpo, esta se cumple automáticamente. Lo mismo debería ocurrir, por ende, con las intenciones que envías fuera de tu cuerpo; el campo tiene el poder organizativo necesario para cumplir automáticamente con cualquier intención.

Todo el mundo conoce casos ocasionales en que un deseo se cumple inesperadamente y algo que uno quería aparece de la nada: una llamada de un viejo amigo, inesperados ingresos de dinero, ofrecimientos de trabajo, relaciones nuevas. Son los momentos en que tu conexión con el campo es clara. Cuando tus deseos no se tornan realidad, tu conciencia ha sufrido algún bloqueo o se ha desconectado de su fuente en el campo. *Si tu conciencia está abierta y clara, lo normal es que todos los deseos se cumplan.* No hace falta un acto especial de la providencia para cumplir un deseo; el campo universal de la existencia ha sido diseñado para operar con ese fin; si no estuviera diseñado de ese modo, no podrías mover los dedos de los pies, parpadear ni llevar a cabo ninguna orden mente-cuerpo. Todas las acciones voluntarias dependen de la invisible transformación de una intención abstracta en un resultado material.

Tu cuerpo es el resultado material de todas las intenciones que has tenido en tu vida. En el último ejercicio recordamos un momento del pasado, utilizando la intención de crear cierta respuesta mente-cuerpo. Si imaginaste tu experiencia con suficiente vividez, las reacciones involuntarias de todo tipo (presión sanguínea, ritmo cardíaco, respiración, temperatura corporal, etcétera) empezarán a conformarse exactamente con lo que sentías en el pasado. Estarás reviviendo no sólo una imagen visual sino toda la respuesta fisiológica que acompañaba a la imagen. Millones de respuestas sagradas semejantes participaron en la creación de la fisiología que experimentas ahora. Pero como no poseías la habilidad de utilizar deliberadamente estas intenciones en tu beneficio, tu cuerpo contiene impresiones acumuladas de traumas y tensiones que contribuyen al proceso de envejecimiento.

En la sección siguiente describiré la forma de retirar esas viejas impresiones, pero aquí es importante aprender la mecánica de la intención que impide el envejecimiento desde un principio. Una intención es una señal enviada por ti al campo; *el resultado que recibas del campo es el más elevado cumplimiento que se puede proporcionar a tu sistema nervioso en particular.* Cuando dos personas desean lo mismo, no siempre obtienen el mismo resultado; esto se debe a que la cualidad de la intención cambia cuando es enviada al campo y vuelve a reflejarse como resultado. Por ejemplo: si tienes un fuerte deseo de ser amado, el amor que deseas y recibirás está muy condicionado por tu experiencia: el amor de San Pablo es totalmente distinto del amor conocido por un niño maltratado. De cualquier modo, cuando un deseo se cumple, el mecanismo tiene ciertas similitudes para todos:

1. Se busca cierto resultado.
2. La intención es específica y definida; la persona está segura de lo que desea.
3. Se presta poca o ninguna atención a los detalles de los procesos fisiológicos involucrados. En verdad, prestar atención a los detalles inhibe el flujo de los impulsos de inteligencia que producen el resultado, retardando o impidiendo el éxito. En otras palabras, la persona adopta una actitud de no interferencia.
4. La persona espera un resultado y confía obtenerlo. Sin embargo, no hay apego ansioso a un resultado (si estás ansioso por dormirte, por ejemplo, eso impide que se cumpla tu deseo). La preocupación, la incertidumbre y la duda son los tres obstáculos primarios que nos impiden hacer un uso eficiente del poder contenido en cada intención. El poder aún existe, pero lo volvemos contra sí mismo. En otras palabras: cuando dudas de que un deseo se cumpla, esencialmente estás enviando una intención autoderrotista, que el campo computa como cancelación de tu primer deseo.
5. Participa una retroalimentación de autorreferencia. En otras palabras: toda intención que se cumple te enseña a cumplir aun mejor la próxima intención. Cuando se presenta el resultado, confirma el poder de la intención en un plano consciente, aumenta la confianza y fortalece el éxito; el efecto se refuerza a sí mismo. Esto transforma la duda en certidumbre. (Las personas cuyos deseos no se cumplen también experimentan la retroalimentación, pero ésta refuerza el fracaso.)
6. Al final del proceso no hay duda de que el resultado se ha obtenido por un proceso definido y consciente, que se extiende más allá del individuo hasta una realidad más grande; para algunos es Dios o la Providencia; para otros, el Ser o el Absoluto. He estado empleando un término más científico, el campo, pero sin excluir ninguno de esos nombres espirituales más tradicionales. En todos los casos, el mundo material es la expresión de una inteligencia inmanifiesta y predominante que responde al deseo humano.

Estos seis pasos exhiben la característica más importante de la inteligencia interior: tiene en sí poder organizativo. Este poder organizativo es el eslabón que vincula la intención con el resultado. Sin él no podría haber causa y efecto. La *sopa cuántica* seguiría siendo un caos, pues sin el poder organizativo no puede haber patrones, orden, leyes naturales, estructuras físicas ni procesos bioquímicos.

Para aprovechar este conocimiento puedes utilizar el siguiente ejercicio con cualquier deseo. No te preocupes si hasta ahora no has tenido mucho éxito en cumplir tus intenciones. El paso más importante para lograr algo es obtener claridad sobre los mecanismos de la intención. Al hacer este ejercicio despejarás un sendero hacia un mayor éxito; sólo debes confiar en que el campo satisfará automáticamente todos los impulsos enviados hacia él. De un modo u otro todos los deseos llegan a su meta; es sólo tu limitada perspectiva en el espacio-tiempo lo que empaña tu percepción de que se está produciendo el resultado.

1. Siéntate tranquilamente y emplea cualquiera de los métodos ya sugeridos para relajar el cuerpo y sentirte interiormente sereno.

2. Fija tu intención en el resultado que deseas. Sé específico. Puedes visualizar el resultado o expresarlo verbalmente para ti mismo.

3. No te pierdas en detalles. No fuerces nada ni trates de concentrarte. Tu intención debería ser tan natural como la de levantar el brazo o beber un sorbo de agua.

4. Espera el resultado y cree en él. Cobra conciencia de que es seguro.

5. Comprende que las dudas, las preocupaciones y el apego no harán sino interferir en el resultado.

6. Deja ir el deseo. No necesitas despachar dos veces una misma carta: sabes que el mensaje ha sido entregado y que tu resultado viene en camino.

7. Permanece abierto a la retroalimentación que viene a ti, ya desde dentro o desde el medio. Comprende que todas y cada una de esas retroalimentaciones ha sido provocada por ti.

Este último paso es de suma importancia. Al estar tan condicionados por la visión materialista del mundo, todos tendemos a buscar resultados materiales. Sin embargo, algunas personas que desean riquezas pueden estar deseando, en realidad, la seguridad que creen garantizada por la riqueza; si esa es la intención dominante en tu conciencia, el campo podría favorecer un resultado que brindara una sensación de seguridad, antes que riquezas materiales. La retroalimentación producida por una intención es capaz de manifestarse de maneras inesperadas, pero siempre se produce algún resultado, por leve que sea.

En cuanto al envejecimiento, casi todos deseamos evitar el deterioro físico y mental; podríamos tener una intención específica, tal como no contraer el mal de Alzheimer o un cáncer, pero estas intenciones podrían no ser efectivas, puesto que son formas disfrazadas de deseos más profundos, tales como no querer sufrir ni morir. Mi sugerencia es tratar de mantenerse en el plano de funcionamiento más juvenil posible. También puedes expresar la intención, tanto en la función física como en la mental, de mejorar todos los días; para reforzar los resultados de esa intención puedes resolver prestar atención a todo lo que puedas hacer mejor día a día. No establezcas ninguna expectativa limitante; tal vez un día sólo notes que lavas la ropa con más ánimo o que aprecias el crepúsculo. La conciencia se abre en mil direcciones y siempre es valioso mantener todos los canales abiertos.

He aquí una forma que podría tomar tu intención:

Hoy mi intención es experimentar
1. Más energía
2. Más vivacidad
3. Más entusiasmo juvenil
4. Más creatividad
5. Una mejoría continuada de mi capacidad física y mental en todos los planos.

Se puede agregar la siguiente intención como deseo más amplio:

Mi intención es que mi inteligencia creativa interior orqueste y guíe espontáneamente mi conducta, mis sentimientos y mi reacción a todas las situaciones de modo tal que las cinco intenciones expresadas se cumplan automáticamente.

Por fin, será útil recordar que puedes confiar en este enfoque porque estás recurriendo a la naturaleza fundamental de tu fisiología, tal como opera constantemente: "Mis claves internas son mi mejor retroalimentación; cuanto más responda a ellas, más amplificaré la fuerza de mi intención para obtener el resultado que deseo".

TERCERA PARTE

Para derrotar a la entropía

EL MATERIAL BÁSICO DEL CUERPO HUMANO es sumamente frágil. Si aíslas a una sola célula y la dejas a la intemperie en un templado día de primavera, se marchitará hasta morir en cuestión de minutos. Dentro de cada célula hay una microscópica hebra de material genético, tu ADN, que es aun menos resistente. Pese a que tus genes son segregados por el núcleo de las células, todos los días los dañan la radiactividad, la luz ultravioleta, las toxinas químicas y la contaminación, las mutaciones del azar, los rayos X y hasta el mismo proceso de la vida. Cuando se metaboliza la comida en las células, se liberan átomos de oxígeno altamente reactivos, llamados radicales libres, y entre los muchos elementos químicos que dañan está el ADN.

El mundo es un sitio peligroso para la vida; si miramos más allá de los peligros localizados de nuestro planeta, hay una fuerza cósmica siempre lista para destruir la vida. Se llama entropía, la tendencia universal del orden a descomponerse en desorden. La entropía surgió a la existencia en el instante mismo de la Gran Explosión: a partir de la creación del universo, el calor, la luz y todas las otras formas de energía se han ido disipando, extendiéndose en el tiempo a medida que el universo se expande. Esta tendencia a diseminarse, a llevar la energía a zonas menos concentradas, es la entropía. La entropía es una flecha de un solo sentido. Cuando un automóvil viejo empieza a oxidarse y a descomponerse, el proceso no se puede revertir automáticamente. Del mismo modo, un cuerpo envejecido no rejuvenece automáticamente.

Cuando la materia y la energía se reúnen en patrones ordenados, la entropía sufre una derrota, pero la física siempre ha sostenido que estas *islas de entropía negativa* son temporales, aun cuando algunas de ellas (planetas, estrellas, galaxias) resistan muchísimo tiempo. Tarde o temprano las estrellas se agotan, los planetas pierden su impulso orbital, las galaxias se disipan. El planeta Tierra es una isla de entropía negativa que se alimenta de la energía prestada por la luz solar; cuando la luz solar ya no exista, sucumbiremos a la entropía, enfriándonos hasta quedar sin vida. La entropía arrastra a todo el cosmos a su fin; entonces toda la energía se distribuirá parejamente en la vastedad del espacio. Esta *muerte del calor* última está a miles de millones de años, pero cada molécula se ve impulsada hacia ella. Algunos de los bloques constitutivos más fundamentales de la materia, tales como el protón, tienen una vida tan larga que tardan eones en decaer, mientras que otras exóticas partículas subatómicas, como el mesón, surgen a la existencia física unas pocas millonésimas de segundo antes de desaparecer nuevamente. La ruptura del orden es inherente a la constitución física del universo; constituye el núcleo del motivo por el que nuestros cuerpos se deterioran y envejecen con el tiempo. Si queremos derrotar al envejecimiento, debemos antes aprender a derrotar la entropía.

Lo opuesto al caos

El cuerpo humano existe en total desafío a la entropía, pues es increíblemente ordenado y capaz de aumentar su orden con una complejidad cada vez mayor. ¿Por qué estamos vivos, pues, para comenzar? ¿Qué fuerza obra contra el caos para afirmar complejidades de orden cada vez más elevadas? La creación del ADN humano, con sus millones y millones de bases químicas exactamente codificadas, dependió de la capacidad de elementos químicos menos complejos (aminoácidos y azúcares) para permanecer intacto millones de años y persistir en la construcción de cadenas moleculares cada vez más complejas. Estas estructuras pudieron derrumbarse en cualquier momento, disolviéndose nuevamente en la sopa cuántica. La fuerza de la entropía no hace excepciones; lo empuja todo hacia la disolución y el caos.

En términos puramente materiales, la física no describe una fuerza que obre contra la entropía. Sin embargo, es obvio que el universo no se ha limitado a expandirse después de la Gran Explosión: ha evolucionado. Los átomos de hidrógeno primordiales que surgieron a la existencia poco después de la Gran Explosión no se contentaron con esa vida simple: aumentaron en complejidad hasta formar los átomos de helio, cuyo orden se mantuvo estable y condujo luego a átomos aun más complejos, hasta llegar a los ultrapesados del uranio y el plutonio. La evolución (o el crecimiento) crea estructuras más complejas a partir de las menos complejas.

Sin embargo, en la teoría de la evolución se abrió un gran agujero ante la insistencia científica de que toda la cadena de evolución, comenzando por las algas y las bacterias más simples, hasta llegar al órgano más complejo de la naturaleza, el cerebro humano, surgió por azar. Si bien puede ser cierto que la supervivencia animal depende de la selección por azar, son obvios los fallos más profundos de esta explicación. Cuando se concibe a un bebé, el huevo fertilizado repite el proceso de división celular que ha producido anteriormente a millones de bebés. El crecimiento de una célula hasta dividirse en dos, esas dos en cuatro, esas cuatro en ocho, y así sucesivamente, es la evolución en acción. En ella no hay nada librado al azar; por lo tanto, ¿por qué decimos que el proceso que creó el nacimiento fue obra del azar? Obviamente hay una fuerza contraria que impulsa la evolución, creando la vida, frenando la amenaza de la entropía.

Esa fuerza contraria es la inteligencia, que en el plano cuántico es mucho más que un fenómeno mental. La inteligencia mantiene en orden el plano de cada célula en su ADN, y muchos científicos creen ahora que lo mismo puede decirse del universo entero. En su libro *The Cosmic Blueprint* (El plan cósmico), el físico británico Paul Davies cita muchos hallazgos teóricos en apoyo de la nueva opinión de que el universo se organiza y reacciona ante sus propios acontecimientos de modo muy parecido al de nuestras células. El cosmos no se limita a expandirse como un globo: crece como una entidad viviente. "El universo se revela bajo una luz nueva, más inspiradora", escribe Davies, "desplegándose de sus comienzos primitivos y progresando paso a paso hacia estados cada vez más elaborados y complejos". Algo que progresa muestra señales de inteligencia, por mucho que la corriente principal de la ciencia se resista a usar el término.

Inteligencia es sinónimo de poder creativo. Este entra en nuestro caos y, a partir de la sopa cuántica, forma bellas simetrías. Infunde vida y aliento en moléculas muertas. Cuando la entropía se impone, la inteligencia debe menguar. Las dos fuerzas están en batalla constante. Como ambas existen desde la Gran Explosión, ¿qué determina el resultado de ese choque? Nace un bebé humano, lo cual es una victoria monumental para la inteligencia, pero el bebé empieza un día a envejecer, lo cual es una victoria de la entropía. No es adecuado equiparar el envejecimiento con la entropía; aquí es necesario hacer una diferenciación sutil, pero necesaria. La creación y la destrucción coexisten. En cada célula, algunas reacciones químicas son creativas (la producción de proteínas nuevas, por ejemplo, a partir de bloques componentes de aminoácidos), mientras que otras son destructivas (como el proceso de digestión, que descompone complejos alimentos en compuestos más simples, o el proceso del metabolismo, que quema azúcares y libera su energía acumulada).

Sin la destrucción, la vida no podría existir. Por lo tanto, el envejecimiento no es simplemente la destrucción del cuerpo. He aquí un punto de suma importancia que pasan por alto quienes equiparan la vida al mero juego de fuerzas materiales al azar. En realidad, la entropía está de parte de la vida; se desempeña como uno de los jugadores en un complejo equilibrio de fuerzas. Sin la inteligencia, el equilibrio se perdería de inmediato.

Por ejemplo: existe un terrible trastorno endocrino llamado progeria, provocado por la deformación de sólo uno de los cien mil genes de un bebé recién nacido. La progeria, enfermedad sumamente rara, lleva a un envejecimiento rápidamente acelerado. En la primera infancia comienzan a aparecer arrugas, calvicie, pérdida de músculos y endurecimiento de arterias. Hacia los doce años, el niño afectado de progeria puede haber sufrido trombosis masivas o será candidato a una derivación aortocoronaria; la muerte se produce muy temprano, por lo general antes de los veinte años de edad.

La progeria es la entropía drástica, horriblemente acelerada, y eso sucede por la alteración de un solo gen, una diminuta mota en el patrón de inteligencia del cuerpo. Al romper el equilibrio que cada célula debe mantener para conservarse viva se desatan las fuerzas del desorden. La misma lección se aplica al envejecimiento normal. Mientras el cuerpo pueda renovarse según su plano de orden, se contrarresta la entropía. Cuando se descompone una vieja célula del estómago o del pie, es reemplazada; cada vez que se metaboliza una partícula de comida, se excretan los desperdicios y llega el alimento nuevo.

Llamamos *no-cambio dinámico* a este equilibrio de creación y destrucción. En otras palabras, el cambio se produce dentro de un marco estable. En lo que concierne a nuestro cuerpo, este estado de no-cambio dinámico es crucial. Romper el equilibrio en cualquier dirección equivale al desastre; la falta de cambio lleva a la muerte; el cambio excesivo, a un salvaje desorden (como cuando una célula cancerosa comienza a dividirse indiscriminadamente, hasta invadir tejidos vitales y provocar su propia destrucción, junto con la del resto del cuerpo).

Toda célula sabe cómo derrotar a la entropía, trayendo la inteligencia al rescate cada vez que el desorden se entromete. El ejemplo más crítico es el que proporciona el mismo ADN. Durante mucho tiempo se pensó que era un elemento químico inerte, que permanecía inalterado en el núcleo de la célula; ahora se sabe que el ADN tiene una notable capacidad de autorreparación. Ante el ataque de los radicales libres y otras influencias perjudiciales, en un filamento del ADN pueden aparecer al menos siete tipos diferentes de error. (Se puede imaginar el ADN como una cinta informática cuya información se torna enrevesada al romperse, torcerse o arrugarse.) Si los genes aceptaran pasivamente ese daño, como cualquier otro elemento químico, la información codificada en la doble espiral se tornaría cada vez más confusa, imposibilitando una vida ordenada. Pero el ADN ha aprendido a repararse solo. Puede percibir exactamente qué tipo de daño se ha producido y, por medio de enzimas especiales, repone en el sitio debido los eslabones adecuados. Este asombroso despliegue de inteligencia ha sido relacionado directamente con el envejecimiento humano. Si se traza un gráfico de la expectativa de vida de diversos animales, comenzando con las gambas y los ratones para continuar con vacas, elefantes y terminar con el hombre, la curva resultante se corresponde casi perfectamente con la capacidad del ADN de cada animal de repararse a sí mismo. La gamba de cola larga, por ejemplo, tiene una vida sumamente corta, casi siempre inferior a un año, mientras que los humanos tienen la vida más larga de todos los mamíferos, con un máximo conocido de entre 115 y 120 años.

A principios de la década de 1970, dos jóvenes gerontólogos, Ron Hart y Richard Setlow, expusieron el ADN de diversos animales a la luz ultravioleta a fin de provocar un tipo de daño específico (ciertas moléculas adyacentes del filamento del ADN se fusionaron de forma antinatural). Luego calcularon qué grado de reparación se producía en el período de una hora. De hecho, las células de la gamba se reparaban con más lentitud que las del ratón, que vive algo más. La rapidez de la reparación aumentaba en las vacas y los elefantes, para culminar con los humanos, que tienen la tasa de reparación genética más rápida de cuantas se conocen. Más adelante, el doctor Edward Schneider, de National Institutes on Aging (Institutos Nacionales sobre el Envejecimiento) verificaron que las células más viejas se reparaban con mucha menos eficiencia que las jóvenes. La conclusión general es que el envejecimiento resulta de la incapacidad del ADN de mantenerse a la par con el daño que sufre constantemente millones de veces al año.

Si es así como cede dentro de nosotros el equilibrio de las fuerzas, ¿por qué permite la naturaleza que esto continúe? Si una célula humana tiene una eficiencia del 99% para la autorreparación, ¿por qué la evolución no completó el déficit restante? Se trata de una pregunta desconcertante, pues para responderla sería preciso conocer el secreto de la vida misma. Lo que podemos decir es que, en el curso de una vida entera, cada una de nuestras células sufre más daño del que puede reparar. El envejecimiento es el resultado de este déficit. Si las células se repararan siempre a la perfección, cada célula sería tan nueva como en el día de nuestro nacimiento y no envejeceríamos jamás. Esto implica que, evitando tantos errores genéticos como sea posible, evitaríamos el resultado de esos errores: el proceso del envejecimiento.

Mirando desde el plano de la inteligencia, tus células quieren ser nuevas a cada instante. Pero las células viejas están sembradas de pasados errores que han tomado la forma física de desechos tóxicos, pigmentos acumulados, moléculas de eslabones cruzados y ADN dañado. Estos trozos de materia rígida ya no fluyen ni cambian como es necesario para la vida. En esta sección veremos el plano viviente del cuerpo, que está hecho de inteligencia, para descubrir cómo permite que se produzcan los errores. No hay ninguna necesidad biológica de que así sea y existen muchas técnicas para corregirlos y evitarlos.

A diferencia de la gamba, la rata, la vaca o el elefante, tú no estas confinado dentro de un índice de reparación genética fija. Según el nuevo paradigma, todo tu cuerpo es un campo de conciencia y la actividad dentro de tus células sufre la influencia directa de tus pensamientos y actos. Estás hablando a tu ADN mediante los mensajes químicos que envía tu cerebro, y estos mensajes afectan directamente a la emisión de información del ADN. Un perdurable legado de la investigación mentecuerpo realizada en los últimos veinte años es que tenemos una noción muy precisa de cómo se produce la información de la inteligencia en fisiología. Ya no dudamos de que volutas invisibles de pensamientos y emociones alteran la bioquímica fundamental de todas las células. Este conocimiento despierta la esperanza de que se pueda abolir el error del envejecimiento en su misma fuente: en las profundidades de la conciencia celular.

ARRUGAS EN EL CAMPO CUANTICO

La transformación de mensajes en moléculas

Para seguir el rastro a la entropía desde el plano visible al cuántico, podemos examinar uno de los síntomas del envejecimiento: las arrugas. Cuando estés de pie ante el espejo, en el cuarto de baño, estudia las diminutas arrugas que se forman con la edad en las comisuras de los ojos o alrededor de la boca. Las líneas de tu cara esbozan viejas y conocidas emociones; el mapa de ansiedad, enojo, frustración, satisfacción, felicidad y alegría se va grabando más profundamente en la piel con cada año transcurrido. "Las arrugas deberían indicar solamente dónde ha habido sonrisas", comentaba Mark Twain; pero aun si cada arruga fuera el rastro de una sonrisa, ¿cómo se forman?

Para un biólogo celular, la causa de las arrugas se encuentra en la estructura celular. Tu piel está compuesta de muchos tipos de tejido: vasos sanguíneos, nervios, folículos pilosos, músculos que erizan el vello y hacen la piel de gallina, células grasas y dos capas de células epiteliales: la dermis y la epidermis; todo eso está rodeado de agua y tejido conjuntivo suelto. Este tejido conjuntivo se compone principalmente de colágeno, una proteína que tiene la utilísima propiedad de ligarse con el agua.

El colágeno proporciona a la piel un acolchado suave y húmedo que, además de darle grosor, le brinda la capacidad de estirarse y plegarse cuando el cuerpo se mueve. El colágeno en sí no está hecho de células, pero son las células cercanas las que lo producen y reparan. Por lo tanto, el estado de este tejido conjuntivo está bajo la supervisión del ADN. Cuando la gente envejece, el colágeno sufre cambios, tornándose más rígido y menos húmedo. Al perder adaptabilidad, ya no vuelve a su sitio cuando se estira o se pliega. Comienza a retener las arrugas, que llegan a ser permanentes.

La teoría de los radicales libres

Son muchas las influencias físicas que pueden acelerar el envejecimiento del colágeno: el fumar, la exposición excesiva a la luz solar, una deficiencia vitamínica, la desnutrición, la deshidratación, una tiroides poco activa y la predisposición genética, para nombrar sólo unos pocos. Sin embargo, no hay una división clara entre estas influencias y los factores psicológicos. Una viuda que llora a su esposo puede consumirse y arrugarse muy pronto. La piel del canceroso sometido a quimioterapia puede envejecer prematuramente, tanto por el efecto colateral de las drogas como por su estado de confusión emocional.

Lo que estas diversas influencias tienen en común es que todas pueden facilitar un tipo específico de error en la estructura molecular del colágeno. Distintas moléculas de colágeno se fijan unas a otras mediante un proceso conocido como "eslabón", reacción química que cierra de modo permanente el caparazón atómico exterior del colágeno. La causa del eslabón radica en la tendencia destructiva de los radicales libres, esos átomos de oxígeno altamente inestables que se ligan indiscriminadamente con muchas moléculas vitales para el cuerpo, incluido el ADN. A mediados de la década de 1950, el doctor Denham Harman, investigador de la Universidad de Nebraska, fue el primero en elaborar la teoría de que los radicales libres son una causa importante y hasta primordial del envejecimiento en el plano celular.

El eslabón es sólo un ejemplo del daño que pueden infligir los radicales libres. También pueden desintegrar moléculas cercanas, desprender trozos de moléculas, confundir la información en diversas partes de las células, aglutinar las membranas celulares, facilitar mutaciones cancerosas y dificultar el funcionamiento de la mitocondria (las fábricas de energía que hay dentro de cada célula). Algunos investigadores especializados en colesterol creen que los radicales libres son los responsables del daño que el colesterol hace al cuerpo. En el ambiente del laboratorio es casi imposible conseguir que las células reciban el colesterol en su forma normal, pero una vez que los radicales libres reaccionan con él oxidándolo (por el mismo proceso que vuelve rancia a la grasa) las células lo absorben muy pronto. Como tiburones que rondan a la célula, los radicales libres atacan a casi cualquier molécula; la extensión del daño que hacen es tan amplia que la teoría del envejecimiento por los radicales libres ha crecido en popularidad con cada década transcurrida. Los radicales libres proporcionan un excelente ejemplo de entropía en funcionamiento, pues los cambios que producen tienden a ser irreversibles y permanentes. La piel arrugada es menos ordenada que la piel sin arrugas y, normalmente, no se repara a sí misma. Del mismo modo, cuando rompes un plato, el daño sufrido por el plato es irreversible. Esto se debe a que la entropía sigue la flecha del tiempo. Una vez que algo ordenado se descompone, la materia y la energía dispersas no volverán a reunirse automáticamente. El futuro sólo ofrece más desorden: los trozos de la vajilla rota acabarán rompiéndose en fragmentos más pequeños; la piel envejecida terminará por marchitarse y morir. Paradójicamente, los radicales libres son necesarios para la vida. Químicamente, los radicales libres del cuerpo son, en general, variaciones inestables del átomo de oxígeno (los ejemplos más comunes son el peróxido de hidrógeno y el oxhidrilo) que varían con respecto a su progenitor estable por tener una carga eléctrica adicional en el caparazón exterior. Esta alteración, aparentemente de menor importancia, hace que los radicales libres quieran ligarse instantáneamente con las moléculas cercanas a fin de compensar la carga extra y volverse estables. Por ende, un radical libre es, en realidad, una parada temporal que lleva de una molécula estable a otra. La vida normal de esas partículas inestables se puede medir en milésimas de segundo. Cada célula emite millones de estas fugaces moléculas al procesar el oxígeno vital mediante la metabolización de la comida.

Si los radicales libres son tan perniciosos ¿por qué los produce el cuerpo? Lejos de ser balas perdidas que corren alrededor de la célula, los radicales libres juegan su parte en el equilibrio general del cuerpo. En algunos casos resultan sumamente beneficiosos; las células blancas del sistema inmunológico los usan para ligarse con las bacterias y los virus a fin de matar a estos invasores. En ese papel, la tendencia de los radicales libres a ligarse con cuanto tengan a la vista nos salva la vida.

Para protegerse del daño, toda célula produce enzimas que degradan, neutralizan y desintoxifican a los radicales libres. Entre estos *depredadores de los radicales libres* se incluyen varios antioxidantes (tales como superoxide dismutase y catalase) que pueden unirse a iones de oxígeno altamente reactivos y tornarlos inocuos antes de que ataquen a una molécula vulnerable. Una vez más, el verdadero tema en cuestión es el equilibrio entre creación y destrucción, no las moléculas ni las reacciones químicas involucradas. En el origen mismo de la vida, con la aparición de una simple bacteria, la Naturaleza ya había imaginado cómo contrarrestar a los radicales libres generando enzimas antioxidantes. Si no se hubiera tomado esta precaución, el oxígeno de nuestra atmósfera bien podría haber aniquilado la posibilidad de vida sobre la Tierra; en cambio, gracias a la inteligencia celular que puja contra la entropía, el oxígeno hizo posible la vida.

Gracias al éxito del libro *Life Extension*, publicado en 1983 por Durk Pearson y Sandy Shaw, millones de personas se han familiarizado con la teoría del envejecimiento por radicales libres. La premisa de su enfoque es que los radicales libres son los enemigos del cuerpo; por lo tanto, se insta a los lectores a medicarse con una amplia variedad de antioxidantes. Sin embargo, el eminente médico investigador japonés Yukie Niwa, leal defensor de la teoría de los radicales libres, ha demostrado en el laboratorio que, si se trata un cultivo de células con antioxidantes, generalmente se logra poco efecto en cuanto a reducir la producción de radicales libres. Menos efectivo aun sería que una persona tragara esos antioxidantes. Muchos serían anulados por los jugos digestivos en la boca, el estómago y los intestinos, mucho antes de llegar a las células que deberían proteger.

Aun así, los prolongadores de la vida tragan todo tipo de antioxidantes bajo la forma de vitaminas, aditivos y drogas de prescripción. Entre las preferidas figuran las vitaminas C y E (dos sustancias que el doctor Niwa halló especialmente ineficaces al aplicarlas a células en tubos de ensayo). Lo irónico es que los prolongadores de la vida tienden a ser personas muy atentas a la salud, de las que antes consideraban que se debían prohibir los aditivos en el pan, las galletitas, los cereales y otros alimentos elaborados. Ahora, para seguir los dictados de la prolongación de la vida, esas mismas personas se encuentran ingiriendo conservadores tales como el BHT y el BHA en cantidades masivas, comparadas con las pocas partes por millón necesarias para impedir que una hogaza de pan se vuelva rancia en el estante del almacén.

Hay drogas más exóticas con propiedades antioxidantes como Hydergine, L-dopa y la bromocriptina, ninguna de las cuales fue desarrollada originariamente con el propósito de demorar el envejecimiento. Cada una de ellas es una droga potente, colmada de efectos colaterales, y puede provocar daños permanentes si se toman en dosis excesivas o demasiado tiempo. La farmacia prolongadora de la vida no se detiene allí. Agreguemos otros suplementos favoritos contra la vejez, como el beta caroteno, todo el complejo de vitamina B, cinc y selenio, y estaremos supuestamente armados con la mejor defensa, científicamente consagrada, contra la autodestrucción del cuerpo por medio de los radicales libres.

Pero ¿por qué creer, para empezar, que el cuerpo es autodestructivo? Creo que toda esa empresa de extensión de la vida pasa por alto lo principal. El daño provocado por los radicales libres no es causal, sino secundario, así como la bala disparada por una pistola no es responsable de haber oprimido el gatillo. En su estado normal, el cuerpo controla sin problemas los radicales libres.

Tu cuerpo no lucha ciegamente para defender su vida contra elementos químicos *malos*; esa idea es demasiado simplista. Si pudieras ver una célula cuando produce su miríada de radicales libres y su miríada de antioxidantes, todo al mismo tiempo, verías que ambos flotan en el mismo ambiente, no como cañones sueltos en cubierta, sino estrechamente vigilados y controlados por la superlativa inteligencia del ADN. Ambos se mantienen en equilibrio y se usan según la necesidad. Si los radicales libres ejercen un atractivo tan grande sobre los científicos, el motivo principal es que son cosas; llenan nuestra necesidad de objetos físicos que se puedan pesar, medir y etiquetar.

No se puede negar que el daño por radicales libres ocurre y se vincula sospechosamente con el envejecimiento, junto con el cáncer y las enfermedades cardíacas, causas principales de la muerte. Sin embargo, no se ha demostrado que las personas de más edad tengan necesariamente niveles más elevados de radicales libres en sus células ni niveles más bajos de antioxidantes. Lo que me gustaría sugerir es que el daño por radicales libres es sólo un tipo de desequilibrio entre los que se pueden producir en el plano de la inteligencia celular, cuando el equilibrio se inclina hacia la entropía. Si la inteligencia del cuerpo está en toda su vigencia, el desorden y el caos no atacan a las células. La premisa básica de la prolongación de la vida, evitar el daño por radicales libres antes de que ocurra, es válida. Sin embargo, para hacerlo debemos aprender a influir directamente sobre la inteligencia celular.

EJERCICIO: TRABAJAR CONTRA LA ENTROPIA

Una de las maneras más simples de evitar la entropía es dar al cuerpo algo que hacer. La física se opone a la entropía con el trabajo, que se define como aplicación ordenada de energía. Sin trabajo la energía se disipa, simplemente. Ya hemos visto que el descuido físico y mental (el "síndrome de desuso") favorece el envejecimiento prematuro. No hay grupo que corra mayor riesgo de depresión, enfermedad y muerte prematura que el de las personas completamente sedentarias; en la actualidad, el valor del ejercicio regular para todas las edades está bien documentado. En otros tiempos, los fisiólogos creían que el ejercicio nos beneficiaba primordialmente en la juventud, cuando los músculos están en su mejor etapa de desarrollo. Sin embargo, las investigaciones realizadas con ancianos han demostrado claramente que, a cualquier edad e incluso entre los centenarios, la persona que hace ejercicio recibirá el mismo incremento en fuerza, resistencia y masa muscular. A propósito: esto vale tanto para hombres como para mujeres; en el pasado, casi toda la investigación del ejercicio se efectuaba con hombres, pero ahora se ha establecido que las mujeres necesitan igualmente mantenerse activas a toda edad.

Una de las ventajas especiales del ejercicio reside en que puede revertir los efectos previos de la entropía. Los investigadores de la Universidad de Tufts, donde el gobierno federal norteamericano patrocina un gran centro para el estudio del envejecimiento humano, han demostrado que los principales síntomas del envejecimiento biológico se pueden mejorar mediante el incremento de la actividad (el efecto se aumenta con un énfasis secundario en el mejoramiento de la dieta alimenticia). Dos científicos de Tufts, William Evans y Brian Rosenberg, han esbozado estos hallazgos en su libro *Biomarkers*. El título hace referencia a los diez marcadores de la edad que ahora se consideran reversibles:

Masa muscular delgada
Fuerza
Tasa de metabolismo basal

Grasa corporal
Capacidad aeróbica
Presión sanguínea
Tolerancia al azúcar sanguíneo
Proporción Colesterol/HDL
Densidad ósea
Regulación de la temperatura corporal.

Estos marcadores empeoran típicamente cuando envejecemos. Hay muchas variaciones entre distintos individuos; sin embargo, antes de que surgieran los hallazgos de Tufts se consideraba que el envejecimiento normal incluía lo siguiente:

1. *Masa muscular.* El norteamericano medio pierde 6,6 libras de músculo por década a partir de la edad adulta joven; la tasa de pérdida aumenta después de los 45 años.
2. *Fuerza.* La gente mayor es menos fuerte porque los haces de músculos y nervios motores (llamados "unidades motrices") se han ido deteriorando. Entre los 30 y los 70 años la persona media pierde el 20% de las unidades motrices de los músculos, con pérdidas similares en todos los grupos musculares grandes y pequeños de todo el cuerpo.
3. *Tasa del metabolismo basal.* La tasa metabólica basal (cuántas calorías necesita el cuerpo para mantenerse) se deteriora un 2% por década a partir de los 20 años.
4. *Grasa corporal.* Entre los 20 y los 65 años, la persona media duplica su proporción de grasa con respecto a la masa muscular. La vida sedentaria y los excesos en el comer pueden elevar esta proporción aun más.
5. *Capacidad aeróbica.* Hacia los 65 años, la capacidad del cuerpo de utilizar eficientemente el oxígeno declina entre un 30% y un 40%.
6. *Presión sanguínea.* La mayoría de los norteamericanos presentan un incremento parejo de la presión sanguínea con la edad.
7. *Tolerancia de azúcar sanguíneo.* La capacidad del cuerpo de utilizar la glucosa de la sangre declina con los años, elevando el riesgo de producir una diabetes tipo II.
8. *Proporción Colesterol/HDL.* El colesterol total tiende a elevarse, tanto en hombres como en mujeres hasta los 50 años

poco más o menos; el colesterol HDL *bueno*, que protege el cuerpo contra las enfermedades del corazón, pierde terreno ante el colesterol LDL *malo*, que incrementa el riesgo de ataque cardíaco.

9. *Densidad ósea.* Los huesos tienden a perder calcio con la edad, tornando al esqueleto más débil, menos denso y más quebradizo. Esta tendencia, si llega demasiado lejos, se convierte en la enfermedad llamada osteoporosis.

10. *Regulación de la temperatura corporal.* La capacidad del cuerpo de mantener una temperatura interna estable de 98,6 F se debilita con la edad, haciendo a los ancianos más vulnerables tanto al calor como al frío.

Cuando el equipo de Tufts descubrió que los diez biomarcadores podían revertirse en la gente mayor, ofrecieron un amplio apoyo a los beneficios del ejercicio. Evans y Rosenberg consideran que los más importantes son los dos primeros (masa muscular y fuerza), porque la tendencia del cuerpo a duplicar su grasa y a perder la mitad de la masa muscular, hacia los 65 o 70 años, crea muchos de los otros problemas del metabolismo. Tradicionalmente, uno de los marcadores clásicos del envejecimiento ha sido el deterioro de las partes magras, expresión médica que designa a todos los tejidos que no son grasa, es decir: huesos, músculos y órganos vitales.

Con cada década de vida, a partir de la juventud adulta, el norteamericano medio pierde 6,6 libras de partes magras. Muchas de las personas que aumentan de peso cada vez más a partir de la edad madura suponen que su problema es un exceso de grasa. Para los investigadores de Tufts, el verdadero problema es una combinación de exceso de grasa con muy poco de partes magras, especialmente músculos. La grasa y el tejido muscular no comparten el mismo metabolismo; comparativamente, la grasa es mucho más inactiva. Sirve como tejido acumulador de energía, mientras que el músculo es tejido consumidor de energía.

Si fueras miembro de una ciudad prehistórica de cazadores y cosechadores, te sería útil tener una gruesa capa de grasa en el cuerpo. Las energías acumuladas proporcionan al cuerpo una reserva de combustible para los tiempos de hambruna, y su capacidad aislante conserva el calor corporal en invierno. Pero al ser biológicamente mucho menos activa, la grasa se adecua mal a la vida moderna; requiere muchas menos calorías para mantenerse que el tejido muscular (esto vale también para los otros componentes de las partes magras, los huesos y los órganos vitales, pero en menor grado). Quien tenga más músculo que grasa tendrá una tasa metabólica más veloz y, por lo tanto, podrá comer más sin aumentar de peso.

Los gerontólogos han descubierto que el músculo tiene mucha responsabilidad en la vitalidad general del cuerpo, más de la que se suponía, incluso entre los médicos. Basándose en su investigación, Evans y Rosenberg sostienen que la masa muscular es crítica, junto con la fuerza; afirman que, al adquirir músculos en años avanzados, los ancianos pueden rejuvenecer notablemente toda su fisiología. Puesto que la proporción de pérdida de partes magras se acelera a partir de los 45 años, el equipo de Tufts se concentra en programas de ejercicios a gran escala para los grupos de edad superior a los 45 años, invirtiendo nuestra programación social, según la cual la actividad física vigorosa corresponde a los jóvenes.

Antes se consideraba que la pérdida de fuerza muscular era inevitable al aumentar la edad. Los grupos de músculos de todo el cuerpo están conectados al sistema nervioso central por medio de nervios motores. Nervios y músculos juntos componen las "unidades motrices"; estudiando cortes transversales de tejido muscular, los fisiólogos determinaron que las unidades motrices se pierden con los años.

El grupo de Tufts probó decisivamente que esta tendencia se puede revertir. Se sometió a doce hombres, cuyas edades variaban entre los 60 y los 72 años, a tres sesiones semanales de levantamiento de pesas, bajo supervisión, durante tres meses. Se les pedía que se entrenaran al 80% de su "máximo de repetición", el mayor peso que pudieran levantar de un intento. Al terminar el experimento, la fuerza de los hombres había aumentado dramáticamente; el tamaño de sus cuádriceps era más del doble y los poplíteos se habían engrosado a más del triple. Al terminar el programa, estos ancianos podían levantar cajas más pesadas que los jóvenes de 25 años que trabajaban en el laboratorio. Igual éxito se obtuvo con un programa de levantamiento de pesas más suave para personas mayores de 95 años.

La clara implicación es que debemos reexaminar nuestra idea de "tomarse las cosas con calma" al envejecer. El mismo régimen de ejercicios que desarrolla los músculos tiene un efecto sagrado y ayuda a poner en línea a los otros biomarcadores. Mejoraron la presión arterial y la tolerancia del azúcar sanguíneo, se revirtió la típica declinación metabólica de la ancianidad y se estabilizó la capacidad del cuerpo de regular su temperatura interna. El buen estado físico también se relaciona íntimamente con el bienestar general; aunque no era ese el objetivo primordial, el equipo de Tufts tuvo la alegría de descubrir que sus sujetos se sentían mucho más jóvenes y de mejor ánimo que en muchos años.

¿Cuánto ejercicio hace falta para alcanzar estos beneficios? En el laboratorio, el tipo de actividad variaba ampliamente según lo que se estudiara: apenas veinte minutos de caminata, tres veces por semana, mejoraba la proporción de colesterol/HDL, pero el ejercicio, para ser más efectivo, debe ser indicado individualmente, tomando en cuenta el peso, la edad y el estado físico. Si miramos hacia atrás en la historia, los beneficios de mantener la actividad física durante toda la vida eran evidentes en los tiempos antiguos. En las sociedades de cazadores y cosechadores, nuestros ancestros humanos se mantenían altos y erguidos. Tenían excelentes huesos y músculos, que conservaban a toda edad (la extendida incidencia de la artritis es una flagrante excepción; la osteoporosis, en cambio, era prácticamente desconocida). Todo el mundo se mantenía en buenas condiciones y físicamente activo hasta el final de la vida. Comparemos esto con la Norteamérica moderna, donde los promotores de la salud divulgan el concepto de "mantenerse en buen estado para toda la vida", mientras que las estadísticas revelan que el 40% de los norteamericanos adultos son completamente sedentarios (el porcentaje es mucho más elevado entre los ancianos) y sólo el 20% se puede considerar activo en un sentido razonable.

El valor del equilibrio

Antes de decidir que la manera de evitar el envejecimiento es trabajar mucho, ten en cuenta que "trabajo", según la física, no es sinónimo de sudor y esfuerzo. Es necesario el trabajo para crear orden y oponerse a la fuerza de la entropía. El ejercicio tiene un efecto cuántico, sin importar lo mucho o lo poco que hagas, pues brinda al cuerpo la posibilidad de restaurar sutiles patrones de funcionamiento. La naturaleza cuántica del ejercicio ha emergido con lentitud a través de pequeñas investigaciones. En los años sesenta, un fisiólogo sueco llamado Bengt Saltin quiso observar los efectos que tenía sobre el cuerpo humano el reposo absoluto en cama. A los pacientes gravemente enfermos siempre se les había indicado recuperarse en cama, pero había algunas dudas de que este consejo fuera prudente. Saltin pidió a cinco jóvenes, cuyo estado variaba entre lo excelente y lo sedentario, que permanecieran tres semanas acostados en la cama las veinticuatro horas del día. Al terminar ese tiempo descubrió, estupefacto, que todos sus sujetos, cualquiera que fuese su estado físico previo, sufrían una disminución en su capacidad aeróbica igual a veinte años de envejecimiento.

Fue un hallazgo asombroso, pero la parte más fascinante es que, cuando se permitió a cada sujeto levantarse de la cama durante cinco minutos al día, se evitó casi toda la pérdida de función. No era necesario moverse ni utilizar los músculos de modo alguno. La simple exposición a una fuerza cuántica (la gravedad) permitía que los cuerpos se mantuvieran normales. En un estudio estadounidense posterior se examinó a unas corredoras para ver si el ejercicio físico intenso evitaba la osteoporosis. Según algunos expertos, la mejor protección contra la enfermedad no es tomar suplementos de calcio ni de estrógeno, sino lograr una buena densidad ósea en los años de la juventud. Como los huesos se fortalecen cuanto más peso deben soportar, la carrera de larga distancia debería aumentar la densidad ósea de las piernas en una proporción considerable. La aplicación al envejecimiento va más allá de la osteoporosis, en la que los huesos se afinan de manera extremada. Sin llegar a contraer esta enfermedad, el envejecimiento afina los huesos a casi todo el mundo; entre los muy ancianos, las fracturas de cadera afectan a una de tres mujeres y a uno de cada seis hombres.

En el Centro de envejecimiento de Tufts se comparó la densidad ósea de un grupo de jóvenes corredoras con las de mujeres que no se ejercitaban regularmente. Aun cuando eran un 20% más delgadas que las no deportistas, las corredoras tenían huesos más fuertes en las piernas. Esto tenía sentido, pues esos huesos estaban sometidos a más trabajo y soportaban más peso, pero los investigadores se llevaron la sorpresa de descubrir que las corredoras también tenían huesos más densos en los antebrazos, a pesar de que éstos no recibían ningún peso adicional. De algún modo, todo el esqueleto compartía el mensaje de depositar más calcio en el tejido óseo, gracias a las señales químicas (probablemente bajo la forma de hormonas) activadas en el plano cuántico. Todo el cuerpo sabía que se hacía ejercicio.

En términos cuánticos, lo que promueve el orden es beneficioso para oponerse a la entropía. Toda la fisiología es una isla de entropía negativa; por lo tanto, debemos dirigir sagradamente nuestros esfuerzos a conservar el orden en todos los aspectos. Como el cuerpo utiliza tanto la creación como la destrucción para mantener en marcha sus procesos vitales, la solución no está en el trabajo constante. Es preciso equilibrar el ejercicio con el descanso, porque durante el ejercicio se produce una extensa destrucción muscular que debe restaurarse en los períodos de descanso. En todos los aspectos de la vida, la clave es el equilibrio, término muy general que se puede descomponer en tres títulos:

MODERACION

REGULARIDAD

DESCANSO $\qquad = \qquad$ EQUILIBRIO

ACTIVIDAD

Moderación significa no llegar a extremos. Regularidad es seguir una rutina consecuente. Descanso es descanso. Actividad es actividad. Estas cuatro cosas parecen sencillas, pero tan sólo la especie humana tiene control consciente sobre ellas, por ser la única especie dotada de conciencia de sí. En los animales inferiores es el instinto el que dicta el ciclo de descanso y actividad, que los humanos pueden ignorar libremente. Si lo ignoramos en la dirección equivocada, lo que hacemos es acelerar la entropía. Esto se ha hecho visible en los peores aspectos de la vida moderna, que paradójicamente mezcla la mayor comodidad con un creciente desorden.

Un llamativo ejemplo de cómo reflejan nuestros cuerpos el desequilibrio de nuestro estilo de vida está en los trastornos cardíacos, principal dolencia de los ancianos de nuestra sociedad, causante de más muertes que todas las otras enfermedades sumadas. En la década de 1920 surgió la cardiología como especialidad floreciente, en respuesta directa a la alarmante epidemia de ataques cardíacos que invadía misteriosamente a nuestra sociedad. La epidemia empeoró sin freno por otros cincuenta años; cuando por fin se abatió, hacia fines de los años sesenta, había pocas coincidencias en lo que había ocurrido. Aún nos preguntamos por qué los norteamericanos, precedidos sólo por los finlandeses, sufren más trombosis coronarias que ningún otro pueblo del mundo.

William Osler, fundador de la Escuela de Medicina Johns Hopkins y el más famoso de los médicos norteamericanos de principios de siglo, hizo notar que, en diez años de práctica en un hospital, no vio ningún caso de angina de pecho, ese típico dolor que indica la presencia de una enfermedad cardíaca. En siete años de trabajo en Johns Hopkins, Osler vio un total de cuatro casos de angina. Hoy en día todos los cardiólogos ven ese número en el curso de una hora. A partir de 1900, la incidencia de los ataques cardíacos en este país se duplica cada dos décadas. El doctor Paul Dudley White, el más eminente cardiólogo de la generación que siguió a la de Osler, creía que la epidemia se debía, principalmente, a dos cambios que se habían producido en Norteamérica durante este siglo: la enorme aceleración en el ritmo de la vida cotidiana y un "enriquecimiento general de la dieta".

"Enriquecimiento" significa, básicamente, más grasa. En los años veinte y los posteriores, alimentos tales como la mantequilla, la crema y el bistec se tornaron accesibles, no sólo para la gente adinerada, sino para todos. El acelerado ritmo de vida se debió al creciente uso del automóvil, que acortó mucho el tiempo en que la gente llegaba a destino y, por lo tanto, dio nuevo ímpetu a "la enfermedad de llevar prisa". Es obvio que estos dos grandes cambios se adecuaban a los deseos de una mejor vida material. El inmigrante irlandés que ponía un bistec en la mesa en vez de coles y patatas, creía estar mejorando la suerte de su familia; remplazar el caballo y la calesa por un Modelo T era un objetivo compartido por todos.

Nuestro creciente consumo de carnes rojas y otros alimentos altos en grasas saturadas, como la leche, el queso, el helado y los huevos, ha sido especialmente desequilibrado. Si se hiciera un gráfico de la incidencia de los ataques cardíacos, la arteriosclerosis, el cáncer de mama y el de colon en los países del mundo, se vería que ciertas naciones tienden a caer al fondo en casi todas las enfermedades (Japón, Taiwan, Tailandia, El Salvador, Sri Lanka), mientras que otras se elevan a la cima (Estados Unidos, Canadá, Australia, Alemania). Si ahora se hace un gráfico de los países del mundo según el consumo de leche, carnes rojas, huevos y queso, se produce la misma distribución. Las naciones con baja proporción de muertes resultan ser aquellas donde hay escaso consumo de comidas ricas en grasa, mientras que las sociedades de dietas más ricas tienen tasas catastróficas de ataques cardíacos, endurecimiento de arterias y cáncer.

Alcanzar un buen estado cardiovascular también se hizo mucho más difícil en nuestra ociosa sociedad, donde placeres tales como la radio, la televisión y las películas son más tentadoras que el ejercicio, al menos superficialmente. Para empezar, el ejercicio es artificial. Hasta el siglo XX la gente mantenía una actividad intensa, quisiera o no. Antes de que Norteamérica se convirtiera en una sociedad mecanizada, el concepto del ejercicio por el ejercicio mismo era casi desconocido, pues la vida cotidiana contenía una enorme cantidad de actividad física. Habría sido risible aconsejar a la esposa de un agricultor que hiciera aerobic. Hasta el año 1900, el trabajo humano representaba el 80% del total de calorías gastadas en labrar la tierra, aunque los tractores y las cosechadoras ya estaban ampliamente en uso. Hoy en día, mecanizada ya casi toda la agricultura, el trabajo humano representa apenas el 1% del total de calorías gastadas. Para reanudar la actividad normal que el cuerpo necesita, todos debemos oponernos conscientemente a la tendencia que lleva hacia un aumento de la ociosidad física.

Igualmente sobresalen otros cambios, más intangibles. Antes de 1920, la mitad de los norteamericanos vivían en ciudades pequeñas, sobre todo en granjas; a partir de esa fecha, la mayoría pasó a vivir en ciudades. (La migración a zonas urbanas continúa, aunque hay ciertas señales de reacción con la mudanza de familias de clase media y alta a las zonas rurales. Sin embargo, no van a labrar la tierra, sino que buscan un aire más puro y menos ruido que en la ciudad.) La vida ya no se acompasa por la salida y la puesta del sol. Nos levantamos y nos acostamos cuando queremos; trabajamos en oficinas, sin contacto con el aire libre. Si así lo deseamos, podemos trabajar durante toda la noche. Más importante aun: no trabajamos para nosotros mismos, pues con frecuencia estamos atados a objetivos ajenos. Las grandes empresas fijan horarios y fechas, asignan tareas y descripciones y conservan efectivamente las decisiones en las manos de unos pocos privilegiados.

El hecho de que la vida moderna tienda a ser tan desequilibrada, en desafío a las necesidades innatas del cuerpo, no pasa desapercibido para la fisiología. Tu cuerpo envía señales inconfundibles cada vez que no se satisfacen sus necesidades. El estómago dice que está demasiado lleno; los músculos tiemblan cuando se les exige más de su fuerza. Quienes prestan atención a los instintos del cuerpo, quienes tratan de fluir con la actividad diaria en vez de empujar y correr, tienen más posibilidades de establecer un ritmo natural, pese a los pocos requisitos físicos de la vida moderna.

El beneficio general del estilo de vida equilibrado emergió en 1965, en California del Sur, cuando un equipo de investigación encabezado por Nadia Belloc y Lester Breslow, ahora decano de Salud Pública en la Universidad de Los Angeles, decidió seguir los patrones de envejecimiento de quienes residían en el condado de Alameda. Se repartió entre casi 7.000 sujetos un cuestionario de veintitrés páginas donde se les pedían muchos detalles sobre su estado de salud y su estilo de vida.

Pasados cinco años y medio, 371 de esos sujetos habían muerto. Al analizar las respuestas originales a estos cuestionarios, los investigadores descubrieron que la característica más importante de los sobrevivientes no eran sus ingresos monetarios, su estado físico ni su herencia genética, sino unos hábitos sumamente simples:

1. Dormir de siete a ocho horas por noche.
2. Desayunar casi todos los días.
3. No comer entre comidas.
4. Peso normal, es decir, hasta un 5% de menos y hasta un 10% de exceso en las mujeres y un 20% en los hombres.
5. Actividad física regular, es decir: participar con frecuencia en deportes activos, largas caminatas, jardinería u otros ejercicios.
6. Moderación en el beber, es decir, no tomar más de dos copas de bebida alcohólica al día.
7. No fumar nunca cigarrillos.

Se trata de una lista muy breve de hábitos equilibrados, del tipo que los niños aprenden en el regazo de su madre, pero condujeron a conclusiones dramáticas. Analizando las estadísticas, Belloc descubrió que un hombre de 45 años, que observara entre ninguno y tres hábitos saludables, tenía expectativas de vivir como media 21,6 años más; quien respetara seis o siete de estos buenos hábitos podía vivir 33 años más. En otras palabras, algo tan simple como tomar un desayuno de cualquier tipo y dormir lo suficiente agregaban más de once años a la vida de una persona (por comparación, el hecho de que ambos padres y los cuatro abuelos hayan llegado a los 80 años sólo aumenta en tres años la expectativa de vida).

Los resultados acumulativos no eran tan dramáticos en el caso de las mujeres, pero se observaba el mismo patrón en todas las edades. Una mujer de 45 años que respetara al menos seis hábitos buenos tenía expectativas de vivir 7,2 años más que quien siguiera menos de cuatro; esto aumentaba a 7,8 hacia la edad de 55 años. Por impresionantes que sean estas cifras, lo son mucho más cuando miramos más allá de la supervivencia hacia la salud general. Una persona de edad madura avanzada (entre 55 y 64 años) que practicara las siete buenas costumbres, era tan saludable como los jóvenes adultos de entre 25 y 34 años que sólo respetaban una o dos.

La tendencia se mantenía también en los grupos de más edad. Si alguien practicaba las siete buenas costumbres, a los 75 años su salud era comparable a la de una persona de 30 o 40 que descuidara los buenos hábitos. Lo que parece dar resultado es la pura regularidad: el tipo de dieta o actividad física practicada no fue tomada en consideración. (Por comparación, otros estudios similares efectuados en la población de California del Sur han demostrado que las personas de más de 65 años que toman grandes dosis de vitaminas y se atienen a estrictas dietas de alimentos saludables no obtienen ventajas significativas en la expectativa de vida.)

Los investigadores de la Universidad de Los Angeles (UCLA) notaron también que los sujetos de más edad, en general, seguían un estilo de vida más sano, lo cual señalaba que quienes no lo hacían habían muerto a edad más temprana. Esto coincide con el cálculo del Cirujano General en cuanto a que dos tercios de las enfermedades padecidas en la ancianidad son evitables. Encabezaban la lista de aquellos que murieron en los primeros años del estudio, la vida sedentaria y el hábito de fumar.

En general, el estudio demostró que aquellas personas con buenas costumbres a lo largo de su vida tenían expectativas de disfrutar una ventaja de treinta años en cuanto a salud por encima de las que tenían malos hábitos. Casi tres décadas después de ese estudio, nadie ha puesto en tela de juicio su principal conclusión: un estilo de vida equilibrado es uno de los pasos más importantes para retardar el proceso de envejecimiento. Ahora debemos ahondar en los mecanismos más profundos del equilibrio para ver si ese efecto benéfico se puede mejorar. El cuerpo humano florece con el orden, pero la responsabilidad última de crear orden a partir del desorden reside en cada célula. El secreto de mantener a raya la destrucción es revelado sólo en el plano invisible donde la inteligencia está constantemente preservando el equilibrio de la vida.

EL FLUJO DE LA INTELIGENCIA

Preservando el equilibrio de la vida

Por sí solas, las moléculas del cuerpo no tienen inteligencia. El oxígeno o el hidrógeno no son más *sagaces* sólo porque los procese una célula humana. Las mismas moléculas de azúcar que permanecen inertes en un cubo de azúcar se encuentran, con pequeñas variaciones, dentro del ADN, pero en nosotros el azúcar cobra vida. El combustible básico del cuerpo es la glucosa o azúcar sanguíneo, único alimento del cerebro. Si quemamos un cubo de azúcar en una llama de gas, obtenemos un destello de luz y calor y un grasiento trozo de carbón, pero el mismo azúcar, quemado en el cerebro, produce todos los pensamientos y las emociones que tenemos. La Capilla Sixtina, el *Paraíso perdido* y la Novena Sinfonía de Beethoven son otros tantos logros del azúcar quemado; lo mismo puede decirse de este libro y de tu capacidad de leerlo.

Comenzando por el ADN, el ARN y las enzimas que ellos producen, nuestras células forman equipo con moléculas que reaccionan con orden exacto; pero este hecho induce a confusiones: quien toma las verdaderas decisiones es la inteligencia del cuerpo, que es invisible. Actúa como el coreógrafo, que inventa cada paso de la danza, pero prefiere no aparecer en el escenario. Como todas las células del cuerpo están hechas de moléculas que hallaron su sitio porque el ADN las orientó hacia allí, se podría decir que la fisiología no es sino inteligencia en acción, y que todos los procesos en marcha dentro de cada célula son, esencialmente, la inteligencia hablando consigo misma.

Un experto en poligrafía, llamado Cleve Backster, ha realizado cientos de experimentos asombrosos que prueban esta teoría. La base del polígrafo o detector de mentiras es medir los pequeños cambios de la respuesta galvánica de la piel (su capacidad de conducir la electricidad), lo cual permite medir indirectamente si el cuerpo de una persona está tenso (asociado con la mentira) o relajado (asociado con el decir la verdad).

Sin embargo, las mismas diferencias de cargas eléctricas se producen ante una amenaza o una excitación. El polígrafo dará un salto si el sujeto mira una imagen erótica o revive un trauma pasado. Lo asombroso es que Backster descubrió que hasta las células retiradas del cuerpo y puestas en otra habitación reaccionan a estos estímulos cuando lo hace el sujeto. Si se raspan unas pocas células del interior de la boca y se las conecta al polígrafo en un cuarto mientras el sujeto permanece sentado en otro, las descargas eléctricas se mantendrán planas y estables cuando el sujeto esté tranquilo, y se alterarán violentamente cuando mire una ilustración erótica; en el momento en que él deja de mirar, su polígrafo vuelve a calmarse y también el polígrafo de sus células de la otra habitación.

La distancia no parece afectar a este misterioso resultado. En un experimento, Backster pidió a un marino, veterano de la Segunda Guerra Mundial, que viera películas de batallas en el Pacífico. En cuanto el hombre vio la filmación de un avión de combate que caía en llamas, su polígrafo exhibió una fuerte respuesta galvánica. En el mismo instante, visto por un equipo de vídeo simultáneo, se produjo una súbita actividad en un polígrafo conectado a células de su boca a diez kilómetros de distancia. Este hombre había visto caer en combate a aviones derribados por la artillería enemiga. Su recuerdo del peligro se activaba y todas las células de su cuerpo lo sabían.

La inteligencia, por ser abstracta e invisible, debe reaccionar para hacerse conocer. Tu cerebro hace conocer su inteligencia produciendo palabras y conceptos; tu cuerpo hace conocer su inteligencia produciendo moléculas capaces de llevar mensajes. Es fascinante observar cómo se funden mutuamente estos dos tipos de inteligencia. Toda la operación se produce en el plano cuántico, donde se difumina la línea divisoria entre lo abstracto y lo concreto. En la fuente de inteligencia existe muy poca diferencia entre pensamientos y moléculas, como lo demostrará un simple ejemplo.

El cuerpo como información

Si muerdes un limón, el jugo hace inmediatamente que la boca se te llene de agua, pues las glándulas salivales que tienes bajo la lengua comienzan a segregar dos enzimas digestivas llamadas amilasa salival y maltasa. Estas enzimas comienzan a digerir el azúcar que se encuentra en el zumo de limón, antes de pasarlo a los jugos gástricos del estómago, más complejos. No hay mucho misterio: la presencia de comida en la boca activa inmediatamente la digestión.

Pero ¿qué ocurre si te limitas a visualizar un limón o a repetir tres veces para tus adentros la palabra "limón"? Tu boca también se llena de agua y se producen las mismas enzimas salivales, aunque no hay nada que digerir. El mensaje enviado por el cerebro es más importante que la presencia real de comida. Palabras e imágenes operan también como moléculas *reales* para activar el constante proceso de la vida.

Podemos representar el proceso como un círculo que se renueva constantemente:

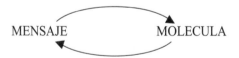

MENSAJE   MOLECULA

Un mensaje no es una cosa, pero tu cuerpo lo convierte en una cosa. Así es como opera la naturaleza tras la ilusión de realidad física. Nuestro prejuicio materialista nos obliga a seguir considerando a las moléculas como fuente de vida (sin tener en cuenta el obvio hecho de que un cuerpo que acaba de morir contiene exactamente las mismas moléculas que antes de morir, incluyendo todo un complemento de ADN). Damos por sentado que el zumo de limón es lo real, mientras que la palabra "limón" es algo falso. Después de todo, la saliva no digiere palabras. Pero en realidad estamos digiriendo mensajes en todo momento. Las moléculas del zumo de limón activan la salivación al introducirse en los receptores de las papilas gustativas, que envían un mensaje al cerebro, activando mensajes de respuesta a las glándulas salivales.

No hay en la naturaleza nada tan milagroso como esta transformación. Por comparación, el convertir el plomo en oro es algo trivial, pues plomo y oro son sólo pequeños reordenamientos de unos cuantos protones, neutrones y electrones. Si oyes las palabras "te amo" y tu corazón comienza a palpitar, se ha producido una metamorfosis mucho más asombrosa. Una emoción en la mente de otra persona se ha transformado en moléculas de adrenalina que corren por tu torrente sanguíneo. Estas, a su vez, activan a receptores situados en el exterior de tus células cardíacas, las cuales, por su parte, indican a cada célula que la respuesta apropiada al amor es contraerse más deprisa que de costumbre. Lo más importante es que tu cuerpo se siente transformado: al saber que se te ama experimentas una sensación de levedad y júbilo; el mundo parece más vívido y los problemas cotidianos parecen desaparecer.

¿Por qué son apropiadas estas respuestas? ¿Cómo ha aprendido el cuerpo que la palabra "amor" es el resorte que despierta una alegría palpitante en el corazón, y no las palabras "clamor" o "calor"? Este misterio desafía los más complejos conocimientos de la biología, la medicina, la psicología, la química y la física, pero es de importancia vital. El corazón se mantiene físicamente intacto gracias a un torrente de mensajes de los genes; estos, a su vez, están formados por mensajes subatómicos que van y vienen en la danza cuántica.

En relación, el lenguaje que utilizamos para referirnos a nosotros mismos es de tremenda importancia. Los psicólogos infantiles han descubierto que los niños pequeños sufren una influencia mucho más profunda de las afirmaciones atributivas de sus padres (por ejemplo: "Eres un niño malo", "Eres un mentiroso", "No eres tan inteligente como tu hermana"), que de las prescriptivas (por ejemplo: "Lávate siempre las manos antes de comer", "No te lleves los juguetes a la boca", "No llegues tarde a la escuela"). En otras palabras: decir a un niño *lo que es* causa en él una impresión mucho más profunda que decirle *qué hacer*. El sistema mente-cuerpo se organiza en torno de esas experiencias verbales; las heridas causadas por palabras pueden crear efectos mucho más permanentes que el trauma físico, pues literalmente nos creamos a partir de palabras.

Esto tiene especial importancia cuando analizamos esas dos potentes palabras: "joven" y "viejo". Hay una enorme diferencia entre decir: "Estoy demasiado cansado para hacer eso" y decir: "Soy demasiado viejo para hacer eso." La primera afirmación transmite un mensaje subliminal de que las cosas mejorarán; si estás demasiado cansado ahora, tu energía volverá y más tarde no estarás cansado. Ser demasiado viejo suena mucho más definitivo, porque en nuestra cultura lo viejo está definido por el paso del tiempo lineal; las cosas viejas no vuelven a ser jóvenes.

Las palabras tienen el poder de programar la conciencia; por lo tanto, es importante evitar la aceptación pasiva de las connotaciones negativas que encierra la palabra "viejo". Como muchos esperan acumular más problemas y pesares en la ancianidad, glorifican la juventud, no por su carácter especial, sino porque "estuvo antes de que comenzaran todos los problemas". En *Age Wave* (La ola de la edad), un penetrante libro sobre el envejecimiento en Norteamérica, Ken Dychtwald cita una tarjeta de cumpleaños que dice:

(ANVERSO) No te sientas viejo. Tenemos un amigo de tu edad...
(REVERSO)...y en sus días buenos todavía puede comer solo.

Este tipo de humor negro provoca risas porque pone al descubierto sólo un poquito de la aflicción que podría ser abrumadora si la enfrentáramos en su totalidad. Pero el chiste, sea divertido o morboso, encierra una queja que otra tarjeta de cumpleaños expresa con desnudez: "Acabas de cumplir los treinta años. Por el resto de tu vida no volverás a divertirte". Lo que este mensaje dice directamente es que el envejecer despierta un profundo resentimiento; lo que deja sin decir es que no podemos hacer nada por evitarlo. El triste hecho es que nuestra sociedad, al carecer de buenos modelos de ancianidad, ha cargado la palabra misma con capas de prejuicio.

Dychtwald detalla las implicaciones de considerar lo viejo y lo joven como polos opuestos:

- Si lo joven es bueno, lo viejo debe de ser malo.
- Si los jóvenes lo tienen todo, los viejos deben de estar perdiéndolo.
- Si lo joven es creativo y dinámico, lo viejo debe de ser tonto y serio.
- Si lo joven es hermoso, lo viejo debe de ser feo.
- Si ser joven es excitante, ser viejo debe de ser aburrido.
- Si los jóvenes están llenos de pasión, los viejos deben de ser indiferentes.
- Si los niños son nuestro mañana, los viejos deben de ser nuestro ayer.

La típica manera norteamericana de manejar esta polaridad es fijarse en ser jóvenes para siempre. Las páginas de las revistas y las pantallas de televisión están llenas de cuerpos jóvenes y hermosos. A juzgar por la publicidad masiva, Norteamérica es un paraíso habitado por menores de 30 años, de piel perpetuamente bronceada, músculos esbeltos y sonrisas de éxtasis. Pero la imagen de Norteamérica como el país de la eterna juventud está en grave desacuerdo con la realidad: en julio de 1983 había en esta nación más personas mayores de 65 años que adolescentes; eso significa que, oficialmente, dejamos de ser jóvenes hace una década.

Es difícil reconciliar este hecho con un sistema de valores en que las palabras "joven" y "viejo" están polarizadas, y el polo positivo es la juventud. Elevar la juventud como ideal de vida es un lado de la moneda; el otro es la negativa de que la ancianidad existe. En televisión, sólo el 3% de los personajes tienen más de 65 años, contra el 16 de la población en general. Rara vez se usa a ancianos como modelos de publicidad. En sociedad se considera de mala educación preguntar su edad a alguien; entre quienes responden, muchos sustraerán unos cuantos años (a diferencia de lo que ocurre en China y en otros países donde se valora la ancianidad; allí la gente tiende a agregarse unos cuantos años).

Dychtwald señala que, aunque ahora los mayores de 65 años entran en la madurez más saludables que nunca, "la imagen de los jóvenes como gente vigorosa, potente y atractiva aún tiene su sombra en una imagen de los mayores como incompetentes, inflexibles, atados al pasado, asexuados, no creativos, pobres, enfermos y lentos". Para quien acepte que estos términos degradantes tienen aplicación a la ancianidad, su poder atributivo es tan fuerte como los de la niñez que nos hacen sentir culpables, avergonzados e indignos durante varios años posteriores. Las palabras son más que símbolos; son los activadores de la información biológica. Si estudiamos esto con atención, la palabra "joven" es el código de muchas cosas que, en realidad, no tienen nada que ver con la juventud. Los porcentajes más elevados de crímenes, abuso de drogas, alcoholismo, suicidio, esquizofrenia y disturbios sociales se presentan entre los jóvenes. Sin embargo, la juventud es un ideal simbólico al que casi todo el mundo responde positivamente.

Si lo deseáramos, podríamos transferir el mismo valor positivo a la ancianidad. Un versículo del Antiguo Testamento que se remonta a los tiempos del reinado de Salomón declara:

La alegría del corazón es la vida para un hombre,
el gozo es lo que le da longitud de días.

La creencia de que la vida larga representa el máximo gozo se repite en otras culturas, sobre todo en aquellas que estiman la edad avanzada y donde cada año cumplido añade más valor. Hokusai, el gran artista
japonés, comenzó su vida como niño prodigio (a los seis años sabía di-
bujar notablemente), pero nos dice que no estuvo satisfecho con su habilidad sino después de cumplir los 70. Mirando hacia adelante, predijo
que "a los 80 tendré talento considerable, a los 100 seré sublime y a los
110 dotaré de vida a una simple línea, a un simple punto". Hokusai no
llegó a los 110 años, pues murió en 1849, cuando iba a cumplir los 90,
pero a pesar de su ancianidad, creía que lo mejor estaba por venir.

En nuestra sociedad, la palabra "viejo" implica un creciente desorden y fragilidad, pero en verdad el desorden, por ser el resultado del
desequilibrio, se puede presentar a cualquier edad: un septuagenario que
acostumbra a correr un tiempo determinado todos los días puede tener
un sistema inmunológico superior al de un hombre de 45 años que lleva
una vida sedentaria. Pese a nuestros temores de que el cerebro envejecido pueda ser presa de la senilidad, la vasta mayoría de los ancianos
retienen intactas sus facultades y muchas habilidades creativas maduran
hacia el final de la vida. En 1992, un maravilloso pianista de 99 años,
Mieczyslaw Horszowski, anunció que festejaría su centésimo
cumpleaños con un concierto en Carnegie Hall, siguiendo una larga
tradición de músicos magistrales que siguieron tocando después de
cumplir los 80 y los 90 años, incluidos Toscanini, Horowitz, Rubinstein
y Serkin. Aunque identificamos el genio creativo con los niños prodi-
gios, como Mozart, los investigadores de la creatividad señalan que las
carreras más largas suelen ser las que se inician tarde.

Si miramos más allá de la falsa dualidad de "viejo" y "joven", lo
que encontramos es una realidad diferente: el cuerpo es una red de mensajes que se reciben y se transmiten constantemente. Algunos de estos
mensajes nos nutren y nos sustentan, mientras que otros conducen al
desorden y a la descomposición. Las experiencias que nutren la vida van
mucho más allá de la biología celular. La ternura de la madre que observa a su bebé dando los primeros pasos alimenta el cuerpo del niño (basta
presenciar cómo languidece un bebé cuando se retira el amor maternal,
aunque sea por un día). Para el niño en crecimiento, el sensible aliento de
un maestro es tan importante como un almuerzo caliente. ¿Qué yergue
más la espalda, la leche vitaminizada o la autoestima?

Una vez que llegamos a la edad adulta, ganar el sincero respeto de nuestros compañeros de trabajo aleja las enfermedades del corazón con tanta efectividad (y con mucha más naturalidad) que contar miligramos de colesterol. El respeto hace que el corazón se sienta confiado y seguro de sí, dos ingredientes que deben existir en todo cuerpo sano. Las decisiones que tomamos en función de nuestra felicidad y satisfacción son, por lo tanto, exactamente las que determinan cómo envejeceremos.

La medicina ha comprendido que la nutrición tiene un inmenso valor psicológico. Si se toca y se acaricia a los recién nacidos, aumenta el nivel de la hormona del crecimiento y engrosa la mielina, capa protectora de los nervios motores. El amoroso impulso materno de mimar al bebé se traduce directamente en reacciones bioquímicas sustentadoras de la vida. Los bebés privados de atenciones cariñosas pueden resultar emocionalmente deformados o disfuncionales. Ciertos experimentos hechos con monos rhesus consistieron en apartar a los recién nacidos de sus madres y darles la posibilidad de elegir entre dos sustitutos artificiales: un frío modelo de malla de alambre con un biberón sobresaliendo de la parte media, o un modelo de paño, acolchado y cálido, que no tenía ningún biberón y no ofrecía leche. En todos los casos, las crías de mono prefirieron aferrarse a la *madre* suave y cálida, aunque no les proporcionara comida. El instinto de buscar alimento emocional resultó más poderoso que el de buscar alimento físico.

La música del cuerpo

¿Cómo se puede llevar una vida nutritiva? Esta es una pregunta amplia y amedrentadora, dadas las duras condiciones de nuestro ambiente. No hay dos personas que lleven vidas idénticas o que contengan la misma información dentro de su sistema mente-cuerpo. Aun así hay algunas reglas básicas que gobiernan la inteligencia interior de todos:

1. La inteligencia está hecha para fluir.
2. Todo impulso de inteligencia tiene una correlación física.
3. El cuerpo se mantiene en equilibrio mediante ritmos y ciclos complejos; estos biorritmos son nuestra vinculación con los mayores ritmos de la Naturaleza.
4. Cuando el cuerpo está en equilibrio emite señales de comodi-

dad; cuando está fuera de equilibrio emite señales de incomodidad. La comodidad indica que una persona está en relación armoniosa con su medio; la incomodidad indica que ha surgido algún tipo de disonancia.

5. Vivir en armonía con los ritmos del cuerpo derrota a la entropía permitiendo un flujo sin fricciones de la información biológica. Vivir en oposición a los ritmos del cuerpo produce un aumento de la entropía que lleva al desorden.

Si mi intención es vivir en armonía con mi ambiente, la mejor indicación de éxito es la sensación de comodidad de mi cuerpo. Pasamos en la vida por tantas experiencias que resulta difícil tener noción de la verdadera base de la comodidad; en cada momento de la existencia se funden muchos factores físicos y psicológicos. Pero la Naturaleza nos ha programado biológicamente con ritmos y ciclos que presentan una notable similitud en la mayoría de las personas. Cierta ciencia nueva, llamada cronobiología (la biología del tiempo) ha estudiado los efectos de estos ciclos en la vida cotidiana. La cronobiología, fundada y así llamada por el doctor Franz Halberg, profesor de medicina en la Universidad de Minnesota, asegura que el cuerpo tiene una música interna que podemos (y deberíamos) sintonizar.

A fin de que pases la vista de mi última palabra a esta, por ejemplo, es preciso que diez o doce actividades se entretejan con total precisión. Cada célula retinal, cada neurona cerebral, pulsa cientos de veces por segundo con cargas eléctricas, creadas por el bombeo de iones de potasio y sodio a través de la membrana celular; las sinapsis (o espacios vacíos) entre las diferentes neuronas disparan descargas de neurotransmisores para enviar señales por el nervio óptico y a través del córtex visual; los diminutos músculos que mueven el ojo se estremecen constantemente, como un motor en punto muerto, palpitando con descargas químicas; toda esta pulsación celular, a su vez, depende de vibraciones increíblemente rápidas de *relojes* atómicos en el plano cuántico.

Los biorritmos tienen muchas implicaciones médicas: la temperatura corporal de cada uno tiene un ciclo diario; en cuanto a las hormonas, se mueven en ciclos complejamente entretejidos, cuyos ritmos diarios forman trama con ciclos mensuales y estacionales. (La hormona del crecimiento, por ejemplo, cambia diariamente, mientras que el ciclo menstrual de la mujer refleja ritmos hormonales mensuales.) La artritis reumatoidea duele más por la mañana, cuando los agentes inflamatorios naturales del cuerpo parecen estar bajos; este es el mejor momento para tomar aspirina u otras drogas calmantes. La presión sanguínea y la adrenalina llegan a su máximo por la mañana; eso puede explicar por qué se producen tantas trombosis cardíacas o cerebrales a las nueve. En los asmáticos, los tubos bronquiales están más constreñidos por la noche que por la mañana. Al estudiar los ciclos individuales de los pacientes podemos prevenir enfermedades. Algunos bebés pueden presentar ciclos de presión sanguínea que anuncien una hipertensión en la edad adulta, por ejemplo, y las fluctuaciones de calor en la mama pueden predecir tumores.

El doctor Halberg ha hecho fascinantes hallazgos sobre el modo en que se puede alterar el resultado de una operación quirúrgica o de la quimioterapia según el momento en que se lleven a cabo. Por ejemplo: las mujeres operadas de cáncer de mama durante el período menstrual o en la semana previa tienen cuatro veces más posibilidades de sufrir una reproducción de la enfermedad y de morir en un período de diez años, comparadas con mujeres sometidas a cirugía entre los días séptimo y vigésimo del ciclo menstrual (este descubrimiento concuerda con un estudio preliminar del Centro Médico Albany de Nueva York). El motivo puede ser que las hormonas liberadas alrededor del período menstrual anulan el sistema inmunológico. Al promediar el ciclo, en cambio, las células inmunológicas depredadoras pueden estar presentes en gran número y destruir a cualquier célula maligna que el cirujano pase por alto.

Sincronizar la quimioterapia ajustándose a los biorritmos del cuerpo también ha ayudado a pacientes de cáncer de vejiga, colo-rectal, pancreático o de ovarios, según investigadores de la Universidad de Texas, en Houston. Puesto que las células cancerígenas tienen modelos de actividad diferentes de las células normales, es mejor suministrar drogas cuando las células cancerígenas están activas, y las normales, inactivas; por ende, se pueden dar dosis menores y reducir la toxicidad.

Después de extensas pruebas de muchas funciones críticas en diversos momentos del día, los cronobiólogos han elaborado un horario para la eficiencia óptima.

| Mañana | La atención aumenta notablemente.
La memoria de corto plazo está en su
    punto máximo.
Disminuye la sensibilidad
    a los alergenos.
Las hormonas sexuales llegan al máximo. |

Mediodía	Máximo de la temperatura corporal, atención aumentada.
	El humor está en su mejor momento.
	La vista es más aguda.
Tarde	La destreza manual llega a su punto máximo.
	La flexibilidad está en su punto más alto.
	La memoria a largo plazo está en su mejor momento.
Ultimas horas de la tarde	Mejor momento para tareas fáciles y repetitivas.
Anochecer	Mejor momento para el ejercicio físico.
	El gusto y el olfato cobran su mayor agudeza.
	Peor momento para las alergias.
Desde el anochecer a la medianoche	Peor momento para consumir una comida abundante si se quiere bajar de peso.
	El metabolismo está en su punto más bajo.
Medianoche al amanecer	La atención está muy baja entre las tres y las seis de la mañana.
	Período de mayor propensión a accidentes.
	Período más común para dar a luz.

Se puede discutir que sea o no aconsejable tratar de vivir según estos horarios exactos. El hecho de que el cuerpo librado a su voluntad despierte y duerma naturalmente en un ciclo de veinticinco horas (conocido como ritmo circadiano) no nos impide despertar y dormir según un ciclo de veinticuatro horas sin sufrir daño alguno. Por otra parte, los estudios realizados en trabajadores nocturnos han demostrado que el cuerpo nunca se adapta por completo a la inversión del ciclo de vigilia y sueño. Los trabajadores nocturnos sufren una mayor incidencia de resfríos y depresiones que los diurnos y tienden a tener el sistema inmunológico crónicamente debilitado.

La importancia fundamental de los biorritmos, según creo, es que proporcionan la base para el estado de no-cambio dinámico. Utilicé antes esta frase para designar el equilibrio de opuestos que se debe mantener a fin de que el cuerpo se resista al desorden. Es necesario que pensemos, sintamos y nos movamos en ciclos equilibrados. Si decides correr un maratón y tu cuerpo insiste en mantener sus niveles *normales* de funcionamiento, te derrumbarás muy pronto. Para que puedas correr es necesario un ritmo cardíaco acelerado, mayor temperatura corporal y una presión sanguínea elevada. En términos médicos, el corredor debe sufrir una fiebre leve, taquicardia e hipertensión, pero todo esto es perfectamente normal cuando se corre, suponiendo que se mantenga dentro de límites saludables y todo vuelva a su punto de equilibrio cuando el corredor quede nuevamente en reposo.

Nos vemos llevados y traídos por una marea de equilibrio y desequilibrio que va y viene. A cada segundo se perturban decenas de funciones corporales, lo cual significa que cualquier definición fija de salud pierde sentido; sería como pretender definir una sinfonía deteniendo a la orquesta en un acorde. El alimento, el agua y el aire fluyen a través de nosotros en patrones rítmicos determinados por decenas de variantes, y los residuos de la experiencia se acumulan como cambiantes dunas de arena. La estructura y el movimiento, lo fijo y lo cambiante, cuentan por igual. Tu médico puede decirte que tienes un pulso en reposo de 80, una presión sanguínea de 120/70 y una temperatura corporal de 98,6 F, todo lo cual se considera normal. Sin embargo, esta evaluación es sólo por conveniencia. Tales medidas sólo valen para el momento del día en que se las efectúa, pues cada una danza alrededor de su punto de equilibrio, creando la música del cuerpo viviente.

Cuando la música muere

El envejecimiento se caracteriza por la pérdida de muchos puntos de equilibrio fundamentales para el cuerpo. Los ancianos suelen notar que su temperatura corporal se recobra más lentamente de los extremos de frío y calor; disminuye su sentido del equilibrio, dificultando la marcha; el azúcar de la sangre, los niveles de hormona y la tasa metabólica se alteran. Para comprender por qué ocurre esto podemos estudiar uno de los peores desequilibrios del envejecimiento: la presión sanguínea alta. Si no se trata, la hipertensión puede acortar la vida en un promedio de veinte años, lo cual la torna mucho más letal que ninguna otra enfermedad por sí sola. La hipertensión no es una enfermedad, sino un ciclo alterado en los ritmos naturales del cuerpo. Es el cerebro el que controla la presión sanguínea, fijando un ciclo que sube y baja a lo largo del día, respondiendo a todo tipo de claves internas y externas. Medir la presión sanguínea es, por lo tanto, como tomar una instantánea de una ola: se necesitan al menos tres lecturas bien separadas para atisbar los picos y valles del ciclo, que a veces tarda varios días en completarse.

La presión sanguínea sube y baja en todos, pero en algunos la caída no regresa a su círculo anterior; así comienza a filtrarse la presión elevada; con el tiempo, el vaivén cíclico acabará por desviarse hacia la hipertensión. Esta tendencia es común entre quienes envejecen siguiendo un patrón general previsible. He aquí la tabla para los del sexo masculino, entre los 20 y los 70 años de edad:

PROMEDIO DE PRESION SANGUINEA EN HOMBRES

Edad 20	122/76
Edad 30	125/76
Edad 40	129/81
Edad 50	134/83
Edad 60	140/83
Edad 70	148/81

La tabla muestra un ascenso parejo tanto en la indicación baja (diastólica) como en la alta (sistólica), pero en diferentes proporciones: la presión sanguínea diastólica o en descanso aumenta la mitad que la otra. (En las mujeres se presenta la misma tendencia, aunque el ascenso es generalmente más lento.) Esta elevación no es normal; para mantenerse sano, el cuerpo necesita mantener indicaciones normales que ronden los 120/80, aunque por un tiempo puedan ser aceptables niveles más altos.

Puesto que se suele definir la hipertensión como aquella cuyos indicadores superan los 140/90, el hombre medio parece estar a salvo hasta después de los 70 años, pero en realidad hay sesenta millones de norteamericanos (aproximadamente un tercio de todos los adultos) que ya han cruzado el umbral hacia la hipertensión. Hasta una pequeña incursión puede ser peligrosa. La mitad de los fallecimientos asociados con la alta presión sanguínea se presentan entre los pacientes *fronterizos*, cuya presión ronda los 130/90. Muchos hombres de 30 a 40 años están ya en esta parte de la escala. Comparado con una persona saludable, quien padece de hipertensión corre doble peligro de morir en el año siguiente, triple riesgo de fallecer por un ataque cardíaco, cuádruple de sufrir un paro cardíaco y siete veces el riesgo de padecer una trombosis cerebral. El precio de perder el equilibrio interno es muy alto.

La lista de influencias que pueden elevar la presión sanguínea es larga y variada. Si exiges mucho a tu cuerpo, sube la presión sanguínea. Las tensiones emotivas y nerviosas pueden provocar el mismo resultado. Aun sin ninguna influencia exterior, la hora del día ejerce su efecto (una de las complicaciones que pueden dificultar el diagnóstico de la hipertensión es que algunas personas presentan el indicador máximo por la noche). Pero el 90% de los pacientes de alta presión sanguínea son clasificados como hipertensos "esenciales", lo cual significa que no hay causa identificable para ese trastorno.

Ciertos investigadores han puesto monitores portátiles a secretarias, enfermeras y corredores de bolsa que tienen presión sanguínea normal. El monitor puede enviar electrónicamente una lectura constante de las alteraciones de la presión sanguínea normal que causan los sucesos de un día típico. Estos investigadores descubrieron que *lo normal* es una ficción, si se habla de un número fijo; cuando la secretaria recibía un grito, la enfermera atendía a un herido de bala o el agente de bolsa negociaba en el frenesí de un mercado en baja, la presión sanguínea se iba al techo. La proporción del ascenso dependía de la persona y de la tensión; también había variaciones individuales en cuanto a la duración. La enfermera podía seguir con presión alta seis horas después de la emergencia, cuando ya estaba en su casa, aparentemente relajada y cenando tranquilamente. Por lo que a su cuerpo concernía, el recuerdo del estrés era tan real como el estrés mismo.

Esto nos da una pista valiosa: la memoria que el cuerpo tiene del estrés hace que los ciclos normales vean alterado el equilibrio. En vez de volver a la posición original, se desvían un poco. Con el tiempo, el resultado neto es un estado de desequilibrio dinámico. La danza de vaivén continúa, pero algo fuera de línea. Aplicado al envejecimiento, esto se puede representar con un simple diagrama:

•	•	•		•	•	•		•	•	•
•	•	•		•	•	•		•	•	•
•	•	•		•	•	•		•	•	•

ESTADO DE REPOSO   ESTRES   ESTADO DE REPOSO

Cada punto representa uno de los muchos puntos de equilibrio de la presión sanguínea, la temperatura corporal, los niveles endocrinos, etcétera, que la inteligencia del cuerpo mantiene en equilibrio. Bajo tensión todos se mueven a la par, sólo para volver a la posición original cuando el cuerpo regresa a su estado de reposo. Digamos que el gráfico anterior es el tuyo a la edad de 20 años. Cuando tengas 60, la imagen estará desviada hacia el estrés, aunque no estés bajo tensión:

EL PROCESO DE ENVEJECIMIENTO

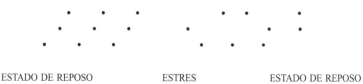

ESTADO DE REPOSO　　　　　　ESTRES　　　　　　ESTADO DE REPOSO

La diferencia entre el estado de reposo y el estrés es ahora mucho mayor, y cuando la tensión pasa, el cuerpo aún siente los efectos. Los puntos de equilibrio se han movido como resultado de guardar demasiado el recuerdo del estrés. (En términos físicos, las hormonas de estrés han dañado a diversos tejidos; en términos subjetivos, la persona siente menos energía y se inicia una vaga sensación de deterioro que aumentará con el tiempo.) Los puntos desviados de la derecha me hacen pensar en el modo de andar de los ancianos; su postura, inclinada hacia adelante, denota los desequilibrios que están devastando su fisiología. Por fin el equilibrio se derrumba en el momento de la muerte.

APROXIMACION A LA MUERTE

ESTADO DE REPOSO　　　　　　ESTRES　　　　　　ESTADO DE REPOSO

Los puntos diseminados representan puntos de equilibrio que se apartan del orden, significando que la inteligencia del cuerpo tiene sobre ellos poco o ningún control. Cerca de la muerte, el cuerpo está tan próximo al desequilibrio total que agregar cualquier tensión en la forma de una enfermedad, un golpe emocional o simples retos cotidianos representa un esfuerzo demasiado grande para la debilitada red de información que es el plano de la vida. Los puntos de equilibrio comienzan a desordenarse en alguna área crítica: el ritmo cardíaco vacila erráticamente, se derrumba el sistema inmunológico, se perfora una úlcera. El estado de no-cambio dinámico pierde su coherencia y, en la muerte, los puntos de equilibrio se diseminan en el desorden. La entropía ha triunfado.

La mejor defensa contra esta catástrofe consiste en preservar y renovar el instinto que lleva al cuerpo hacia el equilibrio. El hecho de que la presión sanguínea esté bajo el control del sistema nervioso autónomo (o involuntario) convenció en otros tiempos a los médicos de que escapaba al control consciente. Sin embargo, tres décadas de investigaciones sobre la biorretroalimentación, la meditación, la hipnosis y otras técnicas de mente-cuerpo han demostrado que la mente es capaz de tomar el mando de las funciones involuntarias. La cuestión más honda es si controlar un ritmo desmandado, tal como la presión sanguínea, significa que también se podría controlar un efecto mucho más amplio, como el envejecimiento. No es posible conectar a alguien a una máquina de biorretroalimentación que emita una señal sónica cada vez que esa persona envejece. Por suerte, existe en el cuerpo un ciclo de base muy amplia que refleja directamente el proceso del envejecimiento: el ciclo de las hormonas. Estas moléculas mensajeras llevan en sí una enorme cantidad de la información que circula dentro de nosotros. Si se puede preservar el equilibrio hormonal, tendremos un indicador confiable de que el flujo de inteligencia también está equilibrado. Es posible que, en muchos de los cambios más importantes del envejecimiento, las mediadoras sean hormonas activadas por la tensión, que se pueden evitar controlando el estrés. Esta es la posibilidad que investigaremos a continuación.

LA AMENAZA INVISIBLE

Envejecimiento, estrés
y ritmos corporales

Desde hace más de cincuenta años, los fisiólogos saben que los animales sometidos a estrés envejecen con mucha rapidez. Si pones a un ratón en una grilla eléctrica y le aplicas descargas, no necesitas elevar la potencia a un nivel letal para matarlo. Aplicándole simplemente descargas muy leves a intervalos irregulares, despertarás la reacción del ratón al estrés. Cada vez que esto sucede, el cuerpo se descompone un poquito. Al cabo de pocos días sometido a esa tensión el ratón morirá, y la autopsia revelará que sus tejidos presentan muchas señales de envejecimiento acelerado. Como las descargas en sí eran leves, la causa de la muerte no fue la tensión externa, sino la reacción del ratón: su cuerpo se mató a sí mismo.

De modo similar, los humanos podemos soportar tensiones extraordinarias del medio, pero si se nos exige demasiado, nuestra respuesta al estrés se vuelve contra el propio cuerpo y comienza a provocar descomposturas, tanto en lo físico como en lo mental. En la guerra, que es un estado de estrés continuo y extremado, todos los soldados de líneas fronterizas caen, tarde o temprano, en una neurosis de guerra o en la fatiga de combate si son mantenidos bajo fuego demasiado tiempo; ambos síndromes son señales de que el cuerpo excede sus propios mecanismos de resistencia.

El cerebro humano retiene una memoria primitiva que está programada para enfrentar cada tensión, básicamente del mismo modo que nuestros antepasados se enfrentaban con los tigres sables. Si alguien te apunta con una pistola y amenaza con disparar, instantáneamente efectúas un dramático salto a un estado de atención intensificada. En todo tu cuerpo estalla una respuesta que te exige luchar o huir, preparándote para la acción. Un mensaje de alarma del cerebro libera un torrente de adrenalina de la corteza suprarrenal, que corre por la sangre y altera por completo el funcionamiento habitual del cuerpo.

La mayor parte del tiempo, tus células están ocupadas en la renovación; más o menos el 90% de la energía celular se aplica normalmente a producir proteínas nuevas y a fabricar ADN y ARN. Sin embargo, cuando el cerebro percibe una amenaza, el proceso de construcción es puesto a un lado. Ya decidas luchar, ya huir, tu cuerpo necesita un fuerte arranque de energía para impulsar los músculos. Para permitir esto, el estilo normal de metabolismo que construye el cuerpo, llamado metabolismo anabólico, se convierte en su opuesto, el metabolismo catabólico, que descompone los tejidos.

La adrenalina lanza una cascada de respuestas: se eleva la presión sanguínea, los músculos se tensan, la respiración se hace rápida y poco profunda, se anulan el deseo sexual y el hambre, la digestión cesa, el cerebro se torna hiperalerta y los sentidos, misteriosamente agudos (en momentos de intenso temor, como en batalla, los soldados se oyen a sí mismos respirar como si fueran fuelles y los ojos del enemigo que se acerca parecen grandes como platillos). Como expediente temporal, la respuesta de estrés es vital, pero si no termina a tiempo, los efectos del metabolismo catabólico son desastrosos. En situaciones prolongadas cada aspecto de la excitación bajo estrés conduce a un trastorno específico:

RESPUESTA	ENFERMEDAD RESULTANTE
Energía movilizada	Fatiga, destrucción muscular, diabetes
Actividad cardiovascular aumentada	Hipertensión inducida por estrés

158

Digestión suprimida	Ulceración
Crecimiento suprimido	Enanismo psicogénico
Reproducción suprimida	Impotencia, pérdida de libido, interrupción de la menstruación
Supresión de la respuesta	Mayor riesgo de enfermedad inmunológica
Mayor agudeza de pensamiento y percepción	Daño neuronal o muerte

Lo más llamativo de estas consecuencias del estrés prolongado es que, en conjunto, se parecen mucho al envejecimiento. La hipertensión, las úlceras, la impotencia, el desgaste muscular y la diabetes son señales comunes del envejecimiento. Los ancianos tienen menor resistencia a la enfermedad y la senilidad parece vincularse directamente con la pérdida o el daño de las neuronas del cerebro. Superficialmente, estos síntomas no parecen relacionados, pero se unifican como resultados extremos de la respuesta al estrés. Los investigadores del estrés han demostrado que la excitación sólo se presenta al comienzo de la tensión. Si la amenaza no cesa, la excitación se convierte en agotamiento, pues el cuerpo no puede volver al metabolismo anabólico normal que construye reservas de tejido y energía. Por lo tanto, los ancianos parecen víctimas de la neurosis de guerra, agotados por una exposición demasiado larga a la lucha de la vida.

Al progresar el envejecimiento, universalmente se produce una declinación pareja en la respuesta al estrés. La gente de más edad tarda más en recobrarse del estrés y tolera menos las tensiones fuertes (por ejemplo, es sumamente raro que una persona joven muera de pena, hecho que se hace más frecuente con el envejecimiento). Esta declinación es más que una caída en línea recta: se duplica exponencialmente. Esto significa que un año de ancianidad produce tanto deterioro en la respuesta al estrés como dos años de edad madura. En la gente muy anciana puede requerir sólo seis meses; con el correr del tiempo, el instinto de volver al equilibrio se quiebra por completo y hasta las tensiones más leves (un ataque de gripe, una caída sin gravedad, la pérdida de una pequeña suma de dinero) se tornan sumamente difíciles de soportar.

Cuando se culpa al estrés de una enfermedad, la gente deduce precipitadamente que el problema es un estrés excesivo; en realidad, el fallo está en el mecanismo de resistencia del cuerpo. Los ratones que sufren por exceso de descargas son un buen ejemplo: si sus cuerpos tuvieran tiempo para recobrarse entre una descarga y otra, los animales no sufrirían daño. Pero la frecuencia de las descargas abruma a la fisiología y, con el correr del tiempo, agota su capacidad de volver a lo normal.

Cuando Hans Selye presentó el concepto de estrés en la década de 1930, supuso que un potente factor exterior de tensiones, como una herida física, el hambre, la exposición al calor o al frío, la falta de sueño, provocarían en cada oportunidad la misma respuesta al estrés. Pero no resultó así. Cuando se priva de alimento a dos monos por un período largo, sus cuerpos reaccionan produciendo glucocorticoides, las hormonas del estrés con las que ya estamos familiarizados. Ante el peligro de morir por inanición, el cuerpo de los monos debe empezar a descomponer sus músculos a fin de sobrevivir. Pero si se proporciona a uno de los monos agua artificialmente edulcorada, que no tiene ningún valor nutritivo, sus niveles de glucocorticoides no ascienden, pese a que en realidad no ha recibido ningún alimento. El mono percibe que su situación ha mejorado y eso basta para indicar a su cuerpo que la amenaza de inanición ha pasado.

En muchos sentidos, las investigaciones sobre el estrés no se han recobrado de este asombroso descubrimiento. ¿Cómo puede ser que un espejismo de comida sustituya al alimento real? La única respuesta posible, a mi modo de ver, es que el mono se sentía alimentado desde dentro, y su cuerpo aceptaba esa percepción de satisfacción como alimento. La teoría del estrés debe modificarse para incluir la vinculación mente-cuerpo, pues elementos invisibles tales como la interpretación, la creencia y la actitud tienen una enorme importancia en el funcionamiento real de la respuesta al estrés.

Etapas de estrés

Cuando experimentas una tensión, tu reacción tiene tres fases: 1) el suceso que produce la tensión; 2) la evaluación interna que haces de él; 3) la reacción de tu cuerpo. Lo que hace de la respuesta al estrés algo tan difícil de manejar es que, una vez iniciada, la mente ya no tiene control sobre ella. En situaciones totalmente inadecuadas, como el encontrarse en medio de un atascamiento de tránsito o recibir críticas en el trabajo, se puede activar la respuesta al estrés sin esperanzas de que pueda cumplir con su objetivo: luchar o huir.

La vida moderna está llena de hechos externos que producen estrés que no pueden ser evitados. Una ciudad es, esencialmente, una monolítica máquina de estrés, que produce ruido y contaminación ambiental, junto con velocidad excesiva, hacinamiento, crímenes y rudeza. Con respecto a un solo factor de tensión siempre imperante, la contaminación por ruido, los estudios sugieren muchos efectos perjudiciales: la incidencia de trastornos mentales se eleva bajo los corredores aéreos, en las cercanías de los aeropuertos; los niños que viven cerca del aeropuerto de Los Angeles tienen una presión sanguínea más alta de la normal; en las cercanías de un ruido incontrolable, las perturbaciones del sueño continúan mucho después de que uno crea haberse adaptado a él; los estallidos de violencia y las groserías son más frecuentes en los ambientes de trabajo ruidosos. No hace falta que el ruido sea fuerte para que resulte dañino. El estrés se produce cuando cualquier ruido irritante se repite una y otra vez, fuera de tu control.

Esto carga con la tarea de enfrentar al estrés a la fase 2, la evaluación. Aunque no puedas controlar el suceso que produce tensión ni la reacción de tu cuerpo ante él, tu evaluación, el vínculo vital que une el suceso con la reacción depende de ti. Cualquier situación que parezca exteriormente igual puede convertirse en poderoso estrés al cambiar su interpretación. Un policía que aparezca en la escena de un crimen provoca un tremendo miedo en el criminal, pero un gran alivio en la víctima. Un diagnóstico de cáncer induce un terrible estrés en el paciente, pero no en el médico.

La manera totalmente personal en que filtramos todos los hechos determina la capacidad de producir tensión en nosotros. Los motivos externos de tensión son básicamente activadores. Si no te sientes activado, no hay estrés. Se ha impuesto el mito de que a algunas personas las beneficia el estrés. Se desempeñan mejor con apretados límites de tiempo y florecen en el calor de la competencia. Lo que en realidad ocurre es que no se activan fisiológicamente. A nadie le viene bien que el cuerpo segregue constantemente cortisol y adrenalina; como hemos visto, la función de estas hormonas es descomponer tejidos; una producción prolongada de estos elementos conduce a la enfermedad.

Por lo tanto, el manejo del estrés resulta mucho más complicado de lo que en general se supone, porque toda persona proyecta básicamente su interpretación de una situación dada a partir de su memoria; nuestro modo de reaccionar ante situaciones nuevas recibe siempre la influencia de nuestras experiencias pasadas. En vez de apreciar cada situación nueva por sí misma, la colocamos en categorías viejas; esto ocurre instantáneamente y está más allá de nuestro control consciente. Si detestas las ostras crudas, puede que te baste verlas para que te den arcadas. Si te sientes indignado por un divorcio conflictivo, tu ira reaflorará cuando te encuentres por la calle con tu ex cónyuge. Es esencial neutralizar estas antiguas impresiones, pues de otro modo no tienes control sobre el estrés; el suceso que provoca tensión activará automáticamente tu respuesta, convirtiéndote en su prisionero.

Este lamentable estado ha sido objeto de extensas investigaciones, como el de *desesperanza/indefensión*. Como el envejecimiento causa profundas sensaciones de ambos tipos, esta investigación ha resultado sumamente valiosa. Un experimento clásico de la fisiología es atar juntos a dos ratones, de modo que sólo uno tenga libertad para comer, dormir, caminar y desarrollar actividades, mientras que el otro se ve pasivamente arrastrado. Al poco tiempo los dos presentarán notables diferencias; el animal que tiene libertad de elección continúa robusto y saludable, mientras que al otro, privado de autonomía, se le verá apático, propenso a las enfermedades y envejecido antes de tiempo.

El ratón arrastrado no ha sufrido maltrato físico, pero el perder su libertad de elección es tensión suficiente para activar en su cuerpo grandes reacciones destructivas. En experimentos que incluyen técnicas similares, se puede inducir a los animales de laboratorio a desarrollar prácticamente cualquier enfermedad; si se ha introducido una enfermedad, tal como un tumor químicamente provocado, se puede hacer que avance mucho más deprisa. Cuando se amontona a un grupo de ratas, como si fueran habitantes de un inquilinato, declina su sistema inmunológico y aparecen señales de hipertensión, neurosis, apatía y depresión. Cuando se separa a un monito recién nacido de su madre y se le priva de nutrición afectiva, presenta señales de desorientación, hiperactividad, introversión y diversas incapacidades de aprendizaje. Se ha descubierto que el estrés inducido, en general, acelera la propagación del cáncer en ratas, conejos y ratones, además de fomentar los ataques cardíacos.

El factor crítico: interpretación

Todo el mundo tiene un nivel diferente de tolerancia de estrés, pero estos son los factores que parecen percibirse como mayor amenaza en una situación dada:

> Falta de previsión
> Falta de control
> Falta de salidas para la frustración

Cuando estos elementos están presentes, las situaciones inocuas pueden tornarse estresantes, a veces sin guardar ninguna proporción con el estímulo en sí. Conducir en la autopista detrás de un coche que serpentea destroza los nervios porque no puedes prever qué sucederá a continuación; lo mismo ocurre si, estando en un aeropuerto, tu vuelo se demora indefinidamente. Ambas situaciones contienen el elemento de imprevisión. Si te encuentras con que no puedes abrir tu automóvil, verte obligado a esperar una hora hasta que llegue el cerrajero es muy frustrante, aun cuando sepas que podrás abrirlo; generalmente supones que el automóvil está bajo tu control, pero súbitamente descubres que no es así. También es enloquecedor enzarzarse en una acalorada discusión, sólo para que el otro acabe dándote la razón de buenas a primeras; aunque hayas ganado la disputa, de pronto te encuentras sin salida para tu enojo.

Es innecesario decir que la vida cotidiana está llena de situaciones semejantes; a medida que se acumulan interiorizamos el recuerdo de ellas, reforzando nuestras respuestas condicionadas. En una serie de experimentos precisos, los investigadores del estrés han demostrado que no hace falta una tensión exterior para provocar una respuesta al estrés, sino la simple percepción de inadvertencia, falta de control y falta de salida para la frustración. Los experimentos se realizan con ratas a las que se pone en jaulas pequeñas y se les aplican descargas eléctricas en condiciones diversas.

Imprevisión: Si se proporciona a las ratas una luz roja como advertencia de que se va a producir una descarga, presentarán una respuesta menor al estrés, comparadas con ratas a las que no se les da ninguna advertencia. La señal permite que los animales prevean la descarga y, quitada así la ansiedad, el cuerpo puede relajarse. Las ratas sometidas a descargas imprevisibles deben mantenerse siempre alerta, estado que activa el estrés.

Falta de control: Se somete a dos ratas a descargas iguales, pero una puede presionar una palanca para disminuir la potencia de la descarga; la otra, simplemente, recibe una descarga al mismo tiempo que el primer animal. Como la segunda rata no tiene ningún control sobre la situación, presenta una respuesta al estrés más intensa, pese a que las descargas son iguales para ambas. En una fascinante variación del mismo tema, se proporciona a una rata una palanca que debe presionar para evitar la descarga. Si se le impide hacerlo, sufrirá una reacción al estrés *aun cuando no se le aplique ninguna descarga.* El solo recordar que antes tenía control crea una situación de estrés.

Falta de salidas para la frustración: Cuando se aplican descargas a ratas de laboratorio, exhiben menos estrés si pueden roer un trozo de madera o atacar a otra rata. La misma reducción se presenta si se les da algo para comer o beber, o una rueda en la que jugar. Para millones de personas, la vida es tan frustrante que su única esperanza de aliviar el estrés es comer y beber en exceso, mientras que sociedades enteras tratan de escapar de sus angustias atacando a otros países. Estallan reyertas por asuntos que parecen triviales al observador, pero la frustración y la falta de control son condiciones bajo las cuales vivir resulta muy penoso. Cuando muere súbitamente alguien cercano a ti, el insoportable dolor de la pérdida se atasca en potentes tensiones intangibles: no habrías podido prever la muerte, no habrías podido impedirla y, en muchos casos, no parece haber manera de expresar de modo suficiente los sentimientos acumulados de pérdida y abandono. Esto se torna especialmente doloroso si la persona a quien necesitas expresar tus sentimientos es la que ha muerto.

En términos médicos, es grande la cantidad de enfermedades que se deben a estos elementos. El doctor George Eagle, psiquiatra de la Universidad de Rochester, investigó 160 casos de muerte súbita que no tenían explicación física: el 58% se produjo en un momento de duelo o pérdida; el 35% en momentos de amenaza; sólo el 6% coincidía con un momento de placer. No es la tensión en sí lo que resulta fatal, puesto que otras personas sobreviven a las mismas pérdidas y a parecidas amenazas. Lo que falta es la capacidad de soportar la tensión. Esta vulnerabilidad sobrepasa los factores físicos. Cuando una persona menor de cincuenta años muere de un ataque cardíaco, por ejemplo, una de cada dos veces no se presenta ninguno de los factores de riesgo clásicos: hipertensión, colesterol elevado y hábito de fumar. La primera clase de cáncer en Norteamérica, el cáncer de pulmón, se vincula directamente con el fumar, hábito que para la mayoría es puramente una salida para las emociones frustradas, un placer utilizado tal como una rata enjaulada utiliza el trozo de madera para roer.

En el laboratorio, animales menos evolucionados que las ratas (ranas, por ejemplo) no responden a factores de tensión intangibles. El factor clave es la memoria. Si un animal tiene sólo una memoria primitiva, no reconocerá la diferencia entre una situación y la siguiente. Las ratas recuerdan la desagradable sensación de la descarga eléctrica y, por lo tanto, se les puede adiestrar para que operen una palanca a fin de evitar su repetición. Cuando se retira la palanca, el recuerdo basta también para anticiparse a la siguiente descarga: tienen expectativas. Es un caso similar al del paciente nervioso que, en el sillón del dentista, salta en cuanto oye el torno; el mero sonido despierta una expectativa de dolor que, a su vez, activa la respuesta al dolor.

En ambos casos el factor que provoca la tensión es la expectativa. Esto tiene enormes implicaciones en el envejecimiento, porque todos nosotros llevamos dentro un mundo: el mundo de nuestro pasado. Generamos nuestras propias tensiones al remontarnos a este mundo y a los traumas impresos en él. Sin la memoria del estrés no habría estrés, pues nuestros recuerdos ordenan qué debe asustarnos o encolerizarnos. Nos sentimos frustrados y sin control apenas una situación nos recuerda demasiado un momento anterior en que nos encontrábamos frustrados y sin control. La maldición de la memoria es que nos envejece desde dentro; nuestro mundo interior envejece y nos aísla de la realidad, que nunca envejece.

La perfección de la memoria humana es asombrosa. En los primeros días del psicoanálisis, Freud se asombraba ante la exactitud con que sus pacientes retenían inconscientemente el pasado. Podía conducir a un paciente deprimido hasta un trauma ocurrido a los dos años de edad, cuando la madre lo había dejado una noche en el hospital donde iban a operarle las amígdalas. Al principio Freud descubrió que el recuerdo no se dejaba descubrir del todo. Mantas de entumecimiento y negación cubrían la sensación original de haber sido abandonado; sin embargo, si el paciente tenía suficiente coraje, esos mantos se podían retirar gradualmente.

Con total claridad, el paciente recordaba entonces con exactitud lo que había ocurrido en el hospital esa noche; no sólo su sensación en todos sus matices, sino los detalles físicos más insignificantes: la hora que marcaba el reloj, el número de pasos que llevaban al quirófano, el color de pelo de la enfermera. Pero ¿por qué no recordar esos detalles? Han sido impresos en nosotros como microchips, agregando su emisión a todos los hechos futuros.

En la vida humana hay pocas tensiones simples, si alguna existe, porque en cuanto se presenta un nuevo hecho, se activa el sello de los viejos recuerdos, activando el tipo de tensión que esperamos. Por lo tanto, el estrés se convierte en una profecía autocumplida: nuestras reacciones se adecuan a nuestras expectativas. Es el hecho de que ningún suceso pueda evitar el sello de la interpretación lo que da a la memoria su traicionero poder.

La reacción al estrés incluye la producción de poderosos elementos químicos que el cuerpo, tal como he descrito, debe aislar antes de sufrir daño. Los endocrinólogos clasifican las hormonas de estrés como glucocorticoides, segregadas por las glándulas suprarrenales como parte de la mayor actividad exigida al cuerpo sometido a estrés. La función de los glucocorticoides es activar el cambio del metabolismo anabólico al catabólico. Específicamente, los glucocorticoides descomponen el glucagón del hígado, forma de energía almacenada que el cuerpo puede utilizar en caso de necesidad; cuando el glucagón se agota, los mismos glucocorticoides pasan a descomponer proteínas. En condiciones extremas, como las de períodos de hambruna, el cuerpo debe combatir la inanición comenzando a consumir sus propios músculos a fin de mantener el nivel de azúcar en la sangre; una vez más, los elementos químicos responsables son los glucocorticoides.

El más conocido de los glucocorticoides es el cortisol, que desempeña un oculto papel en el envejecimiento de ciertos animales, específicamente del salmón del Pacífico. Después de la incubación, el joven salmón pasa los primeros cuatro años de vida en el mar, hasta verse misteriosamente guiado durante miles de kilómetros hasta el mismo lago de agua dulce en que nació. Después de un heroico viaje contra la corriente, franqueando rápidos y presas edificadas por el hombre, el salmón maduro procrea y muere casi de inmediato.

Lo que hace que el pez envejezca de la noche a la mañana, convirtiéndose en una bestia débil y desgastada, no es el simple agotamiento, sino un *reloj de envejecimiento* interno, incluido en su ADN, que espera hasta que se efectúa el desove para emitir grandes cantidades de hormona corticoide de las glándulas suprarrenales. El cortisol es una potente hormona de estrés en todos los animales; en el salmón es una hormona de muerte. Su fatal emisión se produce aunque se retire al pez del agua, antes de su extenuante migración, y se le permita procrear en óptimo estado físico.

Los relojes de envejecimiento respetan su propio plan sin tener en cuenta el medio. Si se lleva al salmón aguas arriba proporcionándole el alimento adecuado y protegiéndolo de todas las tensiones, no se logra salvarlo; después del desove, el reloj biológico del pez sabe que ha llegado el momento adecuado para morir. "Adecuado", en la Naturaleza, es un término muy flexible. La cachipolla, que apenas vive un día, y la almeja gigante que sobrevive más de cien años, tienen cada una un tiempo de vida *apropiado*. La naturaleza equilibra muchos ingredientes para determinar el tiempo que vivirá un animal. El tamaño, el peso, el ritmo metabólico, la provisión de comida, los animales de presa, la edad de reproducción y el número de crías, entre otros factores, influyen en el momento en que comenzará el envejecimiento.

Un ratón en ambiente silvestre puede vivir un año o menos, pero en el curso de ese año el animal madura, se aparea, tiene cierta cantidad de crías y mantiene su especie en marcha. En el equilibrio de la naturaleza basta con eso; su especie puede mantener a su población en marcha antes de envejecer y morir, su propósito está cumplido.

En los animales, el comienzo de la vejez está ligado con su evolución física. Cada animal ha evolucionado hasta llegar a un tiempo de vida que es el más adecuado para la supervivencia. Si los ratones vivieran cien años y continuaran teniendo crías durante docenas todos los años, el mundo sería invadido por los ratones y los animales de presa que se alimentan de ellos. Sin embargo, la naturaleza no permite que perduren desequilibrios tan grotescos; todas las especies se adecuan a su propio tiempo de vida y siguen sus patrones específicos para el envejecimiento. A veces, la intención específica de la naturaleza es difícil de descifrar; ¿por qué, por ejemplo, los diminutos murciélagos pardos viven doce o más años, mientras que el ratón de campo, que pesa lo mismo y tiene un metabolismo igualmente rápido, lucha por sobrevivir apenas una o dos estaciones? Los factores que influyen en el tiempo de vida de distintos animales son tan complejos y sutiles que resulta difícil explicar cómo envejecen los animales; en la actualidad hay más de trescientas teorías que rivalizan por dar la respuesta.

La imaginación se perturba ante los relojes de envejecimiento, pues son bombas de tiempo que los animales llevan sin saberlo dentro de sí como instrumentos de la propia destrucción. Muchos biólogos especulan que el ADN humano contiene un reloj de envejecimiento; si es cierto, debe de ser mucho más variable que el del salmón, pues los humanos mueren a edades muy variables. En el imperio romano, la expectativa de vida en término medio rondaba los 28 años; hoy se ha elevado a 75 años en Norteamérica y a 82,5 entre las mujeres de Japón, el grupo de más larga vida en el mundo entero. Este aumento se ha logrado gracias a la característica que nos diferencia de los animales inferiores: el libre albedrío. El momento de nuestra muerte no está determinado al nacer; los humanos desafiamos al destino construyendo refugios contra los elementos, cultivando alimentos para no morir de hambre e inventando curas para la enfermedad.

Sin embargo, la herencia bioquímica que llevamos en nosotros presenta una amenaza constante. Como el salmón del Pacífico, nuestro cuerpo tiene la capacidad de emitir grandes dosis de hormonas sin el mando de nuestra voluntad. Por ejemplo: cada vez que estamos en una situación amenazante producimos una pequeña dosis de cortisol no letal. Para muchos fisiólogos, esto significa que nuestro cuerpo no está bien adaptado a la vida moderna. También fuera de nuestro control consciente está el efecto de los glucocorticoides en una serie de procesos destructivos: el desgaste muscular, la diabetes, la fatiga, la osteoporosis, el adelgazamiento de la piel, la redistribución de la grasa corporal, la fragilidad de los vasos sanguíneos, la hipertensión, la retención de líquidos, la supresión del sistema inmunológico y la alteración de las funciones mentales.

Todas las nombradas son señales de envenenamiento con esteroides, que representa un peligro si se medica a los pacientes durante demasiado tiempo con grandes dosis de esteroides. En aquellas situaciones en que una persona no puede dar por terminada la respuesta al estrés o no logra expresarla, su propio cuerpo administra una pequeña dosis de esteroides envenenantes. Así, el peligro de un estrés inadecuado repetido es mucho mayor que cualquier estrés catastrófico por sí solo.

La meditación disminuye la edad biológica

Se ha demostrado claramente la vinculación entre el envejecimiento y las hormonas de estrés, pero sigue en pie el problema de cómo controlar estas hormonas. Como la reacción al estrés se activa en una fracción de segundo y sin aviso previo, nos resulta imposible dominar a las moléculas en sí. Sin embargo, existe una técnica de mente-cuerpo que va directamente a la raíz de la respuesta al estrés, liberándonos de las tensiones recordadas que originan nuevas tensiones: la meditación. Con frecuencia se descubre que los niveles de cortisol y adrenalina son menores en quienes meditan desde hace mucho tiempo, y sus mecanismos de resistencia tienden siempre a ser más potentes que el promedio.

Antes de que comenzara la década de los setenta, ni siquiera sospechábamos estos beneficios. La meditación ofreció pocos atractivos a la medicina occidental hasta que un joven fisiólogo de la Universidad de California, llamado R. Keith Wallace, demostró que, más allá de sus implicaciones espirituales, la meditación tenía profundos efectos en el cuerpo. En una serie de experimentos iniciados a fines de la década de 1960, como parte de su tesis doctoral, Wallace tomó a grupos de voluntarios que practicaban la Meditación Trascendental (MT), casi todos de edad universitaria, y los conectó a monitores para medir las funciones corporales críticas durante la meditación. Subjetivamente, estos jóvenes voluntarios informaban experimentar una mayor calma y silencio interior. Aunque hasta entonces se había pensado que se requerían años de práctica para alcanzar un estado meditativo profundo, la técnica de MT producía muy pronto una relajación profunda y cambios significativos en la respiración, el ritmo cardíaco y la presión sanguínea.

La MT se basa en la repetición silenciosa de una palabra sánscrita determinada (o *mantra*), cuyas vibraciones sonoras conducen poco a poco a la mente fuera del proceso normal de pensamiento hacia el silencio subyacente. Como tal, un *mantra* es un mensaje muy específico insertado en el sistema nervioso. Como los *mantras* se utilizan en la India desde hace miles de años, su efecto fisiológico exacto es bien conocido como parte de la ciencia del Yoga o unión. La meta del Yoga es unir la mente pensante con su fuente en la conciencia pura. En términos modernos, "conciencia pura" significa espacio cuántico, el vacío silencioso que es el vientre de toda la materia y toda la energía. La conciencia pura existe en el vacío entre dos pensamientos; es el fondo invariable contra el que se produce toda la actividad mental. Por lo común no podemos sospechar la existencia de ese estado, porque la mente está demasiado preocupada con el torrente de pensamientos, deseos, sueños, fantasías y sensaciones que llenan la conciencia de vigilia. Por eso los antiguos sabios indios tuvieron que idear la técnica específica de la meditación a fin de mostrar a la mente sus propios orígenes en las profundidades cuánticas.

Cuando Wallace inició esta investigación, la mecánica de la meditación no era bien comprendida en términos científicos. El fue el primero en demostrar que permanecer sentado en meditación, con los ojos cerrados, induce al sistema nervioso a entrar en un estado de *alerta en reposo*; es decir, la mente se mantiene despierta mientras el cuerpo entra en una relajación profunda. (En la jerga de la fisiología, Wallace llamó a este estado "vigilia hipometabólica", para indicar que el metabolismo del sujeto decrecía aunque se mantenía la conciencia de vigilia.) A su descubrimiento, el estado de alerta en reposo generó considerable curiosidad en la profesión médica, que hasta entonces había considerado como opuestos el descanso y la alerta. El sueño es un estado hipometabólico en el que decrece el consumo de oxígeno, el corazón late con mayor lentitud y la conciencia se borra. El estado de vigilia, por el contrario, se caracteriza por un mayor consumo de oxígeno, un ritmo cardíaco más rápido y una mente alerta.

Wallace descubrió que en la meditación se unían estos opuestos; aunque los sujetos meditantes se mantenían lo bastante alerta para oprimir un botón cada vez que trascendían (es decir, cuando experimentaban la conciencia pura), caían en un estado de reposo dos veces más profundo que el sueño más profundo. Más aun: lo hacían con mucha rapidez; generalmente, antes de transcurridos diez minutos después de cerrar los ojos, en contraste con las cuatro, cinco o seis horas que tardamos en lograr la relajación más profunda cuando dormimos.

Comenzando en 1978, Wallace investigó los efectos de la meditación en el envejecimiento humano. Utilizó tres marcadores de la edad biológica como resumen del proceso de envejecimiento en su totalidad: la presión sanguínea, la visión a corta distancia y el umbral de audición, todos los cuales declinan típicamente con los años. Pudo demostrar que todos estos marcadores mejoraban con la práctica de la MT a largo plazo, indicando que, en verdad, la edad biológica se revertía. Los meditadores que practicaban la técnica regularmente desde hacía menos de cinco años tenían una edad biológica en término medio cinco años inferior a su edad cronológica; los que meditaban desde hacía más de cinco años eran doce años más jóvenes de lo que indicaba su edad cronológica.

Estos resultados eran tan válidos entre los sujetos más jóvenes como entre los de mayor edad. Investigaciones posteriores sobre el estado general de salud de 2.000 meditadores, en un plan de seguros de grupo, confirmaron que gozaban de notable buena salud en todos los grupos de edad. Quienes practicaban la MT visitaban al médico e ingresaban en hospitales una vez por cada dos de quienes integraban el grupo de control. Se notaron reducciones marcadas en trece categorías principales de la salud; las enfermedades cardíacas, por ejemplo, eran menos frecuentes que en el grupo de control en más del 80%; los casos de cáncer, en más del 50%. Significativamente, las mayores mejoras se presentaban en los meditadores que superaban los 65 años de edad.

Una década después me tocó desempeñar mi parte en la demostración de que estos beneficios se relacionaban justamente con el tipo de hormonas que he analizado como marcadores principales del envejecimiento. En mi condición de médico, desde 1980 recomendaba practicar la MT, además de practicarla yo mismo. A fines de esa década, un colega mío, el doctor Jay Glaser, me invitó a colaborar en su investigación de un esteroide muy intrigante, llamado DHEA (dehidroepiandrosterona). La DHEA es una sustancia abundante, pero que apenas

170

conocemos vagamente, segregada por la corteza suprarrenal; circula en la sangre en cantidades miles de veces mayores que ambas hormonas sexuales: el estrógeno y la testosterona; sin embargo, la función específica de la DHEA en el cuerpo resulta elusiva. Glaser decidió investigar una propiedad de la DHEA: la de ser la única hormona que declina con la edad en línea recta. Los niveles de DHEA llegan a su máximo alrededor de los 25 años; caen en proporción cada vez mayor después de la menopausia y se reducen al 5% en el último año de vida. Se sabía que era una precursora de las hormonas del estrés, tales como la adrenalina y el cortisol; eso significa que, cuando el cuerpo elabora estas hormonas, debe utilizar parte de la reserva de DHEA con la que hemos nacido. Esto explicaría el hecho de que la DHEA decline con el tiempo; sin embargo, esta disminución no es la causa del envejecimiento, sino un reflejo del estrés, según continúa acumulándose a lo largo de la vida.

A fines de la década de 1980, se produjo un gran entusiasmo cuando Arthur Schwartz, bioquímico de la Universidad de Temple, administró DHEA a ciertos ratones y observó una notable reversión del envejecimiento. Los ratones viejos recobraban el vigor juvenil; el pelaje volvía a ser lustroso y suave; desaparecían cánceres incipientes, fueran inducidos por medios artificiales o por causas naturales; los animales obesos recuperaban el peso normal; aumentaba la respuesta inmunológica y los afectados de diabetes mejoraban drásticamente. Se inició la carrera para patentar una versión de la molécula de DHEA, si bien existía un preocupante riesgo de efectos colaterales graves, como con todas las hormonas, y no resultaba útil administrarla por vía oral, pues se descomponía en el aparato digestivo.

Pero Glaser coincidía conmigo en pensar que la DHEA era un marcador de la exposición del cuerpo al estrés. Sabemos que, con la aceleración del estrés, aumentan los glucocorticoides, disminuyendo al mismo tiempo la reserva de DHEA. Por otra parte, los niveles altos de esta hormona se asocian con una menor incidencia de trastornos en la arteria coronaria, cáncer de mama y osteoporosis. Esto tiene sentido, porque todas estas dolencias del envejecimiento se podían asociar con una excesiva respuesta al estrés. También se asocia el nivel alto de DHEA con la mayor supervivencia y la disminución de fallecimientos por cualquier tipo de enfermedad en los hombres mayores.

Como mayor evidencia, también se descubrió que los niveles de cortisol crecen notablemente entre los que esperan ser sometidos a cirugía y se mantienen durante el día siguiente a la operación, con una ligera elevación de la DHEA. Dos semanas después, el cortisol sigue alto, pero la DHEA ha disminuido, apoyando la teoría de que la reserva de esta hormona ha sido reducida por la tensión nerviosa.

La conclusión lógica de esta evidencia es que, si alguien puede mantener elevados sus niveles de DHEA, su cuerpo debe de estar resistiendo al estrés y, con menos reacciones al estrés, se debería retardar el envejecimiento. ¿Había allí una explicación de por qué quienes practicaban la MT presentaban un menor envejecimiento biológico? Al parecer, sí; Glaser tomó a 328 meditadores experimentados y comparó sus niveles de DHEA con los de 1.462 sujetos que no meditaban (para mayor exactitud, buscó el nivel de sulfato de dehidroepiandrosterona, que guarda una estrecha relación).

Clasificó a sus sujetos por sexo y edad. En todos los grupos de mujeres, los niveles de DHEA eran más elevados entre quienes meditaban; lo mismo ocurría en ocho de los once grupos de hombres. Como el nivel más alto de DHEA se presenta en las personas más jóvenes, Glaser interpretó esto como prueba de que la edad biológica disminuía con la práctica de la MT. Lo interesante es que las diferencias más marcadas se presentaban en los sujetos de más edad. Los meditadores mayores de 45 años tenían un 23% más de DHEA; las mujeres, un 47% más. Este impresionante resultado no dependía de factores tales como la dieta, el ejercicio, el consumo de alcohol ni el peso. En general, Glaser calculó que los niveles de DHEA eran, entre quienes meditaban, equivalentes a los de personas que tuvieran entre cinco y diez años menos.

Conectando mente, cuerpo y espíritu

Si la DHEA resulta tan significativa como parece ahora, esta vinculación entre el antienvejecimiento y la meditación es muy importante. Pero las implicaciones son aun más profundas. La meditación es una práctica espiritual. Esa es su finalidad en la India y en todo Oriente. Millones de occidentales suponen, equivocadamente, que esto hace de la meditación algo no físico, algo que se hace dentro de la cabeza. En verdad, nada está sólo en la cabeza o sólo en el cuerpo. Cuando conocí a Su Santidad Maharishi Mahesh Yogi, quien introdujo la MT en Occidente, me causó una profunda impresión con una aseveración predominante: la espiritualidad no debe ser separada del cuerpo. La enfermedad y la vejez representan la incapacidad del cuerpo de alcanzar su objetivo natural, que es unirse a la mente en perfección y contento.

En todas las etapas del crecimiento espiritual, tu mayor aliado es tu cuerpo. ¿Esta afirmación te sorprende? Casi todos suponemos que cuerpo y espíritu ocupan los extremos opuestos del espectro. Cuando experimentamos sensaciones centradas en el cuerpo, como el hambre y la sed, el dolor y el placer, no las consideramos experiencias espirituales. Con frecuencia creemos que la sensualidad, que abarca todas las variantes del deleite físico, es grosera comparada con las alturas que puede alcanzar el alma. Pero la espiritualidad también debe ser sensual, pues la persona espiritual es la que vive en plenitud el momento presente, y eso significa vivir plenamente en el cuerpo. Maharishi me hizo ver que utilizar la meditación como medio para derrotar al envejecimiento era una legítima meta espiritual.

Por desgracia, nuestra cultura ha cometido el error de decidir que el cuerpo humano es una máquina, un inerte montón de materia que funciona sin inteligencia propia. Este erróneo concepto llevó a una segunda equivocación: que las personas más espirituales son las que renuncian al cuerpo, niegan sus pasiones o, cuanto menos, tratan de controlar sus deseos.

Este tipo de prejuicios contra el cuerpo es contrario a la manera en que nos creó la Naturaleza. La Naturaleza equilibró mente, cuerpo y espíritu como cocreadores de nuestra realidad personal. No se puede hacer nada, desde enamorarse a pronunciar una plegaria, pasando por metabolizar una molécula de sacarosa, sin afectar todo lo que se es. El cuerpo es la plataforma que permite que toda experiencia surja y vea la luz del día; es una proyección tridimensional de millones de procesos individuales que se producen en cualquier momento, incluyendo un proceso tan profundo como llegar a conocer la realidad de Dios.

En nuestra sociedad, la gente sufre por la sensación de que el espíritu está básicamente separado de ella. El cuerpo procesa comida, aire y agua a la perfección sin necesidad del espíritu; la mente piensa en un millón de cosas sin tocarlo. Nos resulta fácil descartar la vida espiritual, a la espera del día en que algún salto aún imposible nos saque de la realidad cotidiana para llevarnos a un reino más exaltado.

Todos los aspectos de la realidad son una pieza del misterio, una faceta de la totalidad de lo que existe. Átomos, moléculas, rocas, estrellas y el cuerpo humano son expresiones materiales de lo que existe. Placer y dolor son expresiones psicológicas de lo que existe. La compasión y el amor son expresiones espirituales de lo que existe. Cuando se ponen en equilibrio las dimensiones de lo material, lo psicológico y lo espiritual, la vida se convierte en un todo y esta unión provoca sentimientos de consuelo y seguridad. Sólo si te sientes seguro de tu sitio en el universo puedes comenzar a encarar el hecho de estar rodeado de la creación y la destrucción que se desenvuelven constantemente. No se puede desafiar a la entropía como fuerza física, pero es posible elevarse a un plano de entendimiento que la entropía no pueda tocar. En el plano más profundo, la inteligencia es inmune a la decadencia. Tus células vienen y van, pero el conocimiento de tu cuerpo, que sabe hacer células, sobrevive y pasa de generación en generación. La inteligencia evolutiva corporizada por el ADN tiene muchos planos; como seres humanos, nuestra tarea consiste en experimentarlos a todos y hacer de cada uno una parte de nosotros mismos.

En el medio del cambio, hay cinco percepciones que la entropía no puede afectar. Están expresadas en todas las tradiciones espirituales y forman el núcleo de la evolución personal, era tras era:

1. Yo soy Espíritu.
2. Este momento es lo que debe ser.
3. La incertidumbre es parte del orden total de las cosas.
4. El cambio está impregnado de no-cambio.
5. La entropía no presenta amenaza porque está bajo el control de un infinito poder organizador.

Estas percepciones son cruciales porque permiten al individuo elevarse por encima del mundo de la dualidad, que está inevitablemente atrapado en la batalla de la reacción y la destrucción. Hay una perspectiva que el Nuevo Testamento llama "ver con un ojo", estado de unidad en el que todos los hechos, por dolorosos o preocupantes que sean en el momento, sirven a un fin, que es inteligente, amante y ordenado. Esta perspectiva unificada no puede ser impuesta a nadie hasta que su conciencia esté preparada para aceptarla. Si te encuentras atrapado en tu dolor y convencido del drama de tu vida, esa es tu perspectiva y tienes derecho a ella. Pero todos deseamos poner fin al dolor y al sufrimiento; a cierta altura de tu evolución personal, estas cinco percepciones formarán el rastro que conduzca a la mente fuera del sufrimiento. Permítaseme traducir cada punto según el nuevo paradigma.

1. YO SOY ESPIRITU

Aunque mi existencia física está limitada al espacio y al tiempo, mi conciencia no tiene esos límites. Tengo conciencia de todo el campo como juego de creación y destrucción. Materia y energía vienen y van, encendiendo y apagando su existencia como luciérnagas, pero todos los hechos son reunidos y ordenados por la profunda inteligencia que corre por todas las cosas. Yo soy un aspecto de esa inteligencia. Soy el campo que se despliega en los hechos locales. Mi espíritu está experimentando el mundo material a través de la lente de la percepción, pero aun si no veo ni oigo nada, sigo siendo yo, una presencia eterna de la conciencia.

En términos prácticos esta percepción se torna real cuando ningún hecho exterior puede conmover tu sentido del yo. Quien se sabe espíritu nunca pierde de vista al experimentador en medio de la experiencia. Esta verdad interior dice: "Llevo la conciencia de la inmortalidad en medio de la mortalidad".

2. ESTE MOMENTO ES LO QUE DEBE SER

El momento presente es un acontecimiento del espacio-tiempo dentro del continuo eterno. Como ese continuo soy yo, nada de lo que pueda ocurrir está fuera de mí; por lo tanto, todo es aceptable como parte de mi identidad mayor. Así como cada célula refleja el proceso total del cuerpo, cada momento refleja a todos los otros momentos, pasados, presentes y futuros. Esta percepción nace cuando se renuncia a la necesidad de dominar la realidad. Esa necesidad es una respuesta natural a los dolores y las frustraciones pasados, puesto que es el recuerdo de los viejos traumas lo que nos lleva a manipular el presente y anticipar el futuro.

En la unidad, todo momento es lo que debe ser. La sombra del pasado no echa a perder la plenitud que sólo es posible en tiempo presente; por lo tanto, cada momento es como una ventana clara que deja entrar la posibilidad de igual gozo, igual apreciación de lo que se está desplegando frente a ti. La voz de la verdad interior dice: "Mis deseos son parte de este momento y lo que necesito me es proporcionado aquí y ahora".

3. LA INCERTIDUMBRE ES PARTE DEL ORDEN TOTAL DE LAS COSAS

La certidumbre y la incertidumbre son dos aspectos de tu naturaleza. En un plano, las cosas deben ser seguras; de lo contrario no podría existir el orden. En otro plano, las cosas deben ser inciertas; de lo contrario no existiría lo nuevo. La evolución avanza por hechos sorprendentes; la actitud más saludable es comprender que *lo desconocido* es sólo un sinónimo de "creación". Esta percepción nos salva del miedo, que surge cada vez que nos resistimos a la incertidumbre.

En la unidad, el ser humano aprecia la sabiduría de la incertidumbre. Comprende que su próximo aliento, que el próximo latido de su corazón o el pensamiento siguiente, son totalmente imprevisibles, pero que en esta apertura total se mantiene el orden. Los opuestos pueden y deben coexistir. En realidad, abarcas en ti a todos los opuestos, así como el campo cuántico abarca los dos grandes opuestos, la entropía y la evolución. La incertidumbre de las cosas no despierta miedo en quien está en la conciencia de unidad, pues está seguro de sí mismo. La voz de la verdad interior dice: "Abrazo a lo desconocido porque me permite ver nuevos aspectos de mí mismo".

4. EL CAMBIO ESTA IMPREGNADO DE NO-CAMBIO

La vida es una danza eterna. Los movimientos de la danza son compuestos por tu conciencia. Tus deseos y atenciones guían el rumbo de tu crecimiento. Como la atención fluye constantemente, la danza jamás termina. Esta es la esencia del vivir. Cada movimiento es parte de la danza. Por lo tanto, cada acontecimiento del espacio-tiempo es importante y necesario. Es el orden dentro del caos.

Cuando comprendes que estás seguro dentro de este marco invariable, surge el gozo del libre albedrío. Te será imposible ejercitar el libre albedrío si temes que te traiga incertidumbre, accidentes y calamidades. Sin embargo, quien está en la unidad acepta cada elección dentro del esquema total. Si eliges A, el campo se acomodará a tu elección; si eliges B, el campo se ajustará a ello, aunque B sea diametralmente opuesto a A. Para el campo todas las posibilidades son aceptables, pues por definición el campo es un estado de todas las posibilidades. La voz de la verdad interior dice: "Voy a conocer lo Absoluto jugando aquí, en lo relativo".

5. LA ENTROPIA NO PRESENTA AMENAZA PORQUE ESTA BAJO EL CONTROL DE UN INFINITO PODER ORGANIZADOR

Tu cuerpo refleja la simultaneidad del orden y el caos. Las moléculas de comida, aire y agua que se arremolinan en tu sangre se mueven caóticamente, pero cuando entran en una célula son utilizadas con orden exacto. Las neuronas que se disparan en tu cerebro producen una caótica tormenta de señales eléctricas, pero lo que emerge son pensamientos dotados de sentido. Por lo tanto, el caos es sólo un punto de vista. Las cosas que una conciencia limitada percibe como libradas al azar se ajustan perfectamente a su sitio cuando la conciencia se expande. En la unidad comprendes que cada paso hacia la decadencia, la disolución y la destrucción es utilizado para organizar nuevos modelos de orden. Cuando tu percepción puede ver el nacimiento que brota de la decadencia, la voz interior de la verdad dice: "Mediante pasos alternados de pérdida y ganancia, silencio y actividad, recorro el sendero de la inmortalidad".

Estas son meras descripciones. No hay palabras escritas que puedan sustituir la percepción personal (lo que he llamado voz interior) tal como se despliega para cada individuo. Pero todos queremos intuitivamente deshacernos de lo molesto, y se requieren respuestas satisfactorias sobre quiénes somos y por qué estamos aquí para poner fin al descontento interno. En su verdadera naturaleza, la vida es cómoda, fácil, nada forzada e intuitivamente correcta.

Esto significa que el estado de autorrealización es el más natural; la acumulación de estrés, junto con el envejecimiento que produce, indica que aún están presentes las tensiones y la incomodidad. Mientras no nos realizamos, la vida es una lucha. Tratamos constantemente de aliviar viejas heridas, escapar a antiguos miedos e imponer control sobre lo incontrolable. La siguiente sección *En la práctica* está dedicada a terminar con esta lucha mediante la técnica que finalmente da resultado: aprender a aceptar tu vida, no como una serie de hechos del azar, sino como un sendero del despertar, cuya finalidad es el máximo de gozo y plenitud.

EN LA PRACTICA:

La sabiduría de la incertidumbre

La incertidumbre de la vida ejerce constantes exigencias sobre nuestros mecanismos de enfrentamiento. Básicamente, hay dos modos de encarar la incertidumbre: la aceptación y la resistencia. Aceptar significa permitir que los hechos se desarrollen a tu alrededor y reaccionar espontáneamente a ellos sin suprimirlos. Resistir significa tratar de cambiar los hechos, apartándolos de lo que realmente son, y reaccionar ante ellos de maneras familiares y seguras. La aceptación es saludable, porque te permite despejar cualquier tensión en cuanto se presenta; la resistencia es insalubre, porque acumula residuos de frustración, falsas expectativas y deseos no cumplidos.

En su libro *Emotionally Free* (Emocionalmente libre), el notable psiquiatra David Viscott se refiere a la acumulación de sentimientos como un estado de deuda emocional, que vincula directamente con el envejecimiento: "El pesar nos envejece prematuramente. Cuando estás en deuda emocional eres pesimista con respecto al futuro y, aun en tus años de plenitud, ansías volver al pasado para remediar las carencias de amor y oportunidad que sufriste. A veces ansías más atención, pasar más tiempo con alguien que ya no está, tener la oportunidad de hablar francamente y desprenderte de tu carga emocional, o sólo resolver tu confusión descubriendo, por fin, lo que realmente te ocurrió".

Incontables personas se encuentran con una deuda emocional que va creciendo con los años transcurridos. Envejecer es un estado psicológico en el cual la deuda emocional aumenta hasta que los mecanismos de enfrentamiento del cuerpo ya no pueden manejar adecuadamente el estrés actual. El resultado es debilidad, enfermedad y muerte. Hace falta un esfuerzo consciente para no caer en esta trampa. Aunque cada momento nuevo es desconocido y, por lo tanto, constituye una amenaza potencial, no hay una verdadera seguridad en recurrir al pasado. Tal como escribe Viscott: "Puedes especular, puedes lamentarte, puedes anhelar, pero, por mucho que desees volver atrás y perfeccionar tu experiencia emocional, jamás podrás volver al hogar. Tu verdadero hogar está en este lugar y en este momento. El presente es para la acción, para hacer, para devenir y para crecer".

Biológicamente, tu cuerpo está perfectamente equipado para vivir en el presente y allí adquiere su mayor gozo y satisfacción. Tu cuerpo nunca sabe cuál será su presión sanguínea al momento siguiente; por eso tiene una flexibilidad incorporada que permite una amplia gama de presiones; la misma flexibilidad se encuentra en cualquier otra respuesta involuntaria. Esta es la sabiduría de la incertidumbre, que permite que suceda lo desconocido y lo recibe de buen grado, como fuente de crecimiento y comprensión. Vemos expresada esta sabiduría en la espontaneidad de cada célula, de cada órgano. Los patrones de descargas eléctricas de tu cerebro no son iguales dos veces en la vida; sin embargo, esta radical incertidumbre te permite tener pensamientos nuevos y originales. A cada minuto mueren cerca de trescientos millones de células que no se volverán a ver, y este torrente de muerte es asimilado en el torrente mayor de la vida, que mantiene tu cuerpo en funcionamiento.

Sin embargo, a la mente le cuesta mucho más aceptar la incertidumbre. Teme al cambio, a la pérdida y a la muerte. Esta es la fuente de resistencia, que el cuerpo traduce en estrés. Al imponer la resistencia mental, creas una amenaza que tu cuerpo debe afrontar. En la montaña rusa, algunos gritan de entusiasmo; otros, de terror. El trayecto es el mismo, pero los que se echan hacia atrás y tensan el cuerpo generando un chorro de hormonas de estrés, experimentan terror. Los que se dejan llevar sin resistencia experimentan exaltación.

En los siguientes ejercicios aprenderás a restaurar en tu conciencia un estado de aceptación para que vivir en el presente sea tan satisfactorio como se pueda. No obstante, primero debes darte una idea de la resistencia que ahora presentas. Nuestras defensas psicológicas son muy buenas para ocultarnos esto; por definición, las emociones contenidas son las que no podemos sentir. Sin embargo, la resistencia da origen a un revelador patrón de conducta. La necesidad de tener control es una compulsión que se arraiga en el miedo y la amenaza. Aunque no puedas llegar a la amenaza, tu conducta dominante delata su presencia.

CUESTIONARIO DE CONTROL

Pon una marca junto a las siguientes afirmaciones si se aplican a tu caso "con frecuencia", "gran parte del tiempo" o "casi siempre". Algunas de estas declaraciones no suenan muy halagadoras, pero trata de ser tan franco y honesto como puedas con respecto a ti mismo.

1. Me gusta dominar las situaciones laborales y me siento mucho más a gusto trabajando solo que con otros.
2. Cuando estoy bajo presión, la emoción que demuestro con más facilidad es el enojo o la irritabilidad.
3. Rara vez digo a alguien que lo necesito.
4. Tiendo a no olvidarme de las viejas ofensas. En vez de decir a alguien que me ha hecho sufrir, prefiero fantasear con desquitarme.
5. Guardo varios resentimientos sobre el modo en que me tratan mis hermanos.
6. Cuanto más dinero gasto en alguien, más significa eso que lo quiero.
7. No acostumbro decir lo injustos que son los otros para conmigo.
8. Si una relación comienza a marchar mal, secretamente desearía poder recuperar todo lo que compré para esa persona.
9. Si la casa es mía, los que están en ella deberían seguir mis reglas.
10. Me cuesta admitir que soy vulnerable. Pocas veces digo de verdad "Me he equivocado".
11. Es preferible ocultar mis heridas que mostrar a alguien mi debilidad.

12. Soy mejor hablando que escuchando.
13. Lo que tengo que decir es generalmente importante.
14. En secreto pienso que los otros no toman mis opiniones con la seriedad que deberían.
15. Conozco bastante bien lo que le conviene a la gente.
16. Al menos una vez en la vida me han sorprendido abriendo correspondencia ajena.
17. A veces me han tratado de cínico o negativo.
18. Tengo normas elevadas, que los otros confunden a veces con tendencia a criticar.
19. Tiendo a ser perfeccionista. Me molesta dejar pasar un trabajo deficiente.
20. Me siento incómodo si alguien intima demasiado conmigo en lo emocional.
21. Cuando se rompe una relación, miro hacia atrás y pienso que, en general, yo tenía razón.
22. Soy limpio y ordenado. Me gusta mi modo de hacer las cosas y me cuesta vivir con una persona descuidada.
23. Sé planificar mi día y doy mucho valor a la puntualidad.
24. Sé atender las necesidades de otros, pero me desilusiona que ellos no piensen tanto en las mías.
25. Tengo una explicación lógica para mi modo de actuar, aunque los otros no siempre puedan aceptarla.
26. No me importa demasiado que otra gente no me tenga aprecio.
27. En mi opinión, la gente no suele expresar los verdaderos motivos de su comportamiento.
28. No sirvo para tratar con niños bulliciosos o traviesos.
29. Todavía culpo a mis padres por muchos de mis problemas, pero no se lo he dicho.
30. Cuando discuto con mi cónyuge o mi amante, no puedo dejar de sacar a relucir antiguas quejas.

Puntuación total: _____

Evaluación de la puntuación:
   0–10 puntos
   No hay una excesiva necesidad de controlar que domine tu personalidad. Tiendes a sentirte cómodo con tus sentimientos y te muestras tolerante para con los demás. Como te sabes imperfecto, comprendes los fallos ajenos.

Para ti es fácil dejar que los acontecimientos sigan su curso y las sorpresas no te hacen perder el equilibrio. Probablemente das mucho valor a la espontaneidad y a la expresión de las emociones.

10–20 puntos

Controlar es para ti un problema frecuente. Tienes más miedos y heridas de los que dejas ver, pero no te esfuerzas mucho por resolver estos sentimientos. Mandar no te parece fundamental, pero salirte con la tuya sí. Te consideras organizado y eficiente, pero no te preocupas demasiado si las cosas se desmandan un poco. Has encontrado a alguien con quien puedes mostrarte sincero y franco, pero es limitado lo que puedes decir o hacer sin peligro, aun con esa persona.

Más de 20 puntos

Eres una persona dominante. Crees necesario el control porque la gente te hiere mucho y tienes recuerdos de este tipo que se remontan a tu dolorosa niñez. Para impedir que sigan hiriéndote, tratas de controlar tus sentimientos; eso significa, básicamente, que eres muy selectivo en cuanto a sincerarte con otros. Tu predominante necesidad de mandar o de que las cosas se hagan a tu modo aleja a la gente de ti, pese a que te esfuerzas mucho por cuidar de sus necesidades. La única emoción que expresas con facilidad es el enojo o la irritabilidad. Te la pasas explicando tus motivos y dando razones para ser como eres, pero eso no te ayuda a conseguir lo que deseas, que es el amor y el afecto de otros.

La finalidad de este cuestionario no es etiquetar a alguien como malo por ser dominante. Para la mayoría es muy desagradable perder el control y todos aplicamos nuestras energías para conservarlo. Pero existe un modo saludable de controlar y un modo insalubre. El saludable es tener suficiente seguridad en ti mismo (en cuanto a tu valer, tu merecimiento de amor y tus logros) para que los hechos exteriores no pongan en peligro tu capacidad de enfrentamiento. El modo insalubre es manipular a la gente y a los hechos para cubrir tus debilidades y tu inseguridad. Para adoptar el primero debes ser franco contigo mismo; necesitas conocer tus límites en diversas situaciones: cuáles te hacen sentir débil y cuáles sacan a relucir tu fortaleza. El conocimiento de uno mismo es un ancla que torna tolerable lo imprevisible.

Cierta vez, una persona sabia me dijo: "Si mi enfoque de una situación no funciona, confío en que hay más que aprender. O bien alguien puede proporcionarme ayuda o el flujo de los hechos revelará lo que hace falta. En cualquier caso, no llegaré a la solución si no comienzo por admitir que mi respuesta no es perfecta". Los que aplican un control insalubre carecen de esta flexibilidad y esta humildad; insisten en manejar los hechos y en buscar excusas para ponerse en el lado conveniente de todos los conflictos. Esta conducta provoca falta de armonía, tanto dentro de sí mismos como con el medio. Como son incapaces de permitir, simplemente, pagan el precio de no experimentar nunca de verdad el alimento emocional que se logra cuando se deja que la vida fluya dentro, alrededor y a través de nosotros.

EJERCICIO 1: LIBERAR TUS INTERPRETACIONES

Tu vida sólo puede ser tan libre como tu percepción de ella. Cada vez que miramos una situación, vemos en ella nuestro pasado, porque todos los hechos reciben una interpretación y las interpretaciones arraigan en el pasado. Si de niño te asustaban las arañas, proyectarás ese miedo a las arañas al día de hoy; si tu padre era alcohólico, tu modo de juzgar a los que beben estará empañado por tus dolorosas experiencias pasadas. El solo comprender que estás dando una interpretación a todo, por trivial que sea, es un paso importante para liberarte del pasado. Debes comprender que siempre ves las cosas desde un punto de vista. Si te sorprendes riñendo con alguien, por ejemplo, aferrarte a tu punto de vista convertirá al otro en una amenaza; en cambio, reconocer que dos puntos de vista opuestos pueden ser válidos por igual retira la amenaza.

Recuerda que la segunda etapa de la respuesta al estrés, la apreciación, es la única en la que puedes dominar la reacción de tu cuerpo. Una vez que hayas interpretado una situación como amenaza, tu cuerpo experimentará automáticamente algún tipo de reacción al estrés. Por eso es importante verificar tus interpretaciones. Generalmente, las antiguas no siguen siendo válidas fuera de la situación originaria. Sólo puedes acabar con el estrés percibiendo su fin. Queda mucho por decir sobre cómo lograr esto, pero en mi propia vida trato de encarar cada situación tensa con la intención de desactivar su amenaza en mí mismo. Estos cinco pasos me han sido de inmensa ayuda:

1. Cobra conciencia de que tienes una interpretación. En una situación conflictiva, trato de decirme que mi punto de vista es limitado; yo no soy el dueño de la verdad.
2. Deja a un lado tu antigua posición mental. Cuando me siento tenso, tomo esto como señal de que me aferro demasiado a mi punto de vista.
3. Observa las cosas desde una nueva perspectiva. Yo me concentro en las sensaciones de mi cuerpo; al hacerlo, mi mente siempre comienza a ver las cosas de modo algo diferente.
4. Evalúa tu interpretación para ver si todavía es válida.
5. Concéntrate en el proceso, no en el resultado. Siempre surgirán tensiones si te concentras en el fin que debes obtener. Es el inconveniente de pensar que los acontecimientos pueden ser controlados u obligados a terminar de modo previsible. Para superar esta tendencia a imponer un falso control, me recuerdo que no necesito saber dónde voy para disfrutar del camino que recorro.

Cuando sigo estos cinco pasos, se disuelven muy pronto esos fastidios cotidianos que crean tensiones inadecuadas. Trato de ser tolerante conmigo mismo; a veces alguna situación pulsa demasiados botones y la respuesta al estrés comienza antes de que yo me dé cuenta. En esos casos, la única solución sensata es dejarse llevar; el cuerpo no aflojará sus tensiones sino cuando la reacción haya completado su curso.

El ejercicio consiste en leer estos cinco pasos y pensar en ellos para cambiar tus interpretaciones; luego debes aplicarlos. Al principio deberías aplicar estas técnicas a un suceso preocupante de tu pasado. Piensa en alguien que te haya herido mucho y a quien no puedas perdonar. Los cinco pasos pueden llevarte a este tipo de razonamiento:

1. Me siento herido, pero eso no significa que la otra persona fuera mala o quisiera hacerme daño. No conoce todo mi pasado, como yo no conozco el suyo. Siempre hay otra cara de la situación pese a mi dolor.
2. No es la primera vez que me hieren así; por lo tanto, tal vez

me apresuré al juzgar este incidente. Debo ver cada cosa como es.

3. No necesito verme como víctima. ¿Cuándo fue la última vez que me encontré en la misma situación, pero en el lado opuesto? ¿No me sentí bastante envuelto en mis propios motivos? ¿Acaso di a los sentimientos ajenos más importancia de la que dieron esta vez a los míos?

4. Olvidemos un segundo mis sentimientos. ¿Qué sintió esa otra persona? Tal vez sólo perdió el control, o quizás estaba tan absorto en su propio mundo que no se dio cuenta de que me hería.

5. Este incidente me puede ser útil. En realidad, no me interesa criticar a esa persona ni desquitarme. Quiero descubrir el tipo de cosas que me hacen sentir amenazado. Cuanto más pienso en eso, más me parece una oportunidad de aceptar la responsabilidad por lo que siento. Eso me hará más fácil el perdonar, puesto que quien me enseña algo sobre mí mismo merece mi agradecimiento.

Cuando empiezas a adquirir la costumbre de examinar tus antiguas interpretaciones así, a conciencia y con cuidado, creas un espacio para momentos espontáneos de libertad. Son los momentos en que tu antigua posición mental se despeja en un destello de penetración psicológica. Con ese destello viene una sensación de revelación, porque estás mirando la realidad misma, no un reflejo de tu pasado. Las cosas más valiosas de la vida (el amor, la compasión, la belleza, la inspiración) deben venir espontáneamente a nosotros. Sólo podemos prepararles el camino (un espiritual amigo mío llama a esto "abrir un agujero hacia la cuarta dimensión").

Existe una gran libertad en la penetración psicológica. Conozco a un hombre que, en muchos años, no pudo visitar el hogar paterno el día de Acción de Gracias sin enzarzarse en una violenta disputa con su padre. Llegó un día de Acción de Gracias en que él tenía 40 años y su padre, 75. "Cuando bajé del avión mi padre me saludó y, como siempre, echamos a andar hacia el depósito de equipajes en actitud amistosa. Tardamos alrededor de media hora en asumir nuestros habituales papeles de combatientes. Traté de no ponerme tenso, pero sabía que, en cuanto subiéramos al auto, él criticaría mi modo de conducir y a mí empezaría a hervirme la sangre.

"Mientras esperábamos el equipaje no nos dijimos gran cosa;

habitualmente es entonces cuando nos quedamos sin nada que decir. Cuando mi maleta bajó por la tolva, alargué la mano hacia ella y él me apartó para tomarla: otra parte del rito que no ha cambiado en veinte años.

"Sin embargo, en esta oportunidad se tambaleó un poquito al levantar esa pesada maleta; por primera vez noté que estaba envejeciendo. Te parecerá que no era una gran revelación, pero yo caí en la cuenta de que, durante todo ese tiempo, había estado peleando con mi padre como si aún tuviera siete años y él fuera un adulto inmensamente poderoso y fuerte. No le quité la maleta porque es orgulloso. Pero en esa oportunidad no lo seguí al auto como el niño conducido por un padre arrogante. Comprendí que deseaba ayudar y que esa era su manera de demostrarme cariño. Es difícil expresar lo potente que pareció esa transformación."

Este es un perfecto ejemplo de cómo asoma una realidad diferente cuando nos desprendemos de viejas interpretaciones. Por mi parte, comencé a notar que perder el avión, cosa que me ocurre con extraña frecuencia en mis giras de conferencias, me provocaba cada vez más tensiones. Un día, mientras corría por la pista, vi que retiraban lentamente la rampa del avión. Me detuve con un nudo en el estómago y una sensación de frustración enloquecedora. Pero entonces se me ocurrió preguntarme: "¿De qué modo cambiará mi vida dentro de un año por haber perdido este avión?". El efecto fue casi mágico: mi corazón dejó de latir precipitadamente, mi respiración se calmó, se relajaron mis músculos, desapareció el nudo de mi estómago y mis intestinos dejaron de revolverse.

Al poner en tela de juicio mi interpretación, comprendí que mi estrés no era por el avión perdido, sino por mis supuestos inexpresados. Mi cuerpo estaba condicionado para pensar: "Oh, no, otra vez lo mismo", como ocurre en casi todas las reacciones de estrés. Son expectativas. Recuerdas tu última reyerta matrimonial, la última vez que criticaron tu trabajo, la última pregunta hostil de un asistente a tus conferencias y surge una reacción completa al estrés. Me sentí como la rata que salta horrorizada aunque la descarga no se produzca, pues, bien vistas las cosas, perder el avión no tenía importancia. Al eliminar la interpretación falsa, mi cuerpo se liberó de sus viejos hábitos.

EJERCICIO 2: PELAR LA CEBOLLA DEL PASADO

El pasado forma en nosotros muchas capas intrincadas. Tu mundo interior está lleno de relaciones complejas, pues contiene el pasado, no sólo como ocurrió, sino en todas las maneras en que te gustaría revisarlo. Todo lo que debería haber resultado distinto cambia, sí, en ese sitio donde escapas a la fantasía, la venganza, los anhelos, el pesar, el autorreproche y la culpa. Para deshacerte de esas distracciones debes comprender que hay un sitio más profundo *donde todo está bien*.

En *Siddhartha*, Hermann Hesse escribe: "Dentro de ti hay un sitio silencioso e inviolable al que puedes retirarte en cualquier momento para ser tú mismo". Este santuario es la simple conciencia de la comodidad, que no puede ser violada por el torbellino de los acontecimientos. Este sitio no siente traumas y no acumula heridas. Es el espacio mental que uno busca en la meditación, a la que creo una de las actividades más importantes a las que podemos dedicarnos. No obstante, si no practicas la meditación puedes acercarte a ese lugar de calma por medio del siguiente ejercicio:

Escribe esta afirmación:

> Soy perfecto tal como soy. Todo en mi vida sucede
> para mi bien último. Soy amado y soy amor.

No te detengas a analizar la afirmación; limítate a escribirla. Al terminar, cierra los ojos y deja aflorar cualquier reacción que te venga a la mente; luego escribe las primeras palabras que se te ocurran (escribe esa respuesta directamente bajo la afirmación). Es probable que tu primer pensamiento contenga mucha resistencia y hasta enojo, porque nadie vive de modo perfecto y cuesta creer que todo esté funcionando como debería. (Respuestas típicas: "¡Estupideces!", "Esto es una tontería", "¡No!") Si tu reacción expresa una emoción similar, es sincera.

Ahora, sin detenerte, escribe otra vez la afirmación, cierra los ojos y vuelve a anotar las primeras palabras que te vengan a la mente. No te detengas a analizar tu reacción. Continúa con el ejercicio hasta que hayas repetido la afirmación y tu respuesta doce veces. Te sorprenderá lo mucho que cambian tus reacciones; en la mayoría de los casos, la última respuesta será mucho más positiva que la primera. Esencialmente, este ejercicio te permite espiar los niveles más profundos de tu conciencia.

La mayoría de las personas tienen la resistencia más fuerte en la superficie de la mente, pues allí es donde operan sus reacciones más públicas y circunspectas. Tu yo social, el que se comporta como se espera de ti, es superficial; fue adiestrado principalmente para causar buena impresión y no revelar demasiado. Estas capas superiores de tu conciencia no responderán muy profundamente a declaraciones tan potentes como "Soy amor". Al profundizar tocamos planos de frustraciones, deseos y emociones contenidas más recientes. Cuando tocas esas capas pueden surgir reacciones inesperadas o irracionales. La declaración "Soy amor" puede activar un arranque furioso que se relacione con un episodio reciente en el que no te sentiste amado, por cierto.

Más hondo aun están las capas donde se guardan tus sentimientos más atrincherados. Si te sientes básicamente indigno de amor, en este nivel podría haber mucho dolor y resistencia. Pero debajo del condicionamiento más rígido existe una capa de conciencia que concuerda sin vacilar con las palabras "soy amor".

Si puedes amar y ser amado es porque esta capa de tu conciencia evoca ese sentimiento; es allí donde se conocen los valores humanos más profundos. Sin ese conocimiento (no sólo del amor, sino de la belleza, la compasión, la confianza, la fuerza y la verdad), estas palabras carecerían de significado. El amor es parte de la naturaleza humana esencial. Lo reconocemos porque vibra en nosotros, por muy debajo del plano consciente que esté. Poder vivir a partir de este plano brinda una satisfacción completa, pero eso sólo ocurre cuando resuelves las capas de conflictos y contradicciones que constituyen tu resistencia.

Cuando te resistes al flujo de la vida, a lo que en verdad te estás resistiendo es a tu propia naturaleza interior, pues todo lo que nos pasa es un reflejo de lo que somos. Esto no es una afirmación mística, sino parte del aparato de la percepción. Percibir es captar el significado de algo. Una roca no es roca a menos que estés familiarizado con el concepto de roca; de otro modo, la roca sería un dato sensorial sin significado, como la escritura arábiga o rusa si no entiendes esos idiomas. Debes aprender un idioma extranjero y debes conocer todos los objetos que están "allí fuera", en el mundo. Pero no tienes obligación de aprender a existir. Existir es algo que se produce naturalmente; tener un sistema nervioso humano es existir. Incluida en ese sistema nervioso viene la conciencia humana, el saber que eres humano como opuesto a formar parte de otra especie.

Con este conocimiento surgen los sentimientos primordiales que nos hacen responder al amor, la confianza, la compasión y los otros estados de sensación esenciales. Son nuestro comienzo, pero también son lo que buscamos, porque cada uno de ellos puede crecer. Vivir desde el plano de conciencia que dice "soy amor" significa vivir desde un nivel donde el amor puede crecer. En las primeras etapas de la evolución personal, casi todos dudan de estos estados esenciales. No están seguros de ser dignos de amor, confiados, fuertes, valiosos, etcétera. No puedes saber nada de estos estados tratando de probarlos ante ti mismo. Si intentas obtener amor actuando bien, siendo simpático, aprendiendo el juego del atractivo social, etcétera, siempre terminas en el fracaso, porque, cuando dejas de comportarte como te han enseñado, la actitud básica que resta es la duda, que fue tu punto de partida.

El fin de la búsqueda de amor está más allá de la conducta, pues a su debido tiempo la mente decide mirar hacia dentro; cuando lo hace, la búsqueda se transforma en una búsqueda del yo esencial, el yo que sabe que "yo soy amor". En todos los lados de tu conciencia existe la verdad sobre ti mismo, pero después de retirar todas las capas de la cebolla esta es la verdad más básica: eres amor, eres compasión, eres belleza. Eres la existencia y el ser. Eres conciencia y espíritu. Cualquiera de estas declaraciones se puede utilizar como afirmación, la cual, como lo insinúa la palabra, es sólo un modo de afirmar algo, de decir sí. La técnica es sumamente poderosa para hacerte recordar tu naturaleza, pero más aun: te recuerda tu propósito, que es crecer hasta el punto en donde "soy amor" esté en la superficie de tu conciencia, no sepultado en las oscuras profundidades.

EJERCICIO 3: VIVIR EN EL PRESENTE

Todo lo que piensas y sientes refleja lo que eres. Si piensas y sientes desde un nivel superficial de conciencia, ese eres tú. Para bucear más hondo dentro de ti mismo y tener la suerte de llegar al sitio donde eres amor, compasión, confianza y verdad, debes seguir el sendero de tus respuestas actuales. Quien no se siente amado puede encontrar el amor en su forma más pura, pero deberá abrirse paso por las capas de resistencia que bloquean la sensación del amor puro. Tus emociones actuales reflejan el estado actual de tu sistema nervioso, con todas sus huellas pasadas. Cada vez que tienes una experiencia, estas huellas entran en tu respuesta; esto significa que la mayoría de tus reacciones son ecos del pasado. En realidad, no vives en el presente.

No obstante, al menos reaccionas en el presente, y es allí donde se inicia la búsqueda de tu verdadero yo. Tus emociones son lo más centrado en el presente que tienes. Una emoción es un pensamiento ligado con una sensación. El pensamiento suele referirse al pasado o al futuro, pero la sensación está en el presente. Tu mente no tarda en vincular sensaciones con pensamientos, pero cuando éramos bebés nuestras primeras experiencias y emociones se parecían mucho más a sensaciones físicas. No teníamos inhibiciones ni lo pensábamos dos veces antes de llorar cuando estábamos mojados o sentíamos frío, soledad, miedo, etcétera. Nuestra mente no conocía esas poderosas palabras: "malo" y "no". "Malo" te enseña que ciertos pensamientos son vergonzosos; "no" te enseña a resistirte a tus propios impulsos.

Después vinieron palabras e interpretaciones más complejas. Ya adultos, cuando nos negamos la experiencia inmediata de una emoción, la mente levanta un biombo de palabras y esto nos saca del presente, para arrojarnos al pasado o al futuro. Sentir una emoción total y completamente, experimentarla y luego dejarla ir, es estar en el presente, el único momento que nunca envejece.

Despojadas hasta lo básico, las emociones sólo despiertan dos sensaciones: dolor y placer. Todos queremos evitar el dolor y buscar el placer; por lo tanto, los complejos estados emocionales en que nos encontramos son el resultado de no poder obedecer a esos impulsos básicos. El psiquiatra David Viscott ha reducido la complejidad emocional a un simple ciclo que se repite incontables veces en la vida de todo el mundo. Este ciclo se inicia en el presente, donde sólo se siente dolor y placer, y termina con complejos sentimientos centrados exclusivamente en el pasado, tales como la culpa y la depresión. El ciclo de emociones es el siguiente:

El dolor en el presente se experimenta como ofensa.
El dolor en el pasado se recuerda como enojo.
El dolor en el futuro se percibe como ansiedad.
El enojo inexpresado, redirigido contra uno mismo y contenido dentro, se llama culpa.
El agotamiento de energía que se presenta cuando el enojo se redirige hacia dentro crea la depresión.

Lo que este ciclo nos dice es que el sufrimiento acumulado es responsable de una amplia gama de malestares psicológicos. Las heridas sepultadas se disfrazan de enojo, ansiedad, culpa y depresión. La única manera de tratar estas capas de dolor es averiguar qué hiere cuando se presenta el dolor, resolverlo y continuar adelante. Vivir en el presente significa tener la honestidad de evitar la emoción fácil, que es el enojo, y exponer el dolor, que es más difícil de enfrentar. Cuando el dolor no se resuelve en el presente, la cruel acumulación de enojo, ansiedad, culpa y depresión no puede sino empeorar.

El ejercicio consiste en aprender los pasos para sentir en el presente:

1. Comprende que el dolor es el sentimiento negativo más básico. No puedes estar en el presente sin estar dispuesto a sentirte herido.
2. Permanece con tus sensaciones. No cedas al impulso de negar lo que sientes o de convertirlo en enojo.
3. Di lo que sientes a la persona que provocó ese dolor.
4. Resuelve tu emoción y continúa adelante.

Este puede parecer un ejercicio de sufrimiento, pero en realidad es un ejercicio de libertad. Sufrir no es agradable, pero sí real. Te pone en el presente, mientras que las reacciones condicionadas de enojo, ansiedad, culpa y depresión te sacan de él. Una vez que estás en el presente, puedes seguir el rastro de tus emociones hasta su fuente, que no es dolor sino amor, compasión, verdad... el verdadero tú.

El sufrimiento no tiene finalidad alguna, salvo la de guiarte hasta tu verdad. En sí y por sí, el dolor sólo vale como señal que te sacará del dolor. Cuando un bebé sufre, llora, saca el sufrimiento de su organismo y luego se relaja. Vuelve al estado básico del cuerpo, que es placer, tranquilidad y comodidad. Si quieres sentir esas cosas basta con que seas tú mismo, pero ser tú mismo significa ir más allá de la tendencia a reprimir o desviar tus emociones, cosa que todos aprendimos en la primera infancia.

Llegar al momento concentrando tu atención en el dolor te permite liberarte de él en cuanto se presenta. Esa liberación se produce naturalmente (es lo que el cuerpo desea hacer) y la atención es el poder curativo que la activa. Concentrar la atención en tus sentimientos te aproxima más al estado de testigo; observas el sufrimiento sin dejarte envolver en las actitudes secundarias que suelen seguir: culpa, evasión y negativa. En el acto de ser testigo se torna posible la penetración psicológica. Se requiere objetividad para lograr comprensión; si te dejas atrapar por el sufrimiento no verás el motivo oculto tras él. Hoy nadie puede herirte sin activar una herida de tu pasado. Tienes que comprender eso a fin de encontrarte.

Cuando aprendas a decir: "Me siento herido" y a estar realmente con ese sentimiento, se desarrollará una mayor franqueza. Las emociones que nos asustan son las complejas porque abruman el mecanismo natural de liberación. No puedes desprenderte simplemente de la culpa o la depresión. Son formaciones secundarias que surgen una vez que olvidas cómo liberarte del sufrimiento.

Cuanto más sufrimiento sientas francamente, más cómodo estarás con el dolor, porque crecerá la capacidad de desprenderte de él. A medida que esto ocurra, te sentirás más cómodo con tus otras emociones. (Para una mente bloqueada, las emociones "positivas" como el amor y la confianza suelen presentar la misma dificultad que las negativas, como el odio y la desconfianza. Las viejas heridas no resueltas las eluden a ambas.) Si te sientes cómodo con tus emociones, no te enmarañarás tanto con las ajenas. En vez de culpar a los que te hieran podrás perdonarlos.

Las lecciones de este ejercicio son muy profundas:

- Todos actuamos desde nuestro propio plano de conciencia. Eso es todo lo que podemos exigir de nosotros mismos y de los demás. Por mucho que alguien nos hiera, está haciendo lo mejor que puede, dados los límites de su conciencia.
- El perdón a los demás sólo viene cuando puedes liberarte de tu propio sufrimiento. Cuanto más completa sea tu liberación, más sincero será el perdón.
- Nadie puede realmente herirte, a menos que tú le des el poder de hacerlo. Este poder radica en tu propio dolor no resuelto. Puedes asumir el control del antiguo dolor y reclamar poder sobre tus emociones. Mientras no lo hagas, tus sentimientos continuarán movidos según el capricho de los otros.
- Los acontecimientos exteriores no tienen el poder de hacerte sufrir. El sufrimiento se produce cuando tu mente hace su interpretación. Puedes vivir más allá de la interpretación, en un estado de testigo, la conciencia pura e intocable que es el verdadero tú.

Una vez más, la razón por la que este ejercicio derrota al envejecimiento es porque te devuelve al presente, y la conciencia del momento presente nunca envejece. Es la misma a los cinco años o a los ochenta y cinco. El descubrimiento de la libertad en el presente abre la puerta para la experiencia permanente de la atemporalidad, en la que pasado, presente y futuro se revelan como ilusiones comparados con la verdadera realidad, que es siempre aquí y ahora.

CUARTA PARTE

La ciencia
de la longevidad

anuncian el nacimiento de gemelos. Sólo será considerado noticia que alguien llegue a los 110 años.

¿Imaginas cómo serás el día en que cumplas los 100 años? Es un gran salto conceptual, comparable a pedir a un niño de dos años que se imagine en la edad madura. Pero imagínate con 50 años (quizá ya estés allí) y luego trata de aprehender este hecho asombroso: el día en que cumplas los 50 años será el de tu segundo nacimiento. Con toda probabilidad, delante de ti se extiende una vida completa que durará al menos treinta años o, más probablemente, cuarenta, cincuenta y hasta sesenta años. Para todas las generaciones previas, el quincuagésimo cumpleaños marcaba el momento de aminorar la marcha. Los hijos ya estaban criados y en la universidad, cuando no casados y con hijos propios. La carrera era asunto resuelto y uno sabía bastante bien si era un éxito o un fracaso. El idealismo de la juventud se había desvanecido largo tiempo atrás; la crisis de los años medios estaba superada, ya como violenta tempestad o, con suerte, como lúgubres aguaceros que amenazaban en el horizonte.

¡Pero nacer a los cincuenta años! Poco en la vida nos ha preparado para esto. Sin embargo, según los estudios de un departamento sanitario de California, si la ciencia médica pudiera eliminar el único riesgo importante de la arteriosclerosis, la expectativa de vida en término medio para las mujeres de California ascendería a los cien años... y hablamos de la media.

Comparado con tu primer nacimiento, el que experimentarás a los cincuenta años tiene sus ventajas y sus desventajas. En ambos casos se abre una existencia completamente nueva y desconocida, pero la gran ventaja del segundo nacimiento es que puedes planear por anticipado. El primero se te arrojó sin previo aviso, incluidos dos perfectos desconocidos que resultaron ser tus padres, un cuerpo informe que era preciso adiestrar para cumplir las tareas más simples y un desconcertante mundo de imágenes y sonidos caóticos, con el que tu cerebro debió modelar algo que tuviera sentido. Hacia los cincuenta años todo ese trabajo está hecho; ahora que se disipan rápidamente las temibles imágenes de la *vejez antigua*, la obvia desventaja del segundo nacimiento, que es no tener un cuerpo nuevo, no será tan incapacitante. La enfermedad y la invalidez habrán sido postergadas, si no eliminadas por completo.

Entusiasmado por las posibilidades de planificar toda una vida nueva, decidí aprovechar seriamente la oportunidad. Dejé a un lado todos los estereotipos de la ancianidad que ahogan la mente y encaré mi segundo nacimiento (que está sólo a cuatro años de distancia) con una lista de deseos. ¿Qué pediría si pudiera vivir hasta los cien años? De inmediato me vinieron a la mente los siguientes deseos:

Quiero sobrevivir aun más tiempo, si es posible.
Quiero mantenerme sano.
Quiero una mente despejada y alerta.
Quiero ser activo.
Quiero haber alcanzado la sabiduría.

Mientras anotaba estos deseos ocurrió algo sorprendente: todos parecían estar a mi alcance. ¿Qué me impedía vivir todo lo posible? Mientras la vida sea grata, es natural desear seguir en ella. ¿Qué me impedía gozar de buena salud? Sé lo que debo hacer para mantenerme sano ahora y puedo vivir mañana de la misma manera. Mi mente está ahora despejada y alerta; no hay motivos para que se entorpezca con el tiempo, siempre que yo no deje de utilizarla. Si siempre he sido activo, ¿por qué temer que algún día me dejaré caer en un sillón para no volver a levantarme? Y, si aún no he logrado la sabiduría, mejor así: se trata de un don que llega a su debido tiempo. Mis otros deseos no tendrían sentido si yo no esperara que esa última fruta dorada me fuera concedida cuando estuviera listo.

Con esta simple lista había hecho que la supervivencia dejara de ser una amenaza para convertirse en meta deseable, pues en mi lista había cosas que yo deseaba mucho. Según las encuestas de opinión pública, el 80% de los norteamericanos responde que sí cuando se le pregunta: "¿Está satisfecho con su vida actual?". Sin embargo, una mayoría responde que no desea vivir hasta los cien años; por lo tanto, deben compartir la suposición de que el camino entre la actualidad y los cien años acarrea pérdidas. Esta profecía autocumpliente sólo se puede cambiar si decidimos mejorar con los años. La ancianidad es una gracia, si se llega a ella con alegría, creatividad y curiosidad. Estas cualidades requieren vivir plenamente el momento actual, pues el hoy es la juventud de tu longevidad.

El supuesto incuestionado del antiguo paradigma era que, como el cuerpo se desgastaba con el tiempo, la vida se tornaba cada vez menos satisfactoria. La provisión de posibilidades se agotaba después de cierta edad, arbitrariamente definida por cada sociedad y cada individuo. El nuevo paradigma nos dice que la vida no es un proceso de declinación, sino de transformación constante y, por lo tanto, lleno de potencial para el crecimiento ilimitado. Para continuar desplegando nuevas posibilidades década tras década, es preciso saber cuáles son esas posibilidades. ¿Qué deberíamos esperar física, mental y emocionalmente en la segunda cincuentena de la vida? Una nueva ciencia de la longevidad ha surgido para dar respuesta a estas preguntas. Hasta los leales defensores del antiguo paradigma concuerdan ahora con que la declinación automática no está programada en nuestro cuerpo. La longevidad se presenta a quienes han descubierto esto por su cuenta —la ciencia no hace sino convalidar las numerosas mejoras de las funciones corporales que las personas mayores ya experimentan.

En esta sección quiero examinar estos nuevos hallazgos con la esperanza de descubrir los más esenciales, las claves de la longevidad que son válidas para la mayoría, si no para todos. La vida humana es increíblemente adaptable. Parecería improbable que una persona como Belle Odom pudiera sobrevivir tanto. Contra ella se acumulaban muchas desventajas: ser pobre, ser negra, verse privada de la atención médica adecuada, pasar casi toda la vida con una dieta probablemente rica en grasas y pobre en vitaminas esenciales. La ciencia de la longevidad debe explicar estas anomalías; creo que la única manera de hacerlo es sondear ciertos puntos de la mente y el corazón que trascienden los factores físicos. Belle es mucho más que su estilo de vida... y lo mismo puede decirse de todos nosotros. Biólogos y gerontólogos han acumulado fascinantes informaciones sobre cómo sobrevivir hasta una edad muy avanzada, pero no bastan los nuevos datos. Necesitamos ejemplos prácticos de vida sagrada. Como inspirador experimento en esta dirección, Gay Luce y sus colegas de Berkeley, California, llevaron a cabo el Proyecto SAGE, Senior Actualization and Growth Explorations (Actualización de Ancianos y Exploraciones de Desarrollo). SAGE, fundado en 1974, intentó con asombroso éxito revitalizar a personas de entre 65 y 85 años. Muchos transformaron su vida. Una mujer, quien afirmaba luctuosamente que su vida había acabado a los 74 años, escribió un libro a los 91 y comenzó a viajar como oradora en una campaña por un medio decente para los moribundos. Otros descubrieron que, trabajando con la respiración y la atención, podían eliminar viejos síntomas: migrañas, dolores de cabeza y malestares de la artritis. Una jubilada que se creía prácticamente daltónica descubrió, mediante un proceso de arte, que podía dedicarse a la decoración de interiores y remodeló su hogar. Existe en toda vida un núcleo secreto de significado que espera ser descubierto; quienes lo han hallado son los maestros que observo para mi propia supervivencia futura. Ellos han vivido los años siguientes al segundo nacimiento. Son los verdaderos científicos de la longevidad y, por lo tanto, sus auténticos genios.

CIEN AÑOS DE JUVENTUD

Lo que pueden enseñarnos los más ancianos

Muy pocos conocen a alguien que tenga cien años. Históricamente, llegar a cumplir los cien era una hazaña tan rara que resultaba casi un fenómeno. Una investigación efectuada en la época victoriana en el linaje de aristócratas británicos, presumiblemente los miembros mejor alimentados y atendidos de su sociedad, no logró desenterrar a un solo par del reino en los diez siglos precedentes que hubieran llegado a centenarios. El primero fue lord Penrhyn, quien murió en 1967 a los 101 años de edad. Hoy en día, en casi todos los países industrializados, de cada diez mil personas hay una que cruza la marca del siglo, y esa proporción se está elevando a mayor rapidez que ninguna otra estadística de crecimiento de la población.

Las personas más ancianas de la actualidad no tienden a ser meros sobrevivientes del azar, sino individuos que encarnan actitudes y valores envidiables. Los sociólogos que estudian a los centenarios no dejan de asombrarse por su fuerte apego a la libertad y la independencia. Durante toda la vida, los centenarios tienden a evitar las restricciones. Tradicionalmente, la mayoría trabaja por cuenta propia; muy pocos, entre los límites de las empresas modernas. Ellos ponen un precio muy alto a la autonomía.

Como dije anteriormente, la palabra que los investigadores aplican a los centenarios con mayor frecuencia es "adaptable". En determinada altura de la vida, todos ellos han sufrido pérdidas y reveses. Pero después de llorar la pérdida más grave, como la del cónyuge tras cincuenta o sesenta años de matrimonio, esas personas siguieron adelante. Estudiados en grupo, los centenarios tienen otras similitudes significativas. En su interesante libro sobre la longevidad, *Prolongevity II*, Albert Rosenfeld hace un informe sobre entrevistas realizadas a 1.200 personas dependientes del subsidio social que dijeron tener cien años o más. "Era evidente que, aunque estos individuos trabajaban mucho y disfrutaban del trabajo, había entre ellos una notable falta de grandes ambiciones. La tendencia había sido a llevar una vida relativamente tranquila e independiente; en general, estaban contentos con el trabajo, la familia y la religión, y tenían poco de que arrepentirse. Casi todos expresaban un fuerte deseo de vivir y una gran apreciación por las experiencias y los placeres simples de la vida."

Si envejecer fuera, simplemente, una cuestión de desgaste, cabría esperar que todos los centenarios tuvieran mala salud, atrapados en cuerpos con muchas partes deterioradas. En realidad, entre nuestros centenarios hay buenos niveles de salud; menos de uno entre cinco informan estar incapacitados o tan enfermos que requieran ayuda para comer, caminar, bañarse, etcétera. En su mayoría, aún se mueven sin ayuda (casi siempre sin muletas ni bastones), y muchos continúan trabajando, al menos en las tareas domésticas y en el cuidado personal.

Tratar de articular una *personalidad longeva* específica es demasiado constrictivo para los centenarios; el abuelo benigno, tranquilo y sabio es sólo un tipo entre muchos. También llegan a los cien personas egoístas, sarcásticas y antisociales. La hebra común es un sentido de la autosuficiencia mucho más profundo que la personalidad. En apoyo de este punto, un estudio realizado en 1973 en la ciudad de Nueva York entre 79 personas saludables mayores de 87 años, descubrió que casi nunca iban al médico, no se les encontraba en hogares para enfermos y rara vez en instituciones geriátricas. El doctor Stephen P. Jewett, psiquiatra que dirigió el estudio de Nueva York, dejó en claro que sus sujetos no eran simples sobrevivientes por azar o afortunados receptores de buenos genes.

Sin duda, las 79 personas estudiadas habían escapado a enfermedades catastróficas, tales como el ataque cardíaco y el cáncer en el crítico período medio entre los 45 y los 65 años (es entonces cuando tienden a cobrar el mayor diezmo los malos genes, la hipertensión, el colesterol elevado, el hábito de fumar, el alcoholismo y otros factores negativos). Pero los sujetos de Jewett se las componían para seguir sanos ya avanzada la octava y la novena década de vida; eso indicaba que algunos poderosos factores positivos obraban en su favor.

El estudio de Jewett consideraba la longevidad en términos amplios; la mayoría de los factores que halló fueron de tipo subjetivo, relacionados con lo que estas personas pensaban de sí mismas. Por comparación, los factores puramente objetivos vinculados con la vida larga eran pocos y muy generales.

CARACTERISTICAS FISICAS

Ni obesidad ni delgadez excesivas
Poca fluctuación de peso a lo largo de la vida
Buen tono muscular general
Fuerza en las manos
Piel de aspecto joven
Aún conduce autos y practica actividades físicas

CARACTERISTICAS PSICOLOGICAS
(INCLUYENDO ESTILO DE VIDA Y CONDUCTA)

Inteligencia natural superior, marcado interés por los hechos de actualidad, buena memoria.

Libre de ansiedades, pocas enfermedades, no es propenso a preocuparse.

Independencia al elegir la vocación. Tendían a trabajar de modo autónomo. Trabajaban en agricultura y crianza de plantas y en las profesiones de abogacía, medicina y arquitectura; otros tenían pequeñas empresas propias y, en unos pocos casos, grandes empresas. En su mayoría tardaron en jubilarse.

Casi todos habían sido duramente afectados por la Depresión, que se produjo cuando ellos eran quincuagenarios o sexagenarios, pero se recobraron y edificaron un nuevo futuro.

Disfrutaban de la vida. Todos mostraban un grado de optimismo y un marcado sentido del humor. Respondían a los placeres sencillos. La vida parece haber sido para ellos una gran aventura. Eran capaces de ver belleza donde otros sólo veían fealdad.

Gran adaptabilidad. Aunque muchos atesoraban los recuerdos de la infancia, todos preferían vivir en el presente, con sus muchos cambios.

No les preocupaba la muerte.

Continuaban viviendo con satisfacción día a día.

A todos se les podría describir como religiosos en un sentido amplio, pero ninguno exhibía una ortodoxia extrema.

Eran moderados en el comer, pero estaban dispuestos a experimentar. No seguían dietas especiales. Su dieta incluía una gran variedad de alimentos altos en proteínas y bajos en grasa.

Todos se levantaban temprano. El promedio de descanso era entre seis y siete horas, pero pasaban ocho en la cama. (El sueño abreviado o interrumpido es típico de la ancianidad.)

No había uniformidad en cuanto a la bebida. Algunos bebían moderadamente; otros se excedían en ocasiones y otros eran abstemios.

Fumar: algunos se abstenían, unos cuantos habían fumado muy moderadamente, pero llevaban mucho tiempo sin hacerlo, y otros eran inveterados fumadores de pipa.

Medicamentos: habían utilizado menos medicamentos en toda su vida que muchos ancianos en una sola semana.

La mayoría bebía café.

He analizado previamente algunos de estos factores; me gustaría tocar primero algunos otros. Las características físicas de la lista, aunque pocas, son muy reveladoras.

Longevidad y peso

Mantener un peso bastante estable a lo largo de la vida parece ser más importante que estar por encima o por debajo del peso normal. Como ocurre con tantos hallazgos sobre la longevidad, este parece insignificante, pero podría tener implicaciones profundas. En un estudio realizado sobre 11.700 graduados de Harvard, pertenecientes a las clases de 1916 hasta 1950, se prestó especial atención a lo que ocurría desde la edad madura en adelante. Los datos recogidos entre 1962 y 1988 revelaron que un aumento o pérdida de peso, aun moderado, en un período largo, aumentaba los riesgos de mortandad.

Comparados con quienes habían mantenido un peso constante, quienes bajaban once libras o más en un período de diez años tenían una tasa de mortandad 57% mayor, incluyendo un riesgo 75% mayor de morir por ataque cardíaco. Quienes aumentaron once libras o más en un período de diez años estaban sólo un poco mejor, con una mortalidad 36% más elevada que quienes mantuvieron un peso estable; el riesgo de morir por un ataque cardíaco saltaba dramáticamente al 200%. Este hallazgo echa por tierra el error común de que la obesidad es el principal riesgo vinculado con el peso; en realidad, mientras no se trate de una obesidad clínica (definida como un exceso del 15% o más por sobre el peso normal del cuerpo), unas pocas libras de más no se relacionan con el acortamiento de la vida; sucede al contrario.

Los extensos estudios actuales llevados a cabo por el doctor Reuben Andres han demostrado que la mortalidad más baja se produce entre quienes tienen un sobrepeso del 10%; la más alta, entre quienes tienen una insuficiencia de peso crónica. El trabajo de Andres, basado en estudios de millones de personas de distintos ingresos y clases sociales, crea el caos en los valores sociales que equiparan la delgadez con todo lo bueno y saludable; como resultado, muchos médicos han preferido pasar por alto hechos que no coinciden con las creencias imperantes. El estudio de Harvard socava aun más el estereotipo al acentuar la necesidad de mantener un peso estable. También apoya la vieja idea de que las dietas rápidas son insalubres, pero me parece que es un error tomar esto como un hallazgo puramente físico. El peso se relaciona inevitablemente con la imagen que cada uno tiene de sí mismo. En la juventud, tanto hombres como mujeres aprenden a utilizar las dietas como rápida solución para mejorar la propia imagen. Cuanto más delgados son, mejor se consideran y más propensos están a creer que han curado todos sus problemas.

Sin embargo, la mejora producida al adelgazar cinco o diez libras es superficial, pues los problemas emocionales más profundos quedan intactos. Es típico que el adicto crónico a las dietas caiga en el *síndrome del yo-yo*: adelgaza unas pocas libras cuando su autoestima es relativamente alta, sólo para recuperarlas muy pronto (y con algunos agregados) cuando la autoestima vuelve a decaer. El hecho de que tanto subir como bajar de peso acorte la vida me lleva a pensar que el verdadero culpable es la falta de autoestima. Los sujetos que han mantenido un peso estable suelen ser estables también en el plano psicológico; esa es su virtud salvadora, no el peso en sí. La obesidad clínica sigue siendo un riesgo demostrado de sufrir trastornos cardíacos y diabetes tipo II, pero la actividad física puede compensar el sobrepeso, debido a que el llevar esas libras de más proporciona al corazón un considerable ejercicio aeróbico.

Longevidad y ejercicio

La mano firme y el buen tono muscular hallados en los sujetos de Jewett indican que eran personas activas. No obstante, es notable la falta de ejercicios físicos organizados, aunque se sabe que el ejercicio retrasa el envejecimiento. Para comprender esta aparente anomalía, debemos estudiar más profundamente cuánta actividad se necesita realmente para efectuar una contribución significativa a la longevidad.

El doctor Steven Blair y sus colegas, del Instituto para la Investigación de Ejercicios Aeróbicos, realizaron pruebas con ruedas de andar sobre más de diez mil hombres y tres mil mujeres; luego siguieron al grupo durante diez años para determinar hasta qué punto el buen estado físico era una defensa.

No fue sorpresa descubrir que las personas menos activas tenían la mayor tasa de mortalidad; entre los hombres más sedentarios, los fallecimientos eran tres veces más frecuentes que entre los de mejor estado físico; las mujeres más inactivas presentaban una tasa de mortalidad cinco veces superior a las que presentaban el mejor estado físico. Lo sorprendente es que las mejoras más notables se producían con niveles de actividad bastante modestos. La persona que caminaba treinta minutos al día, seis días a la semana, contaba con una tasa de mortalidad casi tan baja como quien corría treinta a cuarenta millas por semana. Blair llegó a la conclusión de que no era lo mismo ejercitarse para mantener un buen estado físico que ejercitarse para estar sano. Siempre que se practique una actividad regular mínima (equivalente a caminar media hora al día) se obtienen casi todos los beneficios otorgados por el ejercicio.

Otra manera de expresar lo mismo es que desarrollar cualquier actividad física resulta muy preferible a permanecer inactivo. Según el estudio de Blair, la tasa de mortalidad de los sedentarios de ambos sexos era el doble de las de personas que caminaban todos los días. Caminar quema entre 290 y 430 calorías por hora, según la velocidad con que se camine. Esto equivale a un promedio de 180 calorías en los treinta minutos necesarios para mantenerse sanos. Se puede quemar aproximadamente la misma cantidad de calorías con:

30 minutos de danza
20 minutos de tenis
17 minutos de caminata cuesta arriba
15 minutos de natación

Si quisieras gastar estas calorías en tareas domésticas, los tiempos resultan ser:

40 minutos de limpieza doméstica
30 minutos de desherbar el jardín
25 minutos de cortar el césped
15 minutos de quitar nieve

No estoy sugiriendo que cuentes calorías cuando te ejercitas; ofrezco estas cifras para señalarte la facilidad con que puedes conservar tu salud sin sentirte culpable por no trotar siete kilómetros todas las mañanas o nadar en el gimnasio. Cada vez que subes las escaleras en vez de tomar el ascensor, tu cuerpo usa sólo 4,5 calorías por cada tramo, pero esta baja cifra es engañosa. Subir las escaleras es un excelente ejercicio aeróbico que acelera el ritmo cardíaco en diez latidos por cada tramo subido.

Un estudio hecho en Finlandia demostró que quienes subían al menos veinticinco tramos de escalera por día lograban un notable estado físico. Subir todo eso de una vez es demasiado (el corazón sufriría una sobrecarga peligrosa), pero quien vive en una casa de dos plantas puede fácilmente subir las escaleras doce veces al día; agreguemos la oportunidad de subir las escaleras en el trabajo o al hacer las compras (cada vez que ves una escalera mecánica o un ascensor, las escaleras están cerca), y el total de veinticinco tramos por día se logra con sorprendente facilidad. Sólo es cuestión de estar alerta a las oportunidades.

Ejercitarse un poco todos los días es mucho mejor que esperar al fin de semana. La actividad que se inicia y se interrumpe produce tensión al cuerpo, que prefiere breves sesiones diarias. Serás tú quien decida llamar o no "ejercicio" a tu actividad; a algunas personas no les interesan los deportes ni la gimnasia, pero puedes mantenerte activo haciendo la cama, subiendo escaleras, caminando en vez de tomar un taxi, volviendo a casa a pie con una bolsa de provisiones, etcétera. Se requiere un ejercicio más largo y sostenido para desarrollar un buen estado general, acumular músculo y aumentar la resistencia; las actividades mencionadas sirven, básicamente, para tonificar el sistema cardiovascular, bombeando la sangre algo más deprisa y brindando un poco de esfuerzo a los pulmones.

Los ejercicios aeróbicos regulares te harán más sano, pero no necesariamente darán ricos dividendos en cuanto a agregar años de vida. En realidad, ciertos estudios detallados que siguieron a unos graduados de Harvard a lo largo de tres décadas demostraron que el ejercicio intensivo (el que consume dos mil calorías por semana o el equivalente de correr dieciocho millas) alargaba la vida entre uno y dos años. El cardiólogo Dean Ornish ha calculado que se requieren treinta minutos de carrera, seis días a la semana, para quemar dos mil calorías; a este tiempo debes agregar media hora para cambiarte e ir a la pista, y otra media hora para volver a casa, ducharte y volver a cambiarte de ropa. Si alguien comienza a correr a los 30 años, a los 75 las horas dedicadas al ejercicio sumarán entre uno o dos años. Como esto equivale a la vida adicional que se puede obtener, el dividendo neto es cero. El ejercicio intenso brinda sólo la ilusión de prolongar la vida. Esto no significa que no debas ejercitarte a fondo, pero si lo haces, debes saber que no vas a obtener más tiempo, sino una mejor calidad de vida, lo cual es sin duda una ventaja muy grande.

Longevidad y dieta

En el estudio de Jewett brilla por su ausencia el papel de la dieta. No se hace ninguna mención a rigurosos intentos de controlar el colesterol. No se insiste en el uso de vitaminas y minerales; no se recomiendan regímenes saludables, suplementos de fibra, ni el vegetarianismo. Los centenarios comen una amplia variedad de alimentos, tal como lo han confirmado todos los estudios, pero el hecho de que mantengan un peso constante sugiere que tienden a comer con moderación. Más allá de eso, parece que muchas de nuestras creencias alimentarias actuales deberían ser menos rígidas. Un revelador estudio reciente ha señalado enérgicamente este punto. En Finlandia, país que tiene tradicionalmente la tasa de ataques cardíacos más alta del mundo, ciertos investigadores de los trastornos cardíacos eligieron a 1.200 ejecutivos de empresas a quienes se consideraba en alto riesgo de sufrir un ataque, pues presentaban uno o más de los clásicos factores de riesgo: obesidad, alta presión sanguínea, colesterol elevado y gran adicción al tabaco (cada uno fumaba más de diez cigarrillos al día). A la mitad de esos hombres se les aplicó un programa quinquenal intensivo, con dieta controlada, exámenes regulares e información detallada sobre sus riesgos potenciales. Al otro grupo se le permitió vivir como desearan, pero con exámenes regulares.

Al terminar los cinco años, los investigadores se llevaron una gran sorpresa al descubrir que la mortalidad era mucho más elevada en el grupo al que se había indicado evitar el colesterol, las calorías, el azúcar y el alcohol, incluyendo el doble de fallecimientos por ataques cardíacos. Esto, pese al hecho de que al grupo estrechamente vigilado se le había aconsejado consumir más grasas no saturadas (principalmente margarina), reemplazar las carnes rojas por pescado, pollo y verduras, dejar de fumar y reducir el consumo alcohólico. Después de quince años, las estadísticas continuaban asimétricas: el grupo estrechamente vigilado había sufrido 34 muertes por problemas cardíacos; el grupo de control, solamente 14.

Según todos los cálculos, el grupo al que se permitió continuar fumando, bebiendo y comiendo en exceso debería haber corrido un peligro mucho mayor. ¿Qué había pasado? Los perversos resultados pueden implicar o no que controlar el colesterol ingerido es importante para la salud. Pero son, por cierto, una condena a lo estresante de las actuales técnicas de prevención.

Uno de los principales cardiólogos de Gran Bretaña lo expresa enérgicamente: "Estos resultados no significan que uno pueda hartarse tontamente con impunidad. Pero mi opinión es que, si un paciente agotado por el esfuerzo y el estrés ve su existencia invadida por médicos y otros benefactores deseosos de constreñir su modo de comer y otras conductas, el factor de acoso y la pérdida de autonomía pueden ser la gota que desborda el vaso".

Aquí, la frase significativa es "pérdida de autonomía". Como hemos visto, un fuerte sentido de la libertad individual, combinada con felicidad personal, es un factor crítico para sobrevivir hasta edad avanzada con buena salud. El miedo no es un buen motivador porque provoca sus propias tensiones. Sin embargo, millones de personas han sido adoctrinadas sobre el colesterol, en la suposición de que el precio del miedo es pequeño, comparado con el precio de un índice elevado de colesterol. Se trata de una estrategia muy miope. Desde hace cuarenta años se promociona al colesterol como enemigo del cuerpo a pesar de que todas las células necesitan de él para sobrevivir (el colesterol forma una parte fundamental de las membranas celulares, entre otras funciones) y pese a que dos tercios del colesterol de nuestro cuerpo no se absorbe por la comida, sino que es fabricado por el hígado.

La premisa misma de que un bajo índice de colesterol es beneficioso ha caído bajo creciente sospecha. En una intensa revisión de dieciocho estudios realizados en todo el mundo que cubrieron a seiscientas cincuenta mil personas de Estados Unidos, Japón, Europa e Israel, se refutaron los beneficios de tener bajo el nivel de serocolesterol. Las 125.000 mujeres estudiadas tenían la misma expectativa de vida, con índices de colesterol alto, bajo o medio. Más aun: no había causas específicas de muerte, tales como el cáncer o el ataque cardíaco, que se relacionara con los niveles de colesterol, fueran altos o bajos (estos hallazgos tienen doble importancia, dado que casi todos los estudios clásicos que prevenían contra el colesterol se basaban en personas del sexo masculino).

Entre los quinientos veinte mil hombres estudiados, los hallazgos eran algo más complejos. Los hombres cuyos índices de colesterol iban del promedio al máximo aceptable (de 200 a 240) tenían las mismas tasas de supervivencia que quienes tenían índices bajos (de 160 a 200); los que peor estaban eran los que tenían índices muy altos o muy bajos. Los hombres que presentaban un nivel de colesterol inferior a 160 tenían un 17% más de posibilidades de morir por todas las causas, así como los que tenían índices muy elevados (por encima de 240).

Esta investigación, publicada en septiembre de 1992 por la prestigiosa publicación *Circulation*, representa holgadamente el mayor número de datos jamás reunidos. Ataca profundamente nuestra idea convencional de que la grasa y el colesterol son *malos*, pero el resultado aún no está claro. Siguen siendo fuertes las pruebas contra las dietas abundantes en grasas, sobre todo considerando los riesgos adicionales presentados por la obesidad, estado común en los países de dietas ricas. La actitud más prudente sigue siendo mantener las grasas en un 30% del total de calorías.

Lo que significa todo esto es que una dieta saludable debe tener dos componentes: 1) debe ser satisfactoria en el plano psicológico; 2) debe proporcionar una cantidad equilibrada de elementos nutritivos varias veces al día. Se trata de requisitos muy básicos, pero, en una sociedad obsesionada por los alimentos *buenos* y *malos*, que ingiere la mitad de sus comidas en puestos de comida rápidas y presenta tasas récord de obesidad, alcoholismo, trastornos de la alimentación y dietas instantáneas, es difícil cumplir con ellos. Por su evolución, nuestro cuerpo ha sido diseñado para ingerir una amplia variedad de alimentos, pero hemos puesto en peligro esa gran adaptabilidad con una sobrecarga nutricional.

En *La receta paleolítica*, S. Boyd Eaton y sus coautores señalan que las dietas supuestamente primitivas se concentraban mucho más en todas las vitaminas y minerales que las dietas modernas, atendiendo mucho menos a las grasas, proteínas, sales, azúcar y calorías. El hombre de la Edad de Piedra, como casi todas las comunidades tribales de hoy, ingería una dieta escasa en grasas, que consistía mayormente en alimentos derivados de las plantas, con algún bocado ocasional de carne o pescado. Como todos los alimentos eran frescos y tenían escaso contenido de grasa, nuestros antepasados evitaban uno de los principales peligros de las dietas modernas: las altas concentraciones de calorías inútiles. El cuerpo humano fue ideado para comer todo tipo de alimentos, pero la Naturaleza proporciona pocos dotados de calorías concentradas.

Las nueces, las semillas y las carnes son los alimentos más concentrados que se encuentran en la vida silvestre, y constituyen una parte relativamente pequeña de la dieta habitual de casi todas las sociedades tribales. En su mayoría, los pueblos indígenas deben consumir grandes cantidades de frutas, granos y verduras (hasta seis libras diarias) a fin de obtener las mismas calorías que nosotros obtenemos con un tercio de ese consumo. (Esto explica también la digestión más veloz de las dietas indígenas y el mayor volumen de eliminación: hasta cuatro libras de heces por día.)

Frutas, verduras y cereales contienen grandes cantidades de agua y fibras no digeribles; por lo tanto, es preciso comer mucho de ellos para extraer calorías que sirvan de combustible al cuerpo. Las dietas indígenas, además de proporcionar suficiente fibra a los intestinos, tienen el beneficio de concentrar las vitaminas: un puñado de verduras silvestres puede contener toda la vitamina C necesaria para un día (de 50 a 60 mg), con menos de diez calorías; en cambio, una tostada, una rosquilla, un plato de cereales, café y un vaso de leche satisfacen sólo el 4% de la vitamina C requerida para el día con quinientas calorías. Como fuente de vitamina C, las verduras silvestres son 1.250 veces más efectivas por caloría. Por contraste, casi todos los alimentos elaborados contienen grandes dosis de sal y azúcar, junto con proporciones de grasa sumamente altas.

Aunque la dieta no era una característica distinguida de los centenarios, la alimentación inadecuada se vincula claramente con la enfermedad y el envejecimiento prematuro. Las estadísticas más recientes indican que la dieta norteamericana típica contiene un 40% de grasa, 130 libras de azúcar blanco por año y de tres a cinco veces más sal de la que el cuerpo necesita. No puede ser coincidencia que el 86% de los norteamericanos mayores de 65 años sufran de uno o más trastornos degenerativos, tales como enfermedades cardíacas, cáncer, artritis, diabetes y osteoporosis. Aunque desde hace tiempo se considera que éstas son enfermedades de la vejez, ahora las vemos más adecuadamente como enfermedades de un estilo de vida; hay señales alarmantes de que estos mismos trastornos se presentan en personas menores de 50 años y hasta en niños pequeños.

Si los miembros de sociedades primitivas y tribales sobreviven a las enfermedades de la niñez y escapan de los accidentes (las dos causas principales de muerte prematura en la vida salvaje), gozan de constituciones fuertes y saludables durante toda la vida. Por contraste, nuestro estilo de vida moderno crea las bases para el cáncer y los trastornos cardíacos en todos los grupos de edad. Hace cien años, cuando los norteamericanos ingerían mucha menos grasa y alimentos elaborados, mucha más fibra y sólo una fracción de nuestro consumo de azúcar blanco, la incidencia de enfermedades crónicas era también proporcionalmente menor. Vale la pena volver a una dieta más natural, dadas todas las evidencias.

Asociada con la dieta está la cuestión del alcohol, que tiene sus propias ambigüedades. Por varias décadas, los estudios de población realizados en Europa han indicado que quienes beben una moderada cantidad de vino (sólo una o dos copas al día) presentan tasas de ataques cardíacos más bajas que los grandes bebedores y los abstemios. El mecanismo exacto es objeto de debate, pero se sabe que el alcohol eleva los índices de HDL (lipoproteínas de alta densidad, el colesterol *bueno*) y dilata los vasos sanguíneos, con lo cual se reduce la presión sanguínea.

También anula las inhibiciones emocionales, contrarrestando quizá la tendencia a acumular tensiones emocionales. Contra esto debemos sopesar, empero, algunos efectos muy negativos. El alcoholismo es un grave problema social y el alcohol, como elemento químico, es tóxico para las células cerebrales; deshidrata los intestinos y puede revertir la asimilación de elementos nutritivos vitales, sobre todo en los ancianos. Hay diversos tipos de cáncer y defectos de nacimiento que se han asociado con la costumbre de beber, aunque sea moderadamente, por no mencionar la amplia variedad de trastornos que afecta a los alcohólicos. Si consultamos el estudio de Jewett sobre octogenarios y nonagenarios que envejecieron bien, el hecho de que los sujetos presentaran amplias variaciones en sus hábitos de bebida sugiere que el alcohol, por sí, no es un factor definitivo. La única implicación clara es que los alcohólicos centenarios son muy pocos, si acaso existen: murieron a edad mucho más temprana. Pese a la menor incidencia de enfermedades cardíacas, que es el mayor aporte del alcohol a la salud, no hay pruebas de que el beber aumente significativamente la duración de la vida.

La longevidad como meta

Si resumimos los hallazgos físicos del estudio de Jewett, descubrimos que sus sujetos mantenían un peso estable, comían moderadamente y se mantenían activos durante toda la vida. Obviamente, no bastan estos factores para explicar la longevidad. Millones de personas tienen esos mismos hábitos y no llegan a edad tan avanzada. Son los factores psicológicos del perfil de Jewett los que diferencian más claramente a estos sujetos. Su optimismo, la falta de preocupaciones, la adaptabilidad emocional, la capacidad de disfrutar y el amor a la autonomía, todo eso indica un alto grado de salud psicológica. El hecho de que tuvieran una inteligencia superior a la media también se correlaciona bien con estudios similares; una inteligencia superior facilita el conservar la buena salud, ganar un ingreso estable y resolver los problemas personales. En el otro extremo, es frecuente que las personas de poca inteligencia no puedan aprovechar los consejos de libros y artículos sobre salud y alimentación; caen más fácilmente en grupos de ingresos bajos que no pueden pagar viviendas, alimentos y atención médica de buena calidad. Además, las personas pobres y no instruidas presentan el mayor consumo de cigarrillos, que son potentes en cuanto a acortar la vida.

Cabe preguntarse si la longevidad pertenece sólo a quienes tienen la suerte de nacer con ciertas ventajas. Las personas psicológicamente saludables tienden a provenir de familias psicológicamente saludables; los padres que cuentan con instrucción superior y buenos ingresos tienden a dar mejor educación a sus hijos, que a su vez pasan a ganar mejores salarios. No caben dudas de que esas ventajas son muy útiles. En un estudio breve, pero muy sugerente, realizado en 1970, el psiquiatra Eric Pfeiffer tomó a 34 hombres y mujeres, sexagenarios avanzados, calificados como el grupo de mejor envejecimiento por el Estudio de Longevidad de la Universidad de Duke, uno de los principales proyectos de su especie. Cuando comparó a estos logrados ancianos con 34 hombres y mujeres que presentaban el peor envejecimiento, Pfeiffer descubrió una significativa diferencia en cuanto a la longevidad. Los hombres de mejor envejecimiento sobrevivieron, en término medio, 14,8 años más que los de peor envejecimiento; las mujeres estaban separadas por una diferencia algo menor: 13,8 años. Esta diferencia no se debía a un solo factor, sino "antes bien, a una constelación de factores biológicos, psicológicos y sociales, resultantes en lo que se podría calificar como *status* de elite", según escribía Pfeiffer.

Las características de este *status* de elite eran las siguientes:

HOMBRES

1. Estado financiero: 70% de los hombres longevos calificaban su estado como desahogado. El 80% de los de corta vida dijo ser pobre.
2. Autopercepción de la salud al envejecer: El 75% de los longevos dijo que su salud era igual o mejor que a los 55 años. El 80% de los de corta vida dijo que su salud había empeorado.
3. Funcionamiento físico (autoevaluado): El 63% de los longevos decían no tener trastornos o, a lo sumo, incapacidades leves. El 60% de los de corta vida caían en una categoría del 20% de incapacidad a la invalidez total.
4. Mejora en el estado financiero: El 70% de los hombres longevos dijeron que sus ingresos eran iguales o mejores que a los 55 años. El 60% de los de corta vida dijo estar peor.

5. Estado civil: El 95% de los hombres longevos estaban casados, contra un 75% de los de corta vida.

1. Coeficiente intelectual: Las mujeres longevas presentaban en los pruebas de inteligencia una puntuación el 50% superior al de las de vida corta.
2. Autopercepción de la salud al envejecer: El 47% de las longevas evaluaba su salud como mejor que a los 55 años, mientras que el 53% de las de vida corta consideraban que su salud había empeorado.
3. Estado civil: El 71% de las mujeres longevas estaban casadas; el 71% de las de corta vida, no.
4. Evaluación de funcionamiento físico: Eran muchas más las longevas que se consideraban saludables o apenas incapacitadas. Eran muchas más las de vida corta que se consideraban parcial o totalmente incapacitadas.
5. Cambios en el estado financiero: Entre las longevas, muchas más estaban financieramente mejor que a los 55 años. Entre las de corta vida, muchas más habían empobrecido.

La concepción de una elite del envejecimiento apoya la idea de que la biología puede sufrir la influencia de factores externos. Provenir de un ambiente en desventaja no descalifica automáticamente a una persona para mejorar su situación; en tanto una persona logre un ingreso estable, buena salud y un matrimonio satisfactorio, estará aumentando sus posibilidades de vivir más tiempo. Pero la longevidad, por sí, ¿puede ser propuesta como meta consciente? Aunque casi todos tratamos de alcanzar la mejor vida posible, no siempre equiparamos ese objetivo con una vida larga. A lo largo de la historia, la longevidad ha sido un objetivo primordial consciente sólo para un pequeño número de personas. Sin embargo es importante tener en cuenta la sabiduría de esos pocos.

En el siglo XIX, cuando sólo una de cada diez personas llegaba a cumplir los 65 años, quien sobreviviera hasta los 90 o los 100 podía ser considerado fuente de sabiduría sobre la longevidad. A fines del siglo, un inglés llamado G. M. Humphrey, médico y profesor de cirugía de Cambridge, examinó a 900 pacientes que pasaban de los 90 años de edad. Eligió a 52 a los que se creía centenarios e hizo una lista de sus hábitos. Descubrió que, en su mayoría, eran moderados o frugales en el comer, ingerían poca carne y algo de alcohol, se levantaban temprano y les gustaba trabajar al aire libre. Una gran mayoría, más del 80%, declaró que dormía de maravilla; casi todos declaraban como media más de ocho horas por noche durante la mayor parte de la vida. (Como de costumbre, las mujeres centenarias superaban vastamente en número a los hombres en proporción de 36 a 16. Casi todas habían estado casadas; en su mayoría, con familia numerosa.)

Estas características responden a los mismos patrones que se ven en los estudios modernos; también originaron lo que podríamos llamar el movimiento por la longevidad, según que el intento consciente de alcanzar una vida larga se tornara más factible. A fines de la época victoriana, la expectativa de vida estaba en constante aumento. La obra de Pasteur y Koch había despertado un enorme optimismo en cuanto a eliminar las enfermedades epidémicas; con las reformas sociales mejoraron las viviendas, las instalaciones sanitarias y las condiciones de trabajo. En vez de suponer que la vida larga era un don de la providencia, la gente comenzaba a aceptar la responsabilidad de su existencia y a creer que se podían cambiar las cosas mediante el propio esfuerzo. Así se sembraron las primeras semillas de la prolongación consciente de la vida.

Varios médicos nonagenarios de la época victoriana escribieron libros sobre longevidad. Todos abogaban empeñosamente por una dieta sencilla y ejercicio abundante. Alexandre Gueniot, médico parisiense que llegó a cumplir los 103 años, reveló que a los 99, cuando se levantaba todas las mañanas para trabajar en su libro, llegaba a su estudio subiendo tres tramos de escalera. Su colega inglés, sir Hermann Weber, un médico que vivió hasta los 95 años, era inflexible en cuanto a la importancia del ejercicio constante; ya nonagenario, recomendaba entre una y tres horas de caminata diaria y tomar vacaciones que incluyeran el escalamiento de montañas y largos paseos por el campo.

Otras autoridades longevas de la época creían en las virtudes de la vida rural, el mantenerse activos en la vejez y el conservar lazos sociales estrechos con la familia y la comunidad. También es interesante que muchos de estos ancianos médicos aconsejaran dietas vegetarianas con pequeñas cantidades de productos de granja; en su mayoría, sostenían que el consumo de calorías debía ser bajo, alrededor de 2.500 por día, que es una cantidad frugal para un adulto que se ejercita varias horas diariamente. Aparecen ciertos consejos fortuitos que no tienen demostración científica, pero aún parecen válidos: Weber y Gueniot tenían en alta estima los masajes y los ejercicios de respiración profunda (hoy los llamaríamos aeróbicos) para "estimular los órganos vitales".

Ninguno de estos consejos han sido desmentidos jamás; por el contrario, muchos reciben apoyo de las técnicas modernas de prevención. En la década de 1930, el escritor Maurice Ernest examinaba en su libro *The Longer Life* (*La vida más larga*) las biografías de centenarios pertenecientes a muchas culturas europeas, remontándose hasta tiempos antiguos. Ernest llegaba a la conclusión de que el conocimiento de unos pocos procesos físicos prolongaría la vida hasta los 100 o los 120 años y daba las siguientes indicaciones:

- Comer con frugalidad.
- Ejercitarse y tomar aire fresco en abundancia.
- Elegir una ocupación acorde con el carácter.
- Desarrollar una personalidad plácida o despreocupada.
- Mantener un alto grado de higiene personal.
- Beber líquidos sanos.
- Abstenerse de estimulantes y sedantes.
- Descansar bastante.
- Mover los intestinos una vez al día.
- Vivir en un clima templado.
- Disfrutar de una razonable vida sexual.
- Buscar la debida atención médica en caso de enfermedad.

De todos estos factores, la frugalidad en la comida es el que ha despertado la imaginación de casi todos los que trataron de alcanzar una vida larga. Desde hace siglos, la literatura de la longevidad ha estado llena de testimonios sobre las virtudes de una estricta abstinencia en la dieta. Un noble veneciano del siglo XV llamado Luigi Cornaro es famoso en la gerontología porque, después de una juventud flagrantemente disoluta, resolvió llevar una vida saludable y tratar de sobrevivir hasta los cien años, por lo menos. Su éxito fue espectacular. En una época en donde la persona media podía considerarse afortunada si llegaba a los 35 años, Cornaro vivió hasta los 103 y se mantuvo activo y lúcido hasta el fin. Su método para lograr esta hazaña fue abstenerse de la bebida y comer muy poco: en esencia, ayunó desde los 37 años en adelante, siguiendo la idea que los antiguos griegos y romanos tenían de la dieta frugal como secreto de longevidad.

Las indicaciones de Cornaro lograron crédito científico siglos después, al menos en los experimentos con animales. En la década de

1930, el doctor Clive McKay, de la Universidad de Cornell, tomó a ratas recién destetadas y las alimentó con sólo el 60% de las calorías que ingiere una rata si dispone de comida constantemente. La dieta restringida se complementaba con las vitaminas y los minerales adecuados. Las ratas a dieta restringida crecieron con mucha lentitud, comparadas con las normales, pero parecían sumamente saludables a lo largo de toda su vida; se les pudo mantener en un ciclo de crecimiento retardado durante mil días, cuando por entonces habían muerto todas las ratas mantenidas con la dieta sin restricciones. Cuando a las ratas sometidas a dieta restringida se les permitió comer una dieta completa, empezaron a crecer normalmente y demostraron interés por la actividad sexual, hasta entonces ausente.

Hasta el día de hoy, el método de *subnutrición* de McKay (suministrar alimentos completos en una dieta de muy bajas calorías) es la única manera probada de alargar la vida máxima de los animales. La investigación de seguimiento indicó que la vida máxima de las ratas plenamente alimentadas, aproximada en término medio a los mil días, se podía extender a 1.600 días en las ratas subalimentadas, lo cual representa un aumento del 60%. ¿Funcionaría esa técnica en los humanos? Tal vez. Pero no se puede aplicar la prueba en bebés recién destetados, considerando el riesgo de atrofiar su desarrollo y teniendo en cuenta las obvias objeciones éticas. Una dieta humana restringida al 60% de las calorías normales (aproximadamente 1.500 diarias para el adulto medio) linda con el ayuno. Sería intolerable imponer eso a los niños. Y, como los adultos jóvenes no detectan en sí ninguna señal de envejecimiento, no tienen demasiados incentivos para evitarlo. Cornaro inició su ayuno en la edad madura, que puede ser suficiente.

El doctor Roy Walford, notable gerontólogo de la Universidad de California y declarado defensor de la subnutrición, es uno de los pocos científicos que practica personalmente el método. Walford cree que reducir las calorías es un procedimiento seguro y efectivo mucho después de la infancia. Para apoyar su punto de vista, aplicó una dieta restringida a ratones que tenían una edad equivalente a los 30 ó 33 años en la escala humana; descubrió que vivían un 20% más. A diferencia de los animales que seguían una dieta restringida desde el nacimiento, estos no sobrepasaron la edad máxima de los ratones. Por otra parte, un 20% más de vida representa alrededor de quince años en los humanos. Los animales presentaron excelente salud durante toda la vida y envejecieron con una fracción de los tumores y las enfermedades cardíacas que presentaban los ratones plenamente alimentados.

Walford no sometía a los animales a un ayuno total todos los días. Las investigaciones anteriores habían demostrado que seguir una dieta restringida sólo día por medio era altamente efectivo para aumentar la duración de la vida. Por añadidura, se les introdujo en la nueva dieta de manera gradual, permitiendo que sus cuerpos cambiaran el punto de ajuste metabólico para dar lugar a las restricciones alimenticias sin cambios abruptos.

El punto de ajuste metabólico es un mecanismo cerebral que regula la rapidez con que el cuerpo quema combustible. También indica cuándo tener hambre y cuándo se está satisfecho. Si tratas de imponerte una dieta que esté en desacuerdo con tu punto de ajuste metabólico, el cerebro creará ansias de comer hasta que se suministren más alimentos. Al cambiar gradualmente el punto de ajuste metabólico, Walford lo indujo a ponerse en línea con las escasas calorías requeridas por la subnutrición. Aconseja el mismo proceso gradual para quienes adopten su método: tomarse varios meses o años enteros para ajustarse a una reducción del 40% del consumo calórico.

Este plan gradual forma la base de la dieta de Walford; él cree que eso permitirá a cualquiera sobrepasar a Cornaro y vivir hasta los 120 años o más. "La idea es perder peso gradualmente en los cuatro, cinco o seis años siguientes", dice, "hasta que se está del 10% al 25% por debajo del punto de ajuste. Ese es el peso al que se tenderá si no se come en exceso ni demasiado poco. Generalmente, es lo que se pesaba entre los 25 y los 30 años". La restricción gradual de calorías debe incluir una cuidadosa selección de alimentos que incluya todas las vitaminas y minerales: no es lo mismo subnutrición que desnutrición. Desde el punto de vista médico, la dieta de Walford podría inducir mejoras casi seguras en la salud, sobre todo en cuanto al cáncer y a las enfermedades cardiovasculares.

En vez de ingerir el 37% de grasas que consume diariamente el norteamericano medio, ni siquiera el 30% aconsejado por los expertos en prevención, el régimen de Walford reduce la grasa a un marginal 11%: aproximadamente, la que contiene una cucharada de aceite vegetal, más una pizca de cereales, verduras y frutas. Aunque este consumo es tan mínimo que sólo la persona más intensamente motivada podría esperar con realismo subsistir con ella, no ofrece normalmente ningún peligro a corto plazo. El divulgado programa para revertir las enfermedades cardíacas, ideado por el cardiólogo Dean Ornish, contiene sólo esa cantidad de grasa, al igual que el Plan Pritikin y la *dieta del arroz* de la Universidad de Duke que lo precedieron.

Otra ventaja de la restricción alimenticia es la eliminación de calorías inútiles y alimentos elaborados. En un régimen de 1.200 a 1.500 calorías diarias no hay lugar para pasteles, galletitas, helados, hamburguesas y patatas fritas. El azúcar y la grasa deben ser extirpados para hacer sitio a una abundancia de alimentos integrales. Este es un objetivo deseable, aunque el plan de Walford no lleve a la longevidad. Algunos gerontólogos señalan que los animales realmente interesantes no son los sometidos a dieta restringida, sino aquellos a los que se permitió comer cuanto deseaban. El doctor Leonard Hayflick, uno de los principales gerontólogos investigadores del país, dice que el argumento se debería revertir: "A los ratones restringidos sólo se les permite alcanzar el límite máximo de su vida. Al grupo de control lo mata la alimentación excesiva".

Este argumento tiene mucho sentido cuando se aplica a los humanos; las excesivas enfermedades degenerativas que afligen a nuestra sociedad en la vejez indican que se nos está impidiendo alcanzar la vida larga y saludable que unos pocos logran; aproximadamente el 15% de los mayores de 65 años no tiene ningún trastorno degenerativo, como el cáncer, las enfermedades del corazón, la diabetes, la artritis o la osteoporosis.

Nadie ha descubierto aún por qué la restricción de calorías prolonga la vida a los animales. Walford supone que posterga los fallos del sistema inmunológico. En la actualidad, una enorme instalación gubernamental de Arkansas ha sido dedicada a subalimentar a treinta mil ratas; se están efectuando pruebas similares con monos. Sin duda, en un futuro cercano se divulgarán ampliamente los resultados, que hasta ahora han sido favorables.

Parece improbable que muchas personas se sometan a una severa restricción calórica como programa de longevidad, dados los rigores, pero mi formación cultural me predispone en favor del ayuno ocasional. En la India existe una tradición centenaria según la cual se puede lograr la longevidad si se toma poco o ningún alimento un día a la semana (bajo la forma de zumo de frutas, agua caliente con miel o leche descremada). El principio es simple: eso permite al sistema digestivo tomarse un descanso, recuperar el equilibrio y liberarse de las impurezas acumuladas. La fisiología moderna no ha aceptado estos principios, pero todas las tradiciones espirituales exhiben a longevos que los respetaron. Según creo, el éxito de la frugalidad en el comer es que se debe combinar con un estilo de vida en el que el ayuno no sea un castigo ni una medida disciplinaria, sino un respiro de la actividad diaria. El tiempo habitualmente dedicado a comer debería ser pasado a solas y en serenidad. De ese modo, el ayuno permitiría al cuerpo participar en una sensación de apacible inactividad.

Me parece que los centenarios tienden a sacar mucha ventaja a los gerontólogos en cuanto a lo que saben sobre la vida. Hay una patética falta en cualquier enfoque fragmentario de la vida, por intrigante que resulte cualquier fragmento por separado. Las restricciones alimenticias no tocan la rica psicología de los seres humanos, y lo que sabemos hasta ahora de la longevidad indica que este factor es de suma importancia. Hace poco leí una entrevista efectuada a cierta inspiradora centenaria llamada Edna Olson. Es muy devota; se ha pasado la vida cantando, rezando y escribiendo poemas para expresar su fe. Cuando se le preguntó sobre su vida, dijo: "Cuando tenía sólo dos años, Dios me habló. Me dijo que era Dios y que deseaba que yo creyera en El, y me dijo: 'Yo cuidaré de ti'.

"Y así lo ha hecho. El dijo: 'No se lo digas todavía a tu madre. Ella dirá que eres una niña tonta y que no sabes lo que dices. Yo te enviaré sueños'. Y Dios me envió sueños por la mañana, antes de despertar, y siempre eran sueños verdaderos. Me indicaban lo que debía hacer. Así he vivido toda mi vida."

Una mujer alimentada por visiones o treinta mil ratas mantenidas con raciones escasas; sé que la yuxtaposición parece extraña, pero no puedo concebir la supervivencia sin visión. Aunque no despierte con sueños enviados por Dios, cada día nuevo debe significar algo para mí. Y cuando es así quedo convencido de que la batalla está ganada. Sin embargo, este énfasis en las cualidades personales del corazón y la mente está reñido con la gerontología actual. La mayor fuerza del campo está en la biotecnología; los descubrimientos más apasionantes, que los medios de difusión anuncian con extravagante entusiasmo, se relacionan con hormonas de la juventud e ingeniería genética. ¿Es ésa la verdadera esperanza? Existe una atractiva simplicidad en la idea de que la juventud es sólo cuestión de inyectar los elementos químicos adecuados o de manipular un gen caprichoso. En la mente de muchas personas (incluidos numerosos gerontólogos), la ciencia de la longevidad se reduce finalmente a hallar una bala mágica, una sustancia que altere químicamente la propensión de nuestras células al envejecimiento. Por lo tanto, debemos evaluar esta perspectiva y preguntar por qué el tipo de longevidad que parece factible en los tubos de ensayo está tan lejos del que logran los centenarios en la vida real.

LONGEVIDAD SIN LIMITES

El futuro de un improbable sobreviviente

Parece lógico que sean las criaturas más fuertes aquellas que vivan más, pero en ese caso el mono desnudo sería mal candidato para la longevidad. Cuando de bebés salimos del vientre en estado de total indefensión, a diferencia del caribú del Artico, por ejemplo, cuya cría cae a la tundra directamente desde el vientre, cobra de inmediato su porte bamboleante y, pocas horas después, camina satisfecho junto con el rebaño. Como bien sabemos, los recién nacidos humanos no pueden siquiera sentarse ni cambiar de posición.

Las cosas que podemos hacer apenas salidos del vientre (succionar, tragar, salivar, emitir hipos, parpadear, bostezar, toser, estornudar, estirarnos, llorar y dormir) no son muy útiles para la supervivencia, exceptuando las dos primeras: succionar y tragar, que nos permiten alimentarnos. (El bebé presenta también ciertos reflejos que deben de haber facilitado la supervivencia a nuestros remotos antepasados. Un recién nacido humano es capaz de cerrar la mano con tanta fuerza que puede sostener su propio peso si se le levanta, probable eco del bebé mono que se aferraba al pelaje de su madre; pero este espectro del pasado genético desaparece al cabo de dos meses.)

Casi todas las bestias han evolucionado de algún modo para proteger su ADN de los elementos, ya con caparazones, plumas, pelajes o escamas. Pero la piel humana está desnuda y es tan delgada que resulta fácil de atravesar. Nuestro ADN es vulnerable al viento, la lluvia, el frío y el calor; hasta permanecer algunas horas al sol nos torna susceptible al cáncer. Tras años de maduración (muchos más de los que requiere cualquier otro mamífero) los humanos aún no pueden correr con suficiente velocidad para escapar de leones y tigres; si decidimos detenernos y presentar combate, nuestros dientes, uñas y puños representan una defensa patéticamente inadecuada.

Por lo tanto, tiene poco sentido que el hombre viva más que ninguna otra criatura de sangre caliente, hasta 115 y 120 años. Al menos un hombre de la actualidad, un isleño japonés llamado Shigechiyo Isumi, llegó a ese límite. Isumi, nacido dos meses después del asesinato de Lincoln, en 1865, murió ciento veinte años y doscientos treinta y siete días después, en 1986. Su médico dijo que Isumi-san se mantuvo sano y lúcido hasta pocos meses antes de su muerte. En su undécima década, aún daba una caminata diaria y bebía la cerveza de arroz de la zona. En *El Libro Guinness de los Récords Mundiales* hay una encantadora foto suya, que lo muestra como un duende oriental, con su larga barba nívea, rodeado por doce niños nacidos en su aldea desde su 110º cumpleaños.

Otras personas, sin certificados de nacimiento que merezcan fe, pueden haber vivido tanto o más que Isumi. Se cree que el norteamericano Arthur Reed tenía 124 años cuando murió en 1984; eso significa que nació en el año en que Lincoln fue elegido por primera vez. Como los gobiernos y los organismos de salud no son muy confiables cuando se trata de seguir el rastro a longevos, los más notables son los que menciona el *Libro Guinness*, generalmente por su valor publicitario; recientemente mencionó a tres mujeres: una galesa de 112 años y dos estadounidenses de 115 como las más ancianas del mundo. (El hecho de que todos estos posibles récords sean mujeres está de acuerdo con la ventaja que el sexo femenino tiene sobre los hombres durante toda la vida; entre los centenarios, las mujeres superan en número a los hombres por dos a uno.)

Casi todos los estudios de longevidad mencionan en primer término a la tortuga gigante, que es de sangre fría, con un tiempo de vida de 150 años por lo menos. Se registró a un espécimen de esa edad que vivía en un viejo fuerte de la isla Mauricio, en el Océano Indico. A esta tortuga en particular se la capturó siendo adulta y no murió de vejez, sino por accidente, al caer desde un emplazamiento para cañones que se había podrido. Técnicamente hablando, una colonia coralina puede ser considerada como un solo organismo, de vida sumamente larga; aunque los pólipos individuales no sobreviven mucho tiempo, la colonia entera perdura miles y miles de años.

Entre los mamíferos, nuestros competidores más cercanos en cuanto a longevidad son las grandes ballenas, que pueden llegar a los cien años y más; cierta ballena azul regresó todas las temporadas a su territorio de alimentación, frente a las costas de Australia, durante casi todo un siglo. En las mejores condiciones, los elefantes pueden sobrevivir hasta los setenta años. Pero entre los mamíferos pequeños el tiempo de vida se reduce drásticamente: ratones, camarones y ratas sólo viven de uno a tres años en condiciones óptimas. Los perros y los gatos domésticos pueden alcanzar los veinte y los treinta años, respectivamente.

Los biólogos utilizan dos mediciones para el posible tiempo de vida de cualquier animal. Existe un tiempo de vida máximo (el límite exterior de la longevidad en una especie dada) y una expectativa de vida media (el tiempo que los miembros de una especie viven normalmente en ambiente salvaje). Con frecuencia hay una enorme divergencia entre estas dos cifras. La naturaleza es extravagante con los nacimientos e igualmente extravagante con la muerte, pues permite que nazcan muchas más bestias de las que sobrevivirán hasta la edad de la procreación. Cada año muere al menos la mitad de los pequeños animales y los pájaros, cualquiera que sea su especie. Seres tan diversos como la mantis rezadora y el brillante pez tropical de la Gran Barrera de Arrecifes engendrarán cientos de miles de crías por cada una que sobreviva. La ballena gibosa tiene, teóricamente, un tiempo de vida máximo que supera los setenta años, pero en los mares contaminados de la actualidad los recién nacidos parecen tener una expectativa de vida que apenas alcanza los dos o tres años. Este espantoso acortamiento de la vida es trágico, porque si no hay suficientes ballenatos que alcancen la edad de la procreación la especie mermará hasta extinguirse.

Aun sin la destructora intervención del hombre, llegar a la vejez es una de las grandes improbabilidades de la naturaleza. La única manera factible de medir el tiempo de vida máximo de un animal (y el dato será sólo aproximado) es observarlo en un zoológico, que sirve como una especie de museo de la longevidad. A los animales de los zoológicos se les mantiene bien alimentados y protegidos de los depredadores hasta que mueren de ancianidad. Así hemos descubierto lo peculiar que puede ser la longevidad. En general, cuanto más pequeño es un animal, más corta es su vida; por eso los elefantes viven treinta y cinco veces más que las gambas. Tras haber establecido este hecho, inmediatamente nos enredamos en complicaciones. Algunos animales pequeños, sobre todo si son de sangre fría, sobreviven mucho tiempo: los mejillones de agua dulce y las anémonas de mar pueden vivir un siglo.

Pese a su elevado ritmo cardíaco y a su metabolismo rápido, las aves no se desgastan con rapidez: águilas, cóndores, búhos y loros pueden vivir entre cincuenta y setenta años. Algo en la vida voladora les otorga durabilidad, pues hasta los murciélagos viven de tres a cuatro veces más que un ratón de su mismo tamaño. El hombre, por su parte, es mucho más pequeño que un elefante, pero vive más. Todas estas anomalías indican que la naturaleza tiene pocas reglas fijas para determinar la duración de la vida.

Los seres humanos tienen la capacidad de pensar en la inmortalidad, pero la mayor aproximación del ADN ha sido en organismos primitivos (algas, plancton, amebas y microbios, por nombrar sólo unos pocos), cuya existencia es demasiado simple para permitir el envejecimiento. Cualquier ameba que flote hoy en una zanja, a un lado del camino, brotó de la primera ameba que apareció en el mundo; en vez de envejecer y morir, esa ameba ancestral prolongó indefinidamente su existencia dividiéndose en copias calcadas de sí misma, una y otra vez. La inmortalidad fue la primera estrategia de supervivencia que aprendió el ADN, cientos de millones de años antes de que aparecieran las plantas complejas y los animales, trayendo consigo los complicados síndromes del envejecimiento. Un arrecife coralino nunca contrae el cáncer; los estreptococos son inmunes al mal de Alzheimer.

Cincuenta años atrás aún parecía posible que las células humanas fueran potencialmente inmortales, que pudieran dividirse indefinidamente si se les daba una posibilidad. El apoyo más convincente provino de un famoso experimento iniciado en 1912 por el Instituto Rockefeller. El doctor Alexis Carrel, eminente cirujano francés laureado con el Premio Nobel, tomó una muestra de fibroblast (células encontradas en tejidos conjuntivos tales como el cartílago) del corazón de embriones de pollo y comenzó a cultivarlas en una solución nutritiva. Las células prosperaron, se dividieron y volvieron a dividirse. Las fibroblast se dividían con tanto entusiasmo que llegaron a desbordar los matraces; entonces

Carrel retiró el exceso y completó la solución nutritiva con caldo fresco. Bajo este régimen, las células se multiplicaron sin freno durante treinta y cuatro años, para detenerse sólo cuando se abandonó el proyecto, dos años después de la muerte de Carrel. El experimentador tenía tendencia a la teatralidad; al extenderse la fama de estas células de pollo, les confirió cualidades sobrenaturales. "Atender a las células se parecía mucho a un rito religioso", recuerda Albert Rosenfeld. "En realidad, todo lo que entraba en el laboratorio de Carrel tomaba un aire ceremonial a medida que crecía su celebridad. Llegó a hacer que sus técnicos llevaran a cabo sus solemnes funciones vistiendo anchas túnicas negras con capuchas".

Carrel murió convencido de haber resuelto una parte crucial del acertijo del envejecimiento: las células podían vivir eternamente, siempre que se les proporcionara el ambiente adecuado. Por desgracia, se descubrió que había cometido un grave error de técnica. Al agregar nuevas cantidades de medio nutritivo, que también se derivaba de pollos, estaba introduciendo accidentalmente nuevas células de embrión. Eran esas células las que continuaban dividiéndose una vez muerta la generación previa de fibroblast.

La última esperanza de que las células humanas fueran inmortales se hizo trizas por casualidad a fines de la década de 1950, cuando Leonard Hayflick, un joven investigador de Filadelfia, no pudo conseguir que una cantidad de células embrionarias humanas se multiplicara más allá de cierto límite. Por mucho cuidado que pusiera en el cultivo, las células morían después de unas cincuenta divisiones. Sin embargo, el experimento fallido de Hayflick se convirtió en un descubrimiento cuando él comprendió que había hallado el límite de la longevidad celular. Nacía lo que sería conocido como "el límite Hayflick". Además de echar por tierra los resultados de Carrel, Hayflick observó también que, al aproximarse a su quincuagésima división, las células se dividían más lentamente y empezaban a parecer más viejas, acumulando desechos amarillentos.

Otros experimentos revelaron que el límite de Hayflick era, al parecer, parte de la memoria programada del ADN, pues las células cultivadas *in vitro* (es decir, en tubos de ensayo bajo condiciones de laboratorio) parecían recordar a qué proximidad se encontraba el límite. Si se congela un cultivo de células después de veinte divisiones, por ejemplo, después del descongelamiento se reproducirán treinta veces más, para luego morir. Esto implica que se sigue un plan fijo. El límite Hayflick, por lo tanto, es un fuerte respaldo a la idea de que el envejecimiento está controlado por un reloj biológico. Hayflick, que ahora es un anciano portavoz de las teorías del reloj del envejecimiento, cree que los humanos tenemos una duración de vida máxima fijada, utilizando la simple lógica de que, si nuestras células tienen un límite de vida fijo, la nuestra no puede excederlas.

En apoyo de esta teoría, cuando se cultivan en el laboratorio células extraídas de personas ancianas, éstas mueren después de dividirse muchas veces menos que las células más jóvenes, revelando que ya estaban cerca del límite de Hayflick; si se les proporciona un ambiente nuevo, con elementos nutritivos perfectamente controlados, su vida no se prolonga. De igual modo, la piel de ratones viejos, injertada en ejemplares más jóvenes, continúa envejeciendo y muriendo de acuerdo con el ciclo vital del donante.

Sin embargo, el límite de Hayflick no parece ser igual para todas las células. Roy Walford, de la Universidad de California, realizó experimentos posteriores para demostrar que los glóbulos blancos de la sangre pueden alcanzar sólo un límite de entre quince y veinte divisiones; se han visto límites inferiores en células de animales de vida breve, tales como ratas y ratones. A fin de superar el límite de Hayflick, los investigadores han debido recurrir a condiciones artificiales desconocidas en la naturaleza. Se puede extraer la médula ósea a un ratón viejo e implantarlo en uno joven; cuando éste envejece, se extrae la médula y se le vuelve a trasplantar. De este modo las células de médula han sobrevivido cuatro o cinco generaciones de ratones implantados, mucho más allá del límite de Hayflick. Se ha señalado, como desafío, que cultivar células bajo vidrio es un arte que aún no ha sido perfeccionado; se supone que, cuando se desarrollen mejores condiciones para el cultivo de tejidos, las células podrían dividirse más de cincuenta veces.

El ADN y el destino

¿Cómo afecta el límite de Hayflick a nuestras posibilidades de vivir más allá de cierta edad? Aunque ese límite suele ser considerado el hallazgo experimental más significativo sobre el envejecimiento, se desconoce su importancia para la vida real. En el laboratorio, cada generación de células es la prole de un número limitado de células madres. Por otra parte, los bebés no nacen con un complemento de células completo; a lo largo de la vida se van produciendo otras nuevas. La médula ósea, por ejemplo, genera células sanguíneas inmaduras que crecen hasta madurar. En diversas etapas del primer desarrollo, y a veces durante toda la vida, cada órgano contiene una mezcla de células primitivas, parcialmente maduras y maduras. Las maduras son las que se han diferenciado, eligiendo convertirse en células cardíacas y no en células del estómago, en células cerebrales y no en renales.

Dentro de todas las células existe el mismo ADN pero mediante la diferenciación este expresa ciertas características y reprime otras. Algunos teóricos superarían el límite de Hayflick aduciendo que una célula no inicia su carrera de cincuenta divisiones sino después de haberse diferenciado. En diversas etapas de nuestra vida, algunas células primitivas se dividen y se tornan maduras, mientras que otras siguen siendo primitivas. Así el cuerpo está equipado con recursos de reserva. Aun si cada célula debe respetar el límite de Hayflick, no es preciso que lo obedezcan todas juntas. Si esta cláusula de escapatoria ha de ser aceptada, depende de comprender cómo es que las células deciden diferenciarse, para empezar, y los genetistas aún están lejos de saberlo.

Toda una clase de células, las cancerígenas, están desprovistas de límites de crecimiento. Liberadas de la restricción genética, las células del cáncer se dividen descabelladamente hasta que muere el cuerpo que las hospeda. Si se las cultiva *in vitro* se pierde hasta ese límite. Casi todas las células malignas cultivadas en laboratorios de todo el mundo son descendientes de tejidos tomados a unos pocos individuos, fallecidos hace ya mucho tiempo.

Una de las victorias indiscutidas de Hayflick es que llevó el envejecimiento hasta el plano celular. Su método de *envejecimiento bajo vidrio*, como lo llamó cierta vez, es aceptado como norma por los biólogos. Hayflick declaró que "la causa primaria de los cambios producidos por el envejecimiento ya no se puede considerar resultado de hechos ocurridos en el plano supercelular, es decir, en jerarquías celulares correspondientes al plano de los tejidos o más elevados. Es en la célula donde se encuentra la acción gerontológica". Según esta lógica, importa mucho menos estudiar cómo viven los organismos que observar cómo viven sus células.

Esta lógica domina la actual biología del envejecimiento, pero a mí me parece reduccionismo puro. La lógica que he seguido a lo largo de este libro es que el todo es mucho más importante que las partes; la vida de una persona determina la actividad de sus células, no a la inversa. Sin embargo, estos enfoques no son irreconciliables, pues nadie puede vivir más que sus células; eso, por lo menos, es seguro. Los biólogos como Hayflick tienden a considerar que el ADN es todopoderoso y que está muy alejado de la vida cotidiana, como una especie de Jehová bioquímico cuyos dictados no se pueden desdecir. "Es como si el ADN nos usara para seguir funcionando", se quejaba Albert Rosenfeld. Sin embargo, este es sólo un punto de vista. Si observas la vida con los ojos de un genetista, nada significa que una persona muy anciana tenga una fuerte voluntad de vivir o que disfrute de los placeres simples de la vida. Y en verdad eso puede ser insignificante para la programación original del ADN. Pero como resultado de una vida bien utilizada, tiene una importancia enorme; en realidad, es lo más importante.

Fuera de los tubos de ensayo y los matraces de los biólogos, el ADN recibe la influencia de todos tus pensamientos, tus sentimientos y tus actos. Las hormonas de estrés, que juegan un papel tan crítico en el envejecimiento, están reguladas por el ARN, que es una copia del ADN; aunque el ADN en sí pueda permanecer tranquilo en su bóveda, su gemelo activo está cambiando constantemente sus instrucciones. Cuando cambias el estilo de vida para reducir las tensiones, el ARN de tus células responde produciendo menos hormonas de estrés.

El límite de Hayflick quita significado a todo el proceso de envejecimiento; se convierte en un mecanismo que se puede manipular en un laboratorio, desprovisto de aliento, movimiento, calor, experiencia, memoria, amor, esperanza, coraje, sacrificio, voluntad, curiosidad y todo eso que torna a la vida digna de ser vivida. Por desgracia, manipular células sigue siendo la actividad dominante de la gerontología y es la que provoca mayor entusiasmo. En 1990, los medios de difusión anunciaron que ciertos investigadores de la Universidad de Wisconsin habían inyectado hormonas de crecimiento humanas sintéticas a un pequeño grupo de hombres cuyas edades variaban entre los 61 y los 81 años. El resultado fue un súbito rejuvenecimiento que revirtió el envejecimiento biológico hasta en veinte años. En el curso de los seis meses de prueba, recuperaron masa muscular y fuerza de manera pareja; la grasa desapareció sin dietas; mejoraron la memoria y otras funciones cerebrales; se renovaron el vigor y la resistencia.

Esta juventud artificialmente recobrada fue recibida por el público con tremendo entusiasmo. Los relatos populares comparaban esto con el fantasioso rejuvenecimiento de la película *Cocoon*. Los sujetos, por su parte, estaban profundamente afectados. "Comencé a sentir los cambios después de tres meses. Me sentía mucho más fuerte; es decir, nunca en mi vida me sentí tan fuerte", recordaba un jubilado que había sido obrero en una fábrica de Waukegan. El experimento sólo incluía a hombres cuyos niveles naturales de hormonas de crecimiento estaban sumamente agotados. En su mayoría, los ancianos las tienen en niveles adecuados, aunque reducidos; los que no tienen suficientes hormonas de crecimiento envejecen más deprisa y más gravemente de lo normal. Cuando estos sujetos comenzaron el experimento, presentaban un envejecimiento biológico excesivo; por lo tanto, restaurar sus niveles hormonales creó una diferencia dramática. Por primera vez en años, muchos de ellos podían viajar, dar largas caminatas o trabajar en el jardín.

Pero la mejoría no fue permanente. Al interrumpirse esos tratamientos costosísimos (alrededor de catorce mil dólares al año), volvieron gradualmente los estragos de la edad. Los músculos volvieron a marchitarse, reapareció la grasa, menguó la fuerza, y los hombres quedaron sin más beneficio duradero que algún rastro de mejoría en la memoria. "Mientras duró fue estupendo. Tal vez algún día pueda intentarlo de nuevo", dijo uno, melancólico. Cuando se le dijo que el próximo experimento incluiría a mujeres, comentó con aprobación: "Creo que se les debe dar la oportunidad de sentir lo que nosotros sentimos".

Me preocupan esas palabras, tomadas de un elogioso informe periodístico. No es posible suponer que inyectar hormonas de crecimiento no tenga efectos colaterales a largo plazo. Esto puede no ocurrir entre ancianos cuyos niveles de hormonas naturales sean anormalmente bajos, pero en personas normales es inútil agregar hormonas de crecimiento para rejuvenecer.

Intervenir groseramente en el funcionamiento del cuerpo no altera, en realidad, la fuente del problema. Suministrar una droga, aun la que produce el mismo cuerpo, puede efectivamente empujar la fisiología hacia un lado o hacia el otro, pero el cuerpo recuerda lo que quiere hacer y, mientras no se cambie ese recuerdo, siempre habrá desequilibrio. Quien deba luchar con la diabetes sabe cuántos desequilibrios metabólicos padecen los enfermos dependientes de la insulina y los cuidadosos malabares que es preciso hacer con las dosis para evitar el *shock* insulínico y el coma. La hormona remplazante es la molécula debida, pero falta la inteligencia innata necesaria para utilizar esa molécula. La diabetes, el hipotiroidismo y el envejecimiento en sí no se deben al agotamiento de las moléculas, sino a la pérdida de la inteligencia.

Inevitablemente, todo *milagro* de rejuvenecimiento alcanzado con elementos químicos desordenará la inteligencia del cuerpo. Cuando se suministró hormonas de crecimiento a niños con retraso en el desarrollo, los experimentadores tropezaron con graves efectos colaterales y

229

varias bajas. El argumento de que el envejecimiento se debe a una anormal producción de hormonas me resulta convincente, pero la función de las hormonas es llevar mensajes, y esos mensajes, en último término, son controlados por la conciencia. Al aumentar la inteligencia interior, incentivando tu felicidad y tu satisfacción, puedes derrotar al envejecimiento de un modo duradero y significativo, sin elementos químicos de posibles efectos colaterales. La responsabilidad de cambiar esa conciencia está en cada individuo.

El "gen del envejecimiento"

Además de los tratamientos hormonales, la ingeniería genética concentra gran parte de las esperanzas de derrotar al envejecimiento. Hace cuarenta años, después de que Watson y Crick descodificaron la estructura química del ADN, la cacería del gen del envejecimiento se tornó inevitable. Mediante el descubrimiento de ese gen, los científicos podían poseer la llave de mando para tener células inmortales, aunque la naturaleza hubiera fracasado en la tarea. En varias universidades norteamericanas, los investigadores han estado anunciando grandes avances en la localización de genes que regulan el envejecimiento en la levadura, las moscas de la fruta y, por fin, en los humanos.

Michael West, biólogo molecular de la Universidad de Texas, trabajando con células humanas cultivadas en tejidos, aisló dos "genes de mortalidad", cuyo efecto es acelerar el proceso de envejecimiento en estas células. Esos dos genes, rotulados M-1 y M-2, pueden ser activados o desactivados químicamente, impulsando el proceso de envejecimiento hacia adelante o hacia atrás a voluntad. En el envejecimiento normal, tanto el M-1 como el M-2 parecen estar activados. Al desactivar el gen M-1, West puede devolver la juventud a una célula y duplicar su tiempo de vida total, calculado según la cantidad de divisiones que efectúa. Al parecer, West ha descubierto cómo superar el límite de Hayflick a voluntad.

Los resultados son aun más dramáticos cuando se desactiva a M-2, el segundo gen de la mortalidad. Las células continúan dividiéndose indefinidamente y se mantienen por siempre jóvenes. West descubrió que, si volvía a activar el M-1, las células reanudaban el envejecimiento normal. Este puede ser el único gen del envejecimiento, aunque otros investigadores ofrecen contendientes. Según la opinión general, el enve-

230

jecimiento parece ser poligenético, pues involucra la colaboración de varios genes al mismo tiempo, quizá de muchos. Además, el descubrimiento de estos interruptores no significa que se haya hallado qué los hace funcionar. Pueden ser mecanismos cerebrales desconocidos los que controlan los interruptores genéticos, y es casi seguro que estos mecanismos varían según la vida y la experiencia de cada individuo.

No se discute que el cuerpo puede registrar el paso del tiempo. Quienes proponen la existencia de un reloj biológico han rastreado los orígenes de los biorritmos internos del cuerpo hasta un pequeño grupo de neuronas situadas en el hipotálamo, que se conoce como núcleo supraquiasmático. Esta masa de tejido, no más grande que el extremo de un lápiz, regula el sentido corporal del tiempo. Pero con hallar el reloj biológico del cuerpo no se resuelve el misterio del envejecimiento, porque el hipotálamo está conectado al resto del cerebro, el sistema endocrino y el sistema inmunológico. Todos y cualquiera de ellos podrían estar involucrados, pues poseen una formidable inteligencia propia.

Nuestro cuerpo es inteligente por doquier. Los elementos químicos cerebrales no se segregan sólo en la cabeza: también los producen la piel, el estómago, los intestinos y el corazón. Los glóbulos blancos que flotan por el sistema inmunológico están dotados de idénticos receptores para los neurotransmisores: forman una especie de *cerebro flotante*. La piel segrega más hormonas endocrinas que el sistema endocrino en sí. M-1 y M-2 son fascinantes fragmentos de esta vasta red de inteligencia. Michael West ha formado una empresa para ver si se puede hallar una droga que manipule estos genes. Pero, así como se descubrió que el uso de la interferona para combatir el cáncer provocaba efectos colaterales horrendos, grandes gastos y pocos resultados, los esfuerzos de West tienen mucho camino por recorrer antes de lograr algún beneficio para las células fuera de los tubos de cristal. La ingeniería genética, hasta el día de hoy, incluye procedimientos altamente peligrosos, tales como el transplante de médula ósea, que es una operación drástica. Hasta ahora, entre los organismos que han visto prolongada su vida por la manipulación genética, los más avanzados son las moscas de la fruta, las levaduras y los nematodos. Creo que la aplicación de esta tecnología a los seres humanos es improbable.

Sin embargo, esta rama de la gerontología está impregnada de un optimismo que gotea hasta el periodismo popular. "Si desarrolláramos maneras de reparar los tejidos envejecidos con células embriónicas, en la próxima década podríamos agregar treinta años saludables a la vida humana", dijo un profesor de medicina de Virginia, al que hizo eco un colega de Texas: "Posiblemente dentro de treinta años tendremos dominados a los principales genes que determinan la longevidad y estaremos en condiciones de duplicar, triplicar y hasta cuadruplicar nuestro tiempo de vida máximo... Es posible que algunas de las personas existentes en la actualidad estén todavía con vida dentro de cuatrocientos años".

Un investigador de Luisiana, más moderado, dijo: "Podemos descubrir que es posible prolongar la vida considerablemente más, tal vez hasta un 100%, lo cual nos daría 100 ó 120 años adicionales". Otros gerontólogos no se atreven a dar cifras específicas, pero nada les falta en cuanto a entusiasmo. "Creo muy posible que prolonguemos la vida humana mucho más allá de lo que jamás se ha soñado", dijo un investigador de Colorado, que había tenido éxito con un nematodo, un gusano transparente del tamaño de una coma.

Bajo la superficie de estas fantásticas predicciones de los genetistas con respecto al envejecimiento se esconde algo perturbador. A los norteamericanos les gusta imaginar que el ingenio técnico resuelve cualquier problema. Como los ingenieros de la IBM, que modifican computadoras para hacerlas más veloces y eficientes, los gerontólogos intentan mejorar la máquina humana. La teoría es que, con unos pequeños retoques bioquímicos, se puede dar al cuerpo más eficiencia, menor propensión a las averías y mayor duración contra el desgaste. Si hay un campo dedicado a ver el cuerpo como algo insensato e intrínsecamente defectuoso, ese campo es la genética.

Como otros modelos reduccionistas, la visión genética del envejecimiento no presta atención a la vida como un todo. A diferencia del salmón del Pacífico, los seres humanos no son títeres del destino biológico. Ahora mismo existen poblaciones que han superado ampliamente la presión elevada, las enfermedades arteriales y las infecciones infantiles, que tienen baja proporción de cánceres importantes, etcétera. El problema es que ninguna cultura, por sí sola, combina todas estas características favorables. Cuando tratemos de alcanzar una longevidad que satisfaga completamente los deseos de la persona, descubriremos que el ADN puede cambiar para adecuarse a nuestras expectativas más altas. La inteligencia del cuerpo consiste, justamente, en adaptarse a condiciones nuevas. Si fueras un biólogo investigador y estuvieras en la Edad de Piedra, con un mapa perfecto del ADN humano, ¿podrías utilizarlo para prever el surgimiento de la civilización? ¿Preanunciarías a Mozart, Einstein, el Partenón, el Nuevo Testamento? ¿Podrías saber que hacia el año 2000 las mejores condiciones de vida agregarían seis décadas a la expectativa de vida del hombre primitivo?

La maravilla del ADN no es que gobierne mi vida, sino que puede desplegar posibilidades antes desconocidas, según surjan en mi corazón y en mi mente. En otras palabras, el ADN sirve a mis propósitos en vez de ser a la inversa. Hay sociedades que otorgan mucho valor a la longevidad; es allí, en el ambiente de la vida real, donde hemos hallado nuestro mejor laboratorio. En vez de basarnos en individuos aislados que alcanzan una longevidad extrema, podemos estudiar a una población entera a la que se inculcó esa ambición desde la niñez. Los resultados han sido notables, pese a la falta de participación científica.

Secretos de los "de vida larga"

Abjasia, remota región montañosa del sur de Rusia, es una tierra de ancianidad casi mítica. No conozco otro sitio donde haya una palabra determinada para designar al padre del tatarabuelo aplicable sólo a los vivos. La legendaria longevidad de la región llamó la atención del mundo a fines de la década de 1960, cuando ciertos visitantes occidentales fueron invitados para que conocieran a los *supercentenarios* de Rusia. Eran aldeanos rurales, casi todos labradores analfabetos, con reputación de haber alcanzado edades increíbles: 120, 130 y más de 170 años.

Fuera de la Unión Soviética, esas afirmaciones tenían poca credibilidad. Los gerontólogos reconocían ampliamente que el límite máximo de la vida humana estaba entre los 115 y los 120 años. Aun ese era un límite teórico, pues hasta entonces nadie que tuviera un certificado de nacimiento digno de fe había pasado de los 113. Pero en Rusia, el más viejo de los supercentenarios, un hombre llamado Shirali Mislimov, tenía fama de haber nacido en 1805, siete años antes de que Napoleón marchara sobre Moscú. Mislimov vivía en una aldea remota, en el estado de Azerbaiyán, al oeste del mar Caspio, donde murió en 1973, a la increíble edad de 168 años. Hacia el final se le había aislado de los visitantes, debido a su mala salud. Pero si los occidentales no podían visitar al hombre más viejo de cuantos vivían, era posible entrevistar a la más anciana de todos los tiempos.

Era Jfaf Lazuria, nativa de Abjasia, y aseguraba tener aproximadamente 140 años. Con una mezcla de fascinación y escepticismo comenzaron a llegar unos cuantos visitantes extranjeros, incluidos médicos y corresponsales periodísticos. Desde el primer momento, Abjasia

233

resultó ser un sitio encantador para quien provenía de las multitudinarias y concurridas ciudades de Europa y Estados Unidos. La campiña era verde e idílica. Los abjasianos, en su mayoría, vivían a altitudes de entre 210 y 300 metros por encima del nivel del mar, en pulcras casas de dos plantas, con frecuencia construidas de nogal, con amplias galerías y cuartos ventilados.

El clima de las colinas, cerca del Mar Negro, era templado durante todo el año, aunque algo frío, con una temperatura media de 50 a 55 grados. Pero los curtidos abjasianos disfrutaban de ese aire algo gélido, asegurando que contribuía al largo de sus vidas. Con excepción de la cocina, las casas en general no tenían calefacción.

Aunque la región había sufrido epidemias de malaria y tifus hasta que, en la década de 1930, los ingenieros soviéticos secaron los pantanos de las tierras bajas, Abjasia se jactaba de tener cinco veces más centenarios que cualquier otra zona del mundo, y el 80% de los "de vida larga" (nunca se les aplicaba la palabra "viejo") eran activos y vigorosos. Tanto para los hombres como para las mujeres, lo habitual era trabajar en las plantaciones de té durante varias décadas después de cumplidos los 60 años, edad oficial para el retiro soviético; a los campeones de la recolección se les daban certificados cuando cumplían los cien años.

Cuando un grupo de curiosos periodistas norteamericanos apareció ante la puerta de Vanacha Temur, de 110 años, él salió vivazmente de su huerto para saludarlos. Vanacha (siempre lo llamaban por su nombre de pila) vio a un bebé entre los visitantes y, sonriendo con placer, insistió en que se ordeñara una vaca para proporcionarle un refrigerio. Ofreció a los adultos cestos de manzanas de sus mejores árboles y distribuyó grandes vasos del aguardiente de manzana regional. Antes de consentir en hablar de sí mismo, se expresó con sencilla convicción sobre la necesidad de que hubiera paz mundial y armonía entre Norteamérica y la (ex) Unión Soviética. No es necesario decir que sus visitantes quedaron completamente encantados.

Cosa rara entre los abjasianos de vida larga, Vanacha poseía un certificado de bautismo, toda una rareza en una región donde los registros se reducen al mínimo, en el mejor de los casos. Según la fecha de su documento, Vanacha tenía 106 años, pero explicó que sus padres habían esperado cuatro años para bautizarlo porque eran demasiado pobres para pagar al sacerdote. "El vigor de Vanacha, aun a los ciento seis años, era increíble", escribió uno de los visitantes. "Era un hombre de cinco pies de estatura, chispeantes ojos azules y elegante bigote blanco, la personificación del abuelo bondadoso y juguetón. Atribuyó lo esbelto y fibroso de su cuerpo a la comida liviana, el montar a caballo, el trabajo agrícola y las caminatas por las montañas."

Aunque Vanacha Temur estaba considerado como uno de los más saludables entre los de vida larga (un médico norteamericano le tomó la presión sanguínea, que tenía un juvenil índice de 120/84), no se trataba de un caso atípico. En un detallado estudio de todos los abjasianos que superaban los 90 años de edad, se dictaminó que el 85% gozaba de buena salud mental y carácter vivaz; sólo el 10% estaba duro de oídos y el 4% tenía mala vista. Tanto los hombres como las mujeres de esa cultura compartían la pasión por los caballos de carrera; era cuestión de amor propio que los centenarios participaran montados en los desfiles de la aldea.

En Norteamérica, el concepto de mantener una actividad extrema ya avanzada la vejez apenas comenzaba a recibir crédito entre los médicos, pero en Abjasia no se conocía el retiro sedentario, salvo en casos de invalidez. Típicamente, los trabajadores de más edad abreviaban sus horas en los sembrados al aproximarse a los 80 y los 90 años; en vez de trabajar entre diez y quince horas, abandonaban después de tres, cuatro o cinco. Sin embargo ese esfuerzo no les era impuesto. Entre los abjasianos estaba muy arraigado el amor al trabajo duro; los registros demostraban que, un verano, a una mujer de 109 años se le pagó por cuarenta y nueve jornadas enteras en las plantaciones de té.

Toda la cordillera del Cáucaso es famosa desde hace siglos como "cinturón de longevidad". En la zona que delimitan el Mar Negro por el oeste y el Caspio por el este, tres Estados rusos diferentes proclamaban tener supercentenarios: Georgia (que contiene el Estado de Abjasia), Azerbaiyán y Armenia. Una mezcla de razas habita toda la zona, apenas industrializada; la región pasa de la religión musulmana al cristianismo, según dónde se vaya, y el clima presenta amplias variaciones: desde el de alta montaña (el Cáucaso es la cordillera más alta de Europa, con un máximo de 18.000 pies) hasta el subtropical. Estos detalles eran importantes para los gerontólogos, pues con tal diversidad de culturas, razas y climas, no había una herencia genética aislada que justificara la longevidad de esa región; tampoco existía un lugar geográfico favorecido, una especie de Shangri-la ruso.

A fines de los años sesenta y principios de los setenta llegó a su máximo la epidemia de ataques cardíacos que siguió a la Segunda Guerra Mundial; los índices de cáncer no presentaban cambios significativos desde la década de 1930 (lo mismo puede decirse hoy, después de tres décadas más de investigaciones que contaron con generosos fondos). Los de larga vida habían evitado ambas plagas en un grado notable; además del ejercicio frecuente, gran parte del mérito correspondía a la dieta. La población, favorecida con un suelo rico y un clima adecuado para el maíz, los tomates y todo tipo de hortalizas, se alimentaba con las verduras de sus propias huertas y productos de granja, más pequeñas cantidades de nueces, cereales y carne para redondear el menú. (El yogur, elemento básico de su dieta, tiene desde hace tiempo reputación de prolongar la vida; para capitalizar eso, una fábrica norteamericana de yogur publicó una serie de anuncios deliciosos en que se veía a un abjasiano de 89 años probando el producto, mientras su madre, de 117, le pellizcaba la mejilla).

Pese a que casi todos los longevos consumían queso, leche y yogur todos los días, el consumo total de grasas y calorías era llamativamente bajo para las costumbres occidentales: entre 1.500 y 2.000 calorías diarias. A fin de comer tan frugalmente, muchos norteamericanos tendrían que quitar ¡entre mil quinientas y dos mil calorías a sus dietas! Entre los abjasianos, el consumo diario de grasa era de sesenta gramos, exactamente la mitad del promedio estadounidense. Aunque les gustaba beber el aguardiente local, sólo unos pocos supercentenarios fumaban; entre ellos eran raras las mujeres, que tradicionalmente consideraban esa práctica como prerrogativa de la vida masculina. Casi todos estaban casados desde los 20 años. Como la región tiene pocas rutas pavimentadas, tenían por costumbre caminar hasta veinte millas al día.

Uno de los primeros norteamericanos que penetró en esta asombrosa cultura de salud fue el doctor Alexander Leaf, esclarecido profesor de medicina en Harvard, quien fue uno de los primeros defensores de la prevención. Para respaldar su creencia de que el ejercicio y la dieta eran las piedras basales de la buena salud durante toda la vida, Leaf hizo un peregrinaje a todos los sitios del mundo donde la longevidad era legendaria. Abjasia le despertó un enorme entusiasmo; allí Leaf vio con sus propios ojos a personas que sobrevivían con buena salud hasta edades inauditas.

En su visita de 1972 a Abjasia, Leaf se esforzó por mantenerse a la par de Gabriel Chapnian, un anciano bajito y fibroso, que a los 117 años trepaba con facilidad una empinada colina para llegar a su huerta. Marjti Tarjil, de 104, aún se levantaba al amanecer y se zambullía en un arroyo helado para darse el baño matinal. Leaf escribió: "Marjti atribuye su larga vida a Dios, a las montañas y a una buena dieta... ¡y recomienda no comer sin pimienta! Su 'mejor' edad fue a los dieciocho, pero está de acuerdo con Vanacha en que se consideró joven hasta los sesenta. 'Todavía me siento joven, me siento bien, monto a caballo, como bien y nado todos los días, así que aún me siento mozo, aunque no tan fuerte como era antes'."

En Occidente, cuando envejecemos, el cuerpo pierde masa muscular y la remplaza con grasa; a los 65 años, casi la mitad del peso de hombres y mujeres corresponde a grasa, el doble que a los veinte. Por comparación, casi todos los abjasianos de vida larga eran enjutos, de espalda erguida y músculos firmes. Mucho después de la jubilación, los más ancianos florecían al aire libre; en el verano marchaban hasta los pastos altos y desenterraban patatas en sus huertas. Aun en aquellos casos donde había arterias coronarias bloqueadas o algún otro daño en el músculo cardíaco, las caminatas y el escalamiento de los que todos participaban parecían anular las limitaciones físicas.

Cuando Leaf trajo fotografías de los longevos para la *National Geographic*, en 1972, millones de lectores vieron un rostro de la ancianidad que en su país nunca se había visto y rara vez se imaginaba. Veinte años después nos enfrentamos a un enorme aumento de todos los grupos de edad superior a los 65 años, y los abjasianos de larga vida nos fascinan cada vez más. En su cultura, la *nueva vejez* existe desde hace muchas generaciones. Por tradición, llevan una vida en la que se reúnen todos los ingredientes necesarios para una longevidad consciente y con sentido, no sólo la longevidad del sobreviviente, sino la de la *juventud en la ancianidad*, título elegido por Leaf para su libro.

Los abjasianos lograron redefinir la juventud de modo tal que no fuera lo opuesto a una larga supervivencia. Algunos podían ser cronológicamente viejos, pero jóvenes según sus patrones de medida. Al anotar sus impresiones sobre un hombre de 98 años, llamado Tijed Gunba, Leaf escribió: "Tijed tenía una presión sanguínea de 104/72 y un pulso regular de 84 (latidos por minuto). Parecía un individuo muy plácido, con mucho 'kilometraje' de reserva. En presencia de dos centenarios, aún lo tenían por un jovencito".

La "estafa" de los supercentenarios

¿Por qué, dada esta idílica situación, no todos hemos oído hablar de Abjasia? El motivo es que los primeros informes traídos por occidentales pronto se empañaron de confusión y desconfianza. Lo que hacía tan interesante a Abjasia, a mediados de la década de 1970, no era su estilo de vida, sino el fenómeno de los supercentenarios. El gobierno soviético de entonces quería cosechar una buena propaganda, asegurando que sus ancianos sobrevivían por encima de todo lo conocido en el mundo no comunista. Se centró una atención tremenda sobre individuos tales como Jfaf Lazuria, la más celebrada de los longevos.

Se informaba que Jfaf Lazuria era la mujer más vieja de cuantas habían vivido nunca. Murió en 1975, asegurando tener 140 años, lo cual significaba que había nacido en 1835, durante el reinado del zar Nicolás I, por la época en que Andrew Jackson era presidente de Estados Unidos. En vida, Jfaf Lazuria era una mujer diminuta, de cuatro pies dos pulgadas de estatura. Aunque frágil, se movía con agilidad, estaba siempre deseosa de recibir visitas, podía enhebrar una aguja sin gafas y narraba con vivacidad.

Le gustaba fumar, cosa rara entre las mujeres de Abjasia, y decía haber adquirido el hábito a los 100 años. (Como ya era demasiado vieja para que se la considerara mujer, acostumbraba a bromear, lo mismo daba actuar como los hombres.) Entre sus pintorescos relatos, Jfaf contaba sus primeros recuerdos de "la gran guerra del Norte", que Leaf tomó como la guerra de Crimea, del período 1853–56. Por entonces fue secuestrada por los turcos y no volvió a su casa sino diez años después, más o menos por los días en que asesinaron a Lincoln. Más notable aun que la superlongevidad de Jfaf Lazuria era, quizás, el hecho de que su familia inmediata pudiera exhibir abuelos, padres, hermanos y primos que habían llegado a cumplir los 100. Eso los convertía, holgadamente, en la familia centenaria de todos los tiempos. Leaf, hechizado, aceptó por completo estos relatos; por eso sufrió un fuerte golpe cuando empezaron a surgir grandes contradicciones. Según se vio, Jfaf Lazuria había contado a cada visitante una historia algo distinta sobre sí misma, cambiando libremente su edad, el número de esposos que había tenido y la edad que alcanzaron sus padres; en verdad, eran pocos los detalles que se mantenían invariables. Se puede perdonar a Leaf por ignorar lo que no pueden saber los visitantes fortuitos: ¡que una de las costumbres favoritas de Abjasia es mentir a los forasteros! Los visitantes occidentales que permanecieron allí lo suficiente para familiarizarse con la zona descubrieron que los abjasianos tenían un legendario amor por las exageraciones, sobre todo si se trataba de tejer fábulas para los extranjeros.

Cuando se consultó a los gerontólogos de la región enviados por el gobierno soviético de ese entonces sobre la edad que podían tener en realidad los longevos, calcularon que algunos de ellos eran muy ancianos, por cierto, y que habían superado los 115 años; pero entre quienes aseguraban tener 120 años, mucho menos 140 o 168, ninguno podía presentar documentos fiables. De hecho, como el 90% de las iglesias del lugar habían sido destruidas por los soviéticos durante el gobierno de Stalin, los viejos registros de nacimientos, comuniones o casamientos prácticamente no existían en Abjasia.

El golpe final llegó a comienzos de los años setenta, cuando Zhores Medvedev, uno de los genetistas soviéticos más respetados, desertó hacia Occidente. Medvedev había viajado por todo el Cáucaso y conocía íntimamente los métodos de los gerontólogos que trabajaban allí. En Londres reveló puntos débiles en todos los supuestos casos de superlongevidad: hasta el 98% de los ancianos de Abjasia eran iletrados y muchos no conocían siquiera su fecha de nacimiento. Para ellos era difícil llevar la cuenta del tiempo, sobre todo considerando que en la región se superponían los calendarios cristiano y musulmán (el calendario musulmán se basa en un año de diez meses). No existían registros soviéticos anteriores a 1930 y hubo sospechas de un fraude deliberado cuando Medvedev señaló que Stalin había nacido en Georgia. Los celosos intentos de convencerlo de que viviría mucho tiempo (algo que los déspotas más absolutos están sumamente ansiosos de creer) habían añadido combustible político al tradicional orgullo de los abjasianos por alcanzar una ancianidad extrema.

La burbuja estalló muy pronto. A la fría luz diurna no había, en verdad, pruebas convincentes de que ciertas familias del Cáucaso hubieran producido varias generaciones de centenarios. Cuando la fábrica norteamericana de yogur concibió esa campaña publicitaria de la madre que pellizcaba la mejilla a su hijo, quisieron hallar una madre con un hijo centenario (esto parecía posible en una sociedad donde las mujeres se casaban alrededor de los 20 años), pero esto resultó imposible. Nadie pudo hallar una familia en la que padres y vástagos fueran centenarios. Casi todos los investigadores llegaron a la conclusión de que los supercentenarios georgianos eran productos de una cultura tradicional en la que ser tan anciano como se pudiera había sido siempre causa de un gran respeto social.

Por qué necesitamos a Abjasia

Pese a las contradicciones de sus hallazgos, el doctor Leaf no dejó de defender los principios de prevención del envejecimiento que vio aplicar en el Cáucaso. Su obra fue muy importante para orientar a los norteamericanos hacia una dieta mejor y más ejercicio, sobre todo para prevenir los ataques cardíacos, pero el creciente escepticismo lo obligó a retirar su apoyo a la superlongevidad. Sin embargo, lo de Abjasia no debería ser descartado; en un mundo donde la vasta mayoría de las sociedades condicionan a su gente a esperar una vida breve y condenan a los ancianos a una existencia marginal, esta sociedad única fomentaba un ideal consciente de la ancianidad como la fase más provechosa de la vida... y el provecho estaba abierto a todos quienes desearan alcanzarla.

A mi modo de ver, Abjasia es el sitio donde nunca arraigó el concepto tradicional de "viejo". La palabra fue eliminada y, en su lugar, los de vida larga llevaban un estilo de vida sin edad: galopaban a caballo, trabajaban al sol y cantaban en coros en los cuales el miembro más joven tenía setenta años y el mayor ciento diez (pese a que la propaganda soviética se jactaba de que la edad mínima era noventa). Abjasia demostró que la ancianidad puede ser una época de mejoría. Los abjasianos brindaban con estas palabras: "Que vivas tanto como Moisés", y veneraban a los longevos por ser personas que estaban alcanzando un ideal.

La mayor ventaja que disfrutaban los longevos era la de confiar holgadamente en su modo de vivir. Los visitantes occidentales notaban en los abjasianos una notable sintonía con los ritmos de la vida, justamente lo que hemos perdido en Norteamérica. Vale la pena citar con todo detalle a Dan Georgakis, escritor norteamericano que viajó a Abjasia cuando la burbuja ya había estallado, pero que aún encontró muchas cosas dignas de admiración. En su libro *The Methuselah Factors*, Georgakis escribía: "A los abjasianos les disgusta que se les meta prisa, detestan las fechas tope y nunca trabajan hasta agotarse. De la misma forma, consideran muy descortés comer con rapidez o en exceso... Su rutina tiene un 'tempo' más vinculado con los ritmos biológicos que con los patrones atropellados que predominan en casi todos los países desarrollados".

Uno recibe la imagen de un pueblo que ha logrado un equilibrio natural. En vez de luchar para desprenderse de hábitos insalubres, su cultura ha entretejido la buena salud en una visión total de la vida. El 70% de su alimentación se basaba en hortalizas y productos de granja; otro aspecto destacado de la dieta tradicional era su insistencia en la frescura.

"Las hortalizas se cosechaban justo antes de cocinar o servir; si la carne formaba parte del menú, se mostraba el animal a los invitados antes de sacrificarlo. Cualquiera que fuese la comida servida, se descartaban todas las sobras, pues eran consideradas dañinas para la salud. Ese interés por la frescura aseguraba que se produjera una mínima pérdida de elementos nutritivos entre la huerta y la mesa. Casi todos los alimentos se consumían crudos o hervidos, nunca fritos."

La comida ligera y el ejercicio intenso permitía que los abjasianos conservaran la silueta delgada que su cultura (al igual que la nuestra) consideraba más agradable, pero en esto había un significado más profundo que el de la vanidad. "Los abjasianos figuran entre los pocos pueblos del mundo tan conocedores de los malos efectos de la grasa que hasta los niños y los bebés se mantienen delgados." El tradicional amor por los caballos agregaba otro ritmo a ese estilo de vida integrado, que ya incluía trabajo y dieta. "Tan temprano como fuera posible, ya a los dos o tres años, se enseñaba a los niños a cabalgar. Los caballos proporcionaban el deporte principal y la capacidad de hacer pruebas ecuestres era señal de valer individual. Nunca se usaba a los caballos como animales de trabajo: sólo para la recreación y el deporte."

En todas las sociedades, la expectativa impera sobre el resultado. En una cultura donde la meta más alta es la riqueza, toda la sociedad se concentra en hacer fortuna, el prestigio consagra a quienes ganan más y los pobres son considerados como fracasados. En Abjasia se daba gran valor a la longevidad; por lo tanto, toda la sociedad se sentía motivada para alcanzar ese idea. En Norteamérica ocurre lo contrario; la ancianidad no es apreciada, mucho menos exaltada.

Esto ayuda a explicar la manera flagrante en que nuestra sociedad malgasta los últimos años de la vida. Subraya este aspecto cierto estudio muy pesimista, hecho por un organismo oficial, el Centro de Control de Enfermedades. Para investigar la salud de las personas al final de la vida, los investigadores evaluaron a 7.500 individuos fallecidos en 1986. Se preguntó a las familias si, en su último año de vida, el difunto podía aún realizar cinco actividades diarias mínimas: vestirse, caminar, comer, ir al cuarto de baño y bañarse. En promedio, sólo el 12% de quienes murieron después de los 65 años podían considerarse *plenamente funcionales* según estas normas mínimas.

En el extremo opuesto, durante los seis últimos meses de vida, el 10% de los sujetos necesitaba ayuda para realizar tres o más de estas actividades diarias; esas personas fueron clasificadas como *gravemente limitadas*. La mayoría de los ancianos norteamericanos cae entre estos dos extremos, en un área difusa entre la autosuficiencia y la dependencia. Inquieta bastante comprobar que sólo una de cada siete personas

241

puede satisfacer las necesidades más simples de la vida, pero las cifras empeoran cuanto más se las examina con atención.

En la categoría de menor edad, entre 65 y 74 años, sólo un quinto de las personas podía ser clasificada como plenamente funcional. Alrededor del 15% mostraba confusión cuando se le preguntaba dónde estaba; el 13% tenía dificultad para recordar el año actual; el 10% no reconocía del todo a familiares y amigos. Entre quienes murieron de ataques cardíacos, el porcentaje de personas plenamente funcionales era mayor que entre quienes murieron de cáncer. Todo un 49%, entre las víctimas de ataques cardíacos, podían realizar las cinco actividades durante el año previo a la muerte, contra sólo un 4% de cancerosos. Las mujeres, además de sufrir más años de incapacidad, eran las más afectadas: durante el último año de vida, la incapacidad de atenderse solas era un 40% más que entre los hombres y tenían un 70% más de probabilidades de caer en la categoría de gravemente limitadas. Otro factor que aumentaba las posibilidades de incapacidad era el no estar casados.

Los investigadores consideraron que el estudio tenía mucha importancia porque pocos habían observado tan estrechamente el estado de salud de los ancianos en el crítico período del último año de vida. Debemos poner cuidado en no llevar los hallazgos demasiado lejos: puesto que la vasta mayoría de los ancianos no están en su último año, tienen muchas menos posibilidades de estar gravemente limitados. Pero las cifras del CCE nos llaman a la reflexión en cuanto a lo mucho que debe avanzar aún la *nueva vejez*.

Entre las culturas norteamericana y abjasiana hay enormes diferencias. Sería preciso retroceder a 1920 para encontrar una época en que la mayoría de los estadounidenses viviera en zonas rurales. Comer poco y desarrollar una actividad física considerable durante toda la vida son cosas que debemos volver a aprender conscientemente, pero fijarse en esos ingredientes nos llevaría a pasar por alto el espíritu de Abjasia, que representa, a mi modo de ver, una motivación mucho más inspiradora para sobrevivir hasta los cien años. Hace poco recibí una carta de una preocupada mujer llamada Mary Ann Soule, que me invitaba a una conferencia sobre *envejecimiento consciente*. Terminaba con esta elocuente afirmación:

Si insistimos en sucumbir a la visión estereotipada que la América moderna tiene del envejecimiento, en temer a los cambios del cuerpo, en resistirnos a las transiciones naturales de la vida y evitar el desconocido territorio de la muerte, nos privaremos y privaremos a toda la civilización de los dones de la ancianidad: una perspectiva madura, una creatividad asentada y la visión espiritual.

Todos los días, cuando hablo con pacientes de edad, descubro la verdad de esto. Uno de ellos, gerente jubilado, me comentó una vez melancólico: "Siempre quise vivir mucho tiempo, pero nunca quise envejecer". Lo dijo con ironía; no hacía falta agregar que no podía tener una cosa sin la otra. Pero ¿por qué no? Estaba bastante sano y activo, pero desdichadamente se consideraba viejo; eso, en Norteamérica, significa entrar en tierra de nadie de la dignidad perdida y el valor personal incierto. En 1972, Alexander Leaf regresó de visitar a los longevos "con la sensación de que vivir hasta los cien años era algo muy natural y sencillo. Bastó un breve período de nuevo en Boston para que esa sensación fuera sólo otro recuerdo exótico".

Este país ha experimentado recientemente un surgimiento de centenarios que no tiene paralelos. En la actualidad se calcula que existen 35.800 norteamericanos que han cumplido cien años o más; son el doble que hace diez años y se espera que la cifra vuelva a duplicarse antes del año 2000. Esta cifra proviene de la Oficina de Censos, que acepta la edad declarada por la gente sin verificarla. (En una investigación detallada de aquellas personas subvencionadas por el Estado que informaban ser centenarios, se descubrió que el 95% exageraba; esto es fácil de comprender, pues tener 97 ó 98 años es mucho menos místico que tener 100.)

Aun suponiendo que cierto número de entrevistados hayan exagerado su edad para cruzar el mágico límite del siglo, los estadísticos están de acuerdo en que al menos uno de cada diez mil norteamericanos tiene cien años o más. Se trata de un número histórico, pero es sólo un promedio. Algunas regiones del país exigen ya tasas de longevidad increíblemente altas. En Iowa, donde la expectativa de vida es la más alta de la nación, una persona entre 3.961 tiene más de cien años; le sigue Dakota del Sur, con uno entre 4.168. Por contraste, algunas zonas están muy por debajo de la media nacional en cuanto a centenarios: los dos últimos estados en la lista de la Oficina de Censos son Utah, que sólo presenta un centenario cada 19.358 personas, y Alaska, con uno cada 36.670. Sin embargo, aun estas bajas cifras son pasmosas comparadas con las medias históricas. Lo que implican es que hemos ganado la lucha por la longevidad; ahora nos enfrentamos al desafío de convertirnos en un país donde los longevos sigan siendo jóvenes.

Senilidad: El miedo más sombrío

A casi todos nos resultaría más fácil soportar los trastornos físicos de la vejez que los mentales. En la India, país en donde me crié, aún se equipara ancianidad con sabiduría. Las aldeas rurales están gobernadas por el *panchayat*, concejo de cinco ancianos que se han ganado el respeto y la autoridad por su venerable edad. En Occidente, cuanto más vive una persona más sospechas de incompetencia mental despierta. Es probable que el mal de Alzheimer haya sobrepasado al cáncer en el dudoso honor de ser la enfermedad más temida en Norteamérica. Sé de sexagenarios que leen obsesivamente cualquier artículo sobre ese mal y sienten terror cada vez que olvidan el número telefónico de un amigo, tan convencidos están de que contraerlo es sólo cuestión de tiempo.

"Dicho en los términos más crudos", escribió Anthony Smith en *The Body* (El cuerpo), "los progresos de la medicina permiten que cada vez seamos más los que lleguemos a la senilidad". Es un punto de vista demasiado lúgubre. Sólo el 10% de quienes tienen más de 65 años presentan algún síntoma del mal de Alzheimer, pero no hay dudas de que esta cifra aumenta con la edad; después de los 75, hasta el 50% de los ancianos pueden mostrar evidencias de la enfermedad. Un sombrío legado de la *vieja ancianidad* es la creencia de que la senilidad es un aspecto normal e inevitable de la vejez. Paradójicamente, el factor más importante para echar por tierra este mito fue esa misma dolencia. La enfermedad fue descubierta ya en 1906 por Alois Alzheimer, eminente investigador y médico de Munich. Al practicar la autopsia a una mujer de 55 años que se había deteriorado mentalmente en los tres años previos a su muerte, encontró en su cerebro daños visibles que no se podían explicar como envejecimiento normal: nervios retorcidos y enredados y depósitos endurecidos de placas químicas.

Hasta entonces nadie había vinculado la senilidad con una enfermedad específica; al descubrir la que recibió su nombre, el doctor Alzheimer dio un golpe decisivo a la teoría de la senilidad *normal*. Sin embargo, las actitudes sociales suelen perdurar mucho más de lo que les corresponde; pasaron setenta años antes de que se captara plenamente la importancia del descubrimiento de Alzheimer. En las últimas décadas ha aumentado dramáticamente la identificación de esa enfermedad al cobrarse conciencia de que afecta a más de un millón de norteamericanos, entre el 50% y el 60% de quienes sufren de demencia senil. Demencia es el término médico que designa una serie de síntomas vinculados con el vocablo senilidad: mala memoria, confusión, desorientación, irritabilidad, capacidad de atención abreviada e inteligencia reducida.

Lewis Thomas apodó al mal de Alzheimer "la enfermedad del siglo", llamándola con elocuencia "la peor de todas las enfermedades, no sólo por lo que hace a la víctima, sino por sus devastadores efectos sobre familiares y amigos. Comienza con la pérdida de las habilidades aprendidas: la aritmética y la mecanografía, por ejemplo; progresa inexorablemente hasta la anulación total de la mente. En su inmisericordia, no resulta letal. Los pacientes continúan viviendo, esencialmente descerebrados, pero por lo demás saludables, hasta llegar a una edad avanzada, a menos que tengan la suerte de ser rescatados por una neumonía".

Los enfermos de Alzheimer tienen períodos de lucidez en las primeras etapas de esa dura prueba. En su libro *The Myth of Senility* (El mito de la senilidad), el doctor Siegfried Kra, de Yale, cita el caso de la esposa de un colega; tras haber realizado una feliz carrera como médica y escritora de cuentos para niños, alrededor de los 55 años debió retirarse, afectada por el mal de Alzheimer. Al principio aún tenía períodos de lucidez, sobre todo entre las tres y las cinco de la mañana; era entonces cuando expresaba la oscura transformación que se estaba produciendo dentro de ella. Sólo podía pronunciar frases entrecortadas, tanto más patéticas por lo mucho que había amado las palabras y el buen uso que hiciera de ellas:

Tengo un problema neurológico. ¿A quién le hace falta? A nadie. No gusto a nadie. No me gusto ni a mí misma.
Yo era médica, conducía automóviles. ¿Qué quiero? No quiero estar aquí.
Tengo miedo de todo.
No soy más que basura. Debería estar en el cubo de la basura.
Necesitas otra esposa. Esta ya no te sirve.
Ya nadie sabe mi nombre... porque no soy nada.
Lo he perdido todo: el servicio de salud, la mecanografía y la escritura. Ya no tengo ninguna habilidad. No hago más que comer. Tengo que irme. No puedo leer lo que yo misma escribo.
He perdido un reino.
Ya no canto. Probablemente no volveré a cantar.

¿Cuál es el origen de esta terrible enfermedad? Se han presentado muchas suposiciones: un raro "virus lento" que tarda décadas en madurar; un defecto del sistema inmunológico, por el cual los propios anticuerpos de la víctima atacan al cerebro; una creciente acumulación de aluminio en las neuronas. Ninguna de estas causas ha sido demostrada. Aunque en los cerebros de los atacados por el mal de Alzheimer se han encontrado altos índices de aluminio, no se encuentran índices elevados del metal en la sangre.

Algunos libros populares han hecho sonar la alarma contra el aluminio del papel plateado, las cacerolas y los desodorantes basados en sales de aluminio, pero millones de personas utilizan estos productos sin contraer el mal. Es más probable que exista alguna anormalidad fisiológica; tal vez falla la barrera sanguínea que normalmente impide la entrada del aluminio en el cerebro, permitiendo que se acumulen depósitos del metal. Otro motivo para sospechar que el fallo está en el cerebro mismo es que los enfermos del mal de Alzheimer presentan deficiencia de un neurotransmisor crítico al menos: la acetilcolina, lo cual dificulta la capacidad de las células cerebrales de comunicarse entre sí.

En la actualidad el mal de Alzheimer es incurable. No hay prevención viable, aunque los investigadores creen haber hallado marcadores genéticos que predisponen a la enfermedad en algunas familias. Una vez que se declara la enfermedad, la atención médica se limita a suministrar tranquilizantes o sedantes. Esto no afecta al resultado, pero ayuda a reducir la tensión psicológica que tanto afecta a pacientes y familiares. Hay grandes esperanzas en los casos de demencia que no sean resultados del mal de Alzheimer, pues una vez que se superó el mito de la senilidad *normal* se tornó evidente que existían más de cien trastornos tratables, todos los cuales podían imitar los síntomas de la demencia senil, incluidos el hipotiroidismo, las trombosis cerebrales y la sífilis.

Cómo resiste el cerebro el envejecimiento

El envejecimiento del cerebro no basta para provocar el mal de Alzheimer ni cualquier otro de estos trastornos. Se sabe que, con el tiempo, la estructura del cerebro sufre algunos cambios. Se torna más ligero, por ejemplo, y se reduce ligeramente en tamaño. Uno de los clichés de la neurología es que el cerebro humano pierde, al envejecer, aproximadamente un millón de neuronas al año; esto proporciona una justificación conveniente para considerar que la aparición de la senilidad es resultado de la decadencia del cerebro.

Sin embargo, el error de esta explicación es que muchas personas no acaban seniles, aunque presumiblemente hayan perdido la misma cantidad de neuronas (esto queda librado a las conjeturas, pues no se pueden hacer recuentos confiables de neuronas en personas vivas). En la actualidad no se sabe por qué un cerebro viejo se mantiene alerta y creativo (basta pensar en Miguel Angel, que diseñó la capilla de San Pedro cuando estaba próximo a los noventa años, o en Picasso, que pintaba a la misma edad, y Arthur Rubinstein, que tocaba el piano en Carnegie Hall) mientras que otro comienza a deteriorarse. Una teoría, basada en la investigación sobre animales, es que nuestro cerebro desarrolla nuevas conexiones al envejecer. En algunos individuos, estas conexiones pueden compensar la pérdida de un mayor número de neuronas muertas.

No hay dos células cerebrales que lleguen jamás a tocarse físicamente. Se extienden la una hacia la otra a través de un vacío llamado sinapsis, utilizando cientos o miles de filamentos similares a pelos, que llamamos dendritas. El efecto es como el de dos árboles cuyas ramitas llegaran casi a entretejerse al viento (la palabra "dendrita" se deriva del vocablo griego que significa "árbol"). En el punto en que dos filamentos llegan casi a tocarse, entre una y otra neurona puede pasar una señal química. Los elementos químicos básicos que participan son bien conocidos. Uno de ellos es la acetilcolina, que los enfermos de Alzheimer no tienen en cantidad suficiente; otro es la dopamina, cuya deficiencia lleva al mal de Parkinson. Nadie sabe exactamente por qué algunas neuronas desarrollan cincuenta dendritas para enviar mensajes, mientras que otras presentan diez mil. No obstante, un hallazgo alentador indica que, al mantener la actividad mental, las personas mayores pueden desarrollar dendritas nuevas constantemente.

Esta divulgada novedad fue descubierta por Marian Diamond en las investigaciones que realizó en Berkeley; ella demostró que los cerebros de las ratas crecían o se reducían según el tipo de experiencias a las que fueran expuestas. Las ratas confinadas a jaulas pequeñas y privadas de interacción social con otros animales de su especie comenzaban a presentar una reducción de la corteza y del número de dendritas. Por el contrario, si se ponía a una rata vieja en sociedad con otras y se le brindaban muchos estímulos, su cerebro se expandía y desarrollaba dendritas nuevas. Esto ayudó a brindar una explicación fisiológica para algo que todos hemos observado: los ancianos solitarios y aislados tienen muchas más probabilidades de mostrarse confusos, desorientados, apáticos y vacíos que quienes mantienen una relación activa con familiares y amigos.

Debido a nuestro prejuicio materialista, el hecho de que se desarrollen dendritas nuevas suena muy científico y reconfortante. En la realidad la situación resulta ser más compleja. Tener más dendritas no es lo mismo que tener un cerebro más desarrollado. Los bebés nacen con muchas más dendritas de las que tienen los adultos; el proceso de maduración consiste en podar el exceso, reduciendo la corteza a sus conexiones más útiles. Aun así, es alentador saber que los cerebros viejos son capaces de remplazar las dendritas perdidas a medida que hagan falta.

Por mucho tiempo se pensó que nacemos con un número fijo de células cerebrales, que nunca se dividen para formar otras nuevas; empero, recientemente se ha descubierto que el ADN de las neuronas es activo, y esto podría llevar a conclusiones nuevas. Algunos neurólogos dudan asimismo de que el cerebro pierda realmente un millón de neuronas por año. Robert Terry, neurocientífico de la Universidad de California en San Diego, determinó que no hay una disminución significativa de la densidad neuronal en tres zonas importantes del cerebro. El número de neuronas grandes decrece, sí, pero es compensado por un aumento de neuronas menores. Además, las neuronas grandes no parecen morir, sino reducirse en tamaño.

Otros dos neurocientíficos, Samuel Weiss y Brent Reynolds, de la Universidad de Calgary en Alberta, descubrieron que podían estimular las células cerebrales en estado latente, poniéndolas en vida activa. Cultivaron en el laboratorio neuronas de ratón y les dieron un elemento químico llamado factor de crecimiento epidérmico, haciendo que algunas células inmaduras e inactivas se dividieran para formar otras maduras. Es casi seguro que el cerebro humano acumula esas células dormidas, quizá como reserva.

También es alentador saber que el cerebro tiene mecanismos naturales propios para activarse en la vejez. Pasados los ochenta años de edad, las dendritas nuevas se alargan y desarrollan ramas nuevas. Las neuronas, al encogerse, crean sinapsis nuevas, que a su vez estimulan más actividad electroquímica en el cerebro. Hay sustancias naturales que estimulan el crecimiento y la reparación, en especial el factor de crecimiento nervioso (FCN), proteína que pertenece al tipo de las que llamamos factores tróficos. El FCN parece cumplir funciones importantes. En el centro John Hopkins, el FCN impidió la degeneración de las neuronas viejas en ratas y monos; inyectado en el cerebro de ratas viejas, mejoraba significativamente la memoria espacial. Cabe la esperanza de que los enfermos de Alzheimer puedan recobrar la funcionalidad utilizando elementos químicos que induzcan la actividad neuronal (en Suecia ya se han probado con algún éxito factores de crecimiento nervioso).

Todas estas buenas noticias sobre el envejecimiento del cerebro eleva nuestra expectativa de que sea completamente normal mantener intactas las facultades. "Las personas mayores pueden no ser tan veloces en las pruebas cronometradas", comentaba el neurocientífico Robert Terry, "pero no pierden el buen juicio, la orientación ni el vocabulario. Personas tales como Picasso, el violoncelista Pablo Casals o Martha Graham no habrían podido, de ningún modo, seguir teniendo tanto éxito con medio cerebro".

La conservación de la inteligencia en la ancianidad. Para documentar si el deterioro de la inteligencia era parte natural del envejecimiento, la investigadora Lissy Jarvik, de Columbia, realizó ciertos estudios sobre gemelos a partir de 1947. Los sujetos no presentaban disminuciones significativas del coeficiente intelectual entre los 65 y los 75 años. Con frecuencia se produce una marcada disminución de la inteligencia en el año precedente a la muerte, pero hay muchas variaciones entre un individuo y otro, y también entre diferentes pruebas. No es posible agrupar sin más a todos los ancianos: la diferencia está en los individuos, no en la vejez en sí misma.

Como evidencia corroborante, podemos recurrir a un estudio a largo plazo realizado en la Universidad Duke, que no halló un deterioro general de la inteligencia en los sujetos de entre 65 y 75 años, a menos que sufrieran de alta presión sanguínea. Es bien sabido que las trombosis leves, con frecuencia apenas detectables, se vinculan con la hipertensión, y de eso podría tratarse en estos casos. Cualquiera que sea la causa específica, es la enfermedad y no el envejecimiento en sí lo que parece provocar la declinación en el funcionamiento mental, por tanto tiempo asociado con la senectud. Aunque el cuadro neurológico aún no es claro, resulta muy realista esperar que podamos sobrevivir con la memoria y la inteligencia intactos.

El tema del envejecimiento y el coeficiente intelectual proporciona un ejemplo perfecto de la errónea interpretación que hace el pensamiento lineal de los complejos cambios traídos por el tiempo. No basta decir que envejecer es mejor o peor que ser joven. La mente humana se desarrolla con la experiencia a lo largo de diversas líneas. Los estudios del cerebro ayudan a señalar que los cambios orgánicos se mantienen a la par de la mente en su viaje de expansión, pero también es importante confiar en el proceso mismo, comprender que la mente desea expandirse.

Los psicólogos empiezan a verificar que el desarrollo humano se prolonga ya entrada la ancianidad mediante estados más elevados de conciencia, tales como la sabiduría. Paul Baltes, eminente investigador alemán, apoya la idea de que cualquier declinación de la estructura física del cerebro relacionada con la edad es compensada por nuevos logros mentales. Al envejecer el individuo, ciertos tipos de tarea de la memoria requieren más tiempo. Por ejemplo, cuando Baltes pidió a sus sujetos que acoplaran palabras y lugares (por ejemplo: automóvil y torre Eiffel, mesa y Muro de Berlín, llaves y Golden Gate), descubrió que las personas de más edad no lograban la velocidad de memoria exhibida por los más jóvenes.

"Sin embargo, la situación cambia por completo cuando observamos el tipo de conocimientos que se transmite de generación en generación por medio de la cultura", escribía Baltes. En una prueba presentó a sus sujetos una situación hipotética, tal como la siguiente: "¿Qué haría usted si un amigo llamara por teléfono para anunciarle que va a suicidarse? ¿O si una muchacha de quince años le dijera que piensa casarse de inmediato?".

Dice Baltes: "Las respuestas que se nos dan para estos y otros dilemas presentan amplias variaciones; con el correr de los años hemos desarrollado una 'escala de sabiduría' para clasificar las respuestas. Tomemos el problema de la quinceañera. Un participante puede responder: '¿Una niña de quince años quiere casarse? No, en absoluto, casarse a esa edad sería un auténtico error'. Aun después de más datos sobre posibles circunstancias atenuantes, esta persona continúa insistiendo en que el problema es sencillo y tiene una sola respuesta: 'No es posible que se case'.

"Otra respuesta podría reflejar un conocimiento más profundo de la condición humana: 'Bueno, superficialmente este parece un problema sencillo. En general, no es bueno que una muchacha se case a los quince años. Por otra parte, pensar en casarse no es lo mismo que hacerlo. Creo que muchas niñas piensan eso sin acabar casándose. Además, hay situaciones en que generalmente no tiene aplicación. Tal vez en este caso la niña tenga una enfermedad mortal o esté completamente sola en el mundo. Pensándolo mejor, puede que esta muchacha no sea de este país; quizá vive en otra cultura o en un período histórico en que las niñas se casan a edad temprana."

En la *escala de sabiduría*, Baltes descubrió que las personas ancianas se desempeñaban muy bien; más de la mitad de las respuestas más sabias provenían de sujetos que superaban los 60 años de edad. No todos los ancianos son sabios, pero en general se desempeñan mejor que los más jóvenes, revirtiendo los resultados obtenidos en las pruebas de memoria. Baltes considera que la sabiduría es un logro de *software*, que la cultura utiliza para burlar los límites biológicos. Ya nonagenario, el gran pianista Arthur Rubinstein continuaba dando conciertos; cuando se le preguntó cómo podía mantener una actividad tan exigente, citó tres sabias estrategias: tocar menos piezas, practicar cada pieza con más frecuencia y, para compensar la pérdida de velocidad y destreza manual, retardar el *tempo* algunos segundos antes de que la música entrara en un pasaje especialmente rápido (¡de ese modo, la ejecución parece más veloz de lo que en verdad es!).

Estos descubrimientos de Baltes señalan misterios que no se pueden poner a prueba, pues la sabiduría es más que simple experiencia. Sócrates sostenía que la sabiduría no se puede enseñar, sino conocer directamente. Aunque se percibe en la atmósfera que rodea a una persona, la sagacidad no se puede pesar, medir ni definir con facilidad. Jonas Salk decía de la sabiduría: "Es algo que uno reconoce cuando la ve. Se puede reconocer, se puede experimentar. He definido la sabiduría como la capacidad de pronunciar fallos que, vistos con el tiempo, parecen prudentes".

Pero ¿qué es lo que confiere la sabiduría? Puesto que es imposible de enseñar, sólo se adquiere por educación. Un antiguo dicho indio sostiene: "Este no es el tipo de conocimiento que se adquiere, sino el que es preciso devenir". Tras haber pasado horas con Maharishi, a quien considero profundamente sabio, no creo haber absorbido su sabiduría, pero sé que esta virtud, para ser auténtica, debe ser tan íntima para una persona como el respirar. La sabiduría no está en lo que haces, sino en lo que eres.

A medida que la nueva vejez vaya borrando los prejuicios contra los ancianos, creo que presenciaremos un florecimiento de las cualidades visionarias que los años pueden llevar a su mejor expresión. La visión es el vínculo oculto que une la juventud y la ancianidad. En la mediana edad transigimos con nuestros ideales para lograr el éxito y la seguridad; la sabiduría no es algo para lo que tengamos mucho tiempo. Los jóvenes son aún impetuosamente idealistas. Pero los ancianos pueden equilibrar y realizar eso mediante la sabiduría, quizás el don más grande que ofrece el ciclo de la vida humana en sus años maduros.

Los límites de la medicina

Los descubrimientos médicos sobre el envejecimiento del cerebro nos permiten cerrar la brecha entre las bajas expectativas que tenemos de la ancianidad y las ricas posibilidades que en verdad existen. Sin embargo, también llevan a la confusión. Casi todos suponen que la medicina ha sido principalmente responsable de mejorar la salud de los ancianos y prolongar la duración de la vida; por lo tanto, esperan que los médicos curen el cáncer, los trastornos cardíacos, el mal de Alzheimer y otras enfermedades degenerativas comunes entre los mayores. Esto es ignorar que envejecer con felicidad es mucho más que evitar las enfermedades, aunque esto sea importante. Requiere un compromiso de toda la vida para con uno mismo todos los días; el médico puede ayudar a asumir este compromiso, pero la medicina no lo remplaza.

El papel de la medicina moderna en cuanto a prolongar la vida se debilita con cada década. En la gran época de los cazadores de microbios que se inició alrededor de 1870 y duró casi un siglo, la medicina hizo progresos innegables, eliminando enfermedades infecciosas de todo tipo. Este éxito pasado es uno de los motivos por lo que Norteamérica está dispuesta a soportar el abrumador costo de atender la salud de este país, que ya ha pasado los setecientos mil millones de dólares y va camino a ser de un billón en la década venidera. Tomamos como artículo de fe que esta suma enorme servirá para comprar más vida, tal como sirvió la inversión en la investigación de la penicilina y la vacuna Salk. Pero la contribución general de la medicina, pasada, presente y futura, puede estar muy exagerada.

Desde 1900, la vida del norteamericano medio ha aumentado en un 50%, pero gran parte de ese incremento no afecta a quienes ya hayan sobrevivido a la infancia y la niñez. Si se examina el gráfico de la página, se verán los pocos años adicionales que han ganado las generaciones recientes en la edad adulta. Aquí se han superpuesto dos gráficos. El inferior indica la expectativa de vida calculada desde el nacimiento; esto viene al caso cuando hablamos del tremendo incremento de veintiséis años en la expectativa de vida producidos entre 1900 y 1990. Empero, el gráfico superior indica la expectativa de vida calculada desde los cincuenta años de edad; aunque también crece de modo estable, el incremento producido entre 1900 y 1990 es modesto. En la actualidad, un hombre de cincuenta años tiene posibilidades de vivir sólo ocho años más que su equivalente de 1900.

El hecho es que la medicina, en este siglo, ha dado pasos notables

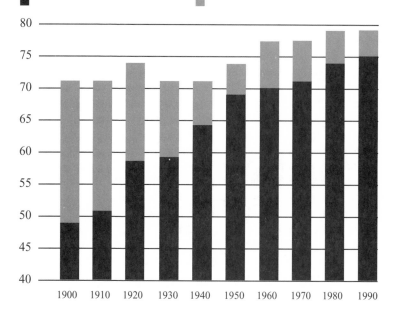

en la eliminación de la mortalidad infantil, principalmente al reducir las muertes en el nacimiento y por enfermedades trasmisibles, tales como la polio, la viruela, el sarampión, la neumonía y la gripe. Por contraste, el impacto sobre la mortalidad adulta ha sido mucho menos dramática; existen datos convincentes para demostrar que la investigación médica aún no entrega a la sociedad los beneficios que se esperaban:

• *Cáncer.* Los índices de muerte por cáncer, clasificadas por edad, no han cambiado en cincuenta años. La detección más temprana nos brinda la ilusión de que los enfermos de cáncer viven más que en el pasado, pero los tratamientos modernos no parecen prolongar la vida en general. De lo contrario, las muertes por cáncer se estarían produciendo a edades más avanzadas que en el pasado, pero no es así. Se producen más o menos a la misma edad que en los tiempos de nuestros abuelos, y la tasa de mortalidad (un 20% de los fallecimientos se deben al cáncer) se mantiene constante desde finales de la década de 1940. En verdad, la creciente frecuencia de cáncer de pulmón entre los negros y las mujeres, que se vincula con el mayor consumo de cigarrillos en estos grupos, ha aumentado levemente la tasa de muertes por cáncer.

• *Enfermedades cardíacas.* Ya he analizado el ambiguo estado de cosas referidas a los ataques cardíacos. Las tasas de mortalidad están descendiendo... al lento ritmo de 1% o 2% anual. Pero la causa subyacente, la enfermedad de la arteria coronaria, está lejos de su erradicación. Pese a las grandes campañas de prevención, están apareciendo arterias dañadas hasta en niños de diez años y son comunes en la mitad de la población de veinte años. Las dos principales operaciones quirúrgicas que se practican a los enfermos de corazón, el injerto de *bypass* y la angioplastia de balón, con frecuencia son efectivas para aliviar el dolor de la angina de pecho. Sin embargo, los estudios repetidos no han logrado demostrar que alguna de esas operaciones, costosas y traumáticas, prolongue realmente la expectativa de vida del paciente.

• *Trastornos degenerativos.* Aún carecemos de tratamientos efectivos para muchas enfermedades crónicas, tales como la artritis, la diabetes, la esclerosis múltiple y la osteoporosis. La medicina moderna puede a veces ayudar, mediante el uso de drogas, a calmar el dolor o retrasar el avance de estas enfermedades, pero no podemos curar a los pacientes ni explicar siquiera por qué enfermaron, para empezar.

• *Medicaciones.* La drogadependencia, sobre todo de somníferos y tranquilizantes, continúa en aumento. Se ha calculado que el norteamericano medio que tiene más de 70 años y está en buen estado de salud toma 3,5 tipos de drogas, tanto de venta libre como de venta bajo receta. Si está enfermo puede tomar diez drogas o más. Un estudio realizado en California, en 1988, llegó a la conclusión de que la sobremedicación es el principal riesgo de enfermedad que corren los ancianos. Algunas de estas drogas no existen sino para aliviar los efectos colaterales de drogas anteriores.

También hay un enorme problema con su aplicación, pues muchos pacientes no toman la medicación debida o la utilizan mal. Al menos uno de cada dos pacientes ancianos no cumple las instrucciones para la medicación del glaucoma, principal causa de ceguera en EE UU; otros millones no saben utilizar correctamente las drogas antihipertensivas. Las mezclan temerariamente con tranquilizantes, alcohol, cigarrillos y píldoras para dormir; el resultado son incontables casos de enfermedades y muertes innecesarias.

• *Adicciones.* Después de centrar la atención del público sobre las adicciones a lo largo de veinte años, en Norteamérica los adictos aumentan de año en año, en vez de disminuir. No se han hallado tratamientos efectivos para el alcoholismo (lo de "efectivos" significa capaces de curar al menos al 50% de los pacientes). El consumo de drogas ha llegado hasta la escuela primaria; el fumar va en aumento entre los obreros, las mujeres jóvenes y las minorías raciales. Pasados veinticinco años desde que el Cirujano General informó sobre los peligros del tabaco, aún hay cincuenta y ocho millones de adultos que fuman (casi la tercera parte de la población); un 75% de ellos dicen que están tratando de dejarlo, pero no pueden.

• *Gastos médicos.* El coste de la atención a la salud continúa alcanzando niveles nunca vistos, con lo cual una internación prolongada en el hospital resulta catastróficamente costosa para la mayoría. Una cama de hospital se paga entre 500 y 2.000 dólares por día o más, según se necesite o no terapia intensiva; son comunes las facturas que exceden los 100.000 dólares por el tratamiento de una sola enfermedad con riesgo de muerte. La cuarta parte de todos estos gastos se presenta en el último año de vida, cuando son comunes los costosos esfuerzos por evitar las enfermedades peligrosas. (Inevitablemente, la última, la que el médico no puede curar, es la más cara.) A menos que se produzca un giro imprevisto, el ascenso en espiral del seguro de salud podría eliminar las ganancias de muchas empresas de primera línea antes del año 2000.

• *Conciencia social.* La investigación médica se ha adelantado mucho a la comprensión de la persona común. En su mayoría, los norteamericanos no saben describir adecuadamente el papel del colesterol en el cuerpo, la función de los genes o qué es el sistema inmunológico. Muy pocos pueden enumerar los principales carcinógenos por orden de peligro (muchos piensan que cualquier elemento químico puede provocar el cáncer).

Dadas estas horribles tendencias, es muy improbable que estemos entrando en una dorada era de longevidad acicateada por la medicina. Se ha calculado que la cura de las dolencias cardíacas y el cáncer aumentaría la expectativa de vida en menos de diez años (la lógica es que, como ambas enfermedades atacan principalmente después de los 65 años, quienes mueren de ataques cardíacos o de cáncer se acercan ya al final de su expectativa de vida y se les priva de pocos años).

Sin embargo, la actual crisis de la medicina tiene un lado positivo: pone en relieve la necesidad de iniciativa personal. La longevidad sigue siendo un logro individual; la consiguen, sobre todo, aquellos con expectativas lo bastante elevadas como para buscarla. Norteamérica podría convertirse en un país donde nadie se debilitara hasta la invalidez al envejecer, pero para que eso ocurra debemos ver todo el ciclo de la vida humana como una curva ascendente. Por suerte, hoy son pocos los signos *normales* del envejecimiento que no han sido desafiados; importantes estudios demuestran que esperamos demasiado poco del cuerpo anciano, que contiene un gran potencial de mejora a edades muy avanzadas.

Más viejo no: mejor

En 1958 se inició en Baltimore un proyecto único, en el que 800 hombres y mujeres de entre 20 y 103 años se ofrecieron como voluntarios para que se les examinara al envejecer. Todos volvían cada doce o veinticuatro meses para someterse a una extensa serie de pruebas. El Estudio Longitudinal del Envejecimiento Baltimore, como es conocido oficialmente, llegó a ser el más famoso de su especialidad. Su finalidad básica era determinar cómo cambian con el tiempo los diferentes órganos del cuerpo. Han surgido cientos de descubrimientos individuales y, en general, apoyan plenamente el optimismo de la *nueva vejez*. He aquí algunos de los principales descubrimientos:

- Cuando las personas envejecen, su estado físico presenta amplias variaciones entre los distintos individuos. Al llegar a los 80 o 90 años, las diferencias han llegado a ser tremendas.
- Si bien el desempeño físico siempre se deteriora con el tiempo, medido en un grupo, eso no siempre vale para cada una de las personas que lo componen. Algunas logran retener la capacidad pulmonar cuando todas las demás la están perdiendo; hay quienes mejoran el funcionamiento renal o la cantidad de sangre que el corazón bombea con cada latido. En casi todos estos casos, la persona ha mantenido el uso del órgano en cuestión. La clave es: "Lo que no se usa, se pierde".
- La función mental también se mantiene con el uso. Por ejemplo: quien se gana la vida resolviendo problemas tiende a conservar esa habilidad al envejecer, aunque la función decline en el grupo en general.
- Los órganos más complejos, como los músculos, son los primeros en deteriorarse. La pérdida de tejido muscular es el motivo principal por el que muchos no pueden efectuar el mismo trabajo al envejecer.
- Al parecer, un sobrepeso moderado en la edad madura no acorta las expectativas de vida (sin embargo, esto depende de que se eviten los dañinos efectos colaterales del sobrepeso,

como lo son la diabetes, la hipertensión y el paro cardíaco congestivo).

- La actividad sexual mantenida en los años de la juventud y la madurez proporciona la mejor oportunidad de seguir siendo sexualmente activo en la ancianidad. Una vez más, entre una persona y otra hay tremendas variaciones. Hay hombres casados de entre 60 y 80 años que pueden realizar el acto sexual apenas tres veces al año o al menos una vez a la semana. En su mayoría, los sujetos creían que la actividad sexual regular hacía bien a la salud.

- Cuando se les pedía que realizaran ejercicios livianos o moderados, los hombres sexagenarios eran tan eficientes como los de veinte a treinta, pero aquellos debían utilizar una proporción mayor de su capacidad física total. (Los investigadores de Tufts descubrieron que el cuerpo anciano se beneficia tanto como el joven con el ejercicio; el aumento de masa muscular en doce semanas de levantar pesas era el mismo entre los sexagenarios que en sujetos mucho más jóvenes).

- Los ancianos metabolizan el alcohol tan bien como cuando eran jóvenes, pero con efectos más potentes. Después de beber una copa, la persona mayor presentará un tiempo de reacción más lento, menos memoria y menor capacidad de decisión que una persona más joven.

- Los niveles altos de colesterol no continúan elevándose con los años, sino que llegan a un máximo alrededor de los 55 años (algo antes en los hombres y más tarde en las mujeres).

- Aunque la tolerancia al azúcar declina con la edad, sólo en algunas personas esto lleva a una diabetes de tipo II; otros no contraen la enfermedad, pese al cambio en la capacidad corporal de utilizar la glucosa de la sangre.

Esto representa sólo una fracción de lo que descubrieron los investigadores de Baltimore, pero basta para confirmar uno de los principales puntos con los que comencé: con los años nos vamos diferenciando de todos los demás, y esa diferencia incluye la posibilidad de mejorar en cualquier aspecto. De 650 hombres, sólo 12 lograron mejorar sus funciones renales, mientras que la vasta mayoría sufrió un deterioro en el funcionamiento o permaneció igual; pero ese pequeño puñado basta para brindarnos un vislumbre de posibilidades no aprovechadas.

El nuevo paradigma nos dice que estamos constantemente haciendo y deshaciendo el cuerpo en el plano cuántico; eso significa que desplegamos sin cesar un potencial oculto. Parte de este potencial es negativo; parte, positivo. El campo asume una actitud neutral; lo que cada uno desea y espera de sí mismo gobierna la respuesta que obtiene. Si buscamos el modo de mejorar el funcionamiento físico y mental todos los días para el resto de la vida, emergen tres valores que deben formar parte de la intención de todos:

1. La longevidad en sí, pues la vida es un bien primario.
2. La experiencia creativa, que hace a la vida interesante y nos lleva a desear más de ella.
3. La sabiduría, que es la recompensa colectiva de una vida larga.

Es imposible fijar límites a alcanzar en cada aspecto. La creatividad y la sabiduría inspiraron a Picasso, Shaw, Miguel Angel, Tolstoi y otros genios longevos hasta el día en que murieron. Verdi escribió una de sus mejores óperas, *Falstaff*, a los 80 años; el naturalista alemán Alexander von Humboldt completó a los 89 la más grande de sus obras: *Cosmos*. En estos logros otoñales hay una inmensa belleza y dignidad; la cúpula de San Pedro parece aun más magistral por el hecho de que Miguel Angel la haya diseñado en su novena década.

Los psicólogos que estudian la creatividad dicen que los artistas y escritores suelen producir más ideas nuevas a los 60 ó 70 años que a los 20. Una variable interesante es que, cuanto más tarde se inicia una actividad creativa, más probable es que se siga practicando hasta una edad avanzada. Eliot Porter, uno de los principales fotógrafos paisajistas de Norteamérica, no publicó su primera fotografía hasta pasados los 50 años. Julia Child llegó a la televisión cuando ya era una mujer madura. En ambos casos, el éxito aumentó sin pausa en las tres décadas siguientes.

La experiencia creativa puede mejorar la estructura del cerebro en sí. Ciertos estudios chinos realizados sobre ancianos de Shanghai indican que la demencia y el mal de Alzheimer son más frecuentes entre las personas menos instruidas; esto sugiere que las personas instruidas, por haber aprendido a utilizar la mente, estimulan una actividad cerebral saludable. Pruebas médicas muestran un incremento del flujo de sangre al cerebro durante los períodos de pensamiento creativo; existe un electroencefalograma distintivo, de ritmos coherentes en todas las bandas de actividad cerebral, que se asocia con la experiencia del "¡ajá!" o el

"¡eureka!", que caracteriza al arte y la creatividad en general. Además, es un mito pensar que dedicarse demasiado al trabajo mental daña el cerebro. Mientras la actividad mental concentrada sea gozosa, da origen a patrones de ondas alfa típicas del *descanso en alerta*, ese estado de relajación, pero consciente, que también se encuentra en la meditación. Ciertos neurotransmisores deseables, como la serotonina, también aumentan durante las actividades creativas placenteras (también en este caso, el mismo cambio se asocia con el descanso en alerta de la meditación). El cuadro neurológico aún es objeto de debates, pero los resultados en la vida real (más años de existencia satisfactoria) no lo son. Por ende, parece que desear tanta vida, creatividad y sabiduría como sea posible es algo muy conveniente. Si tienes pocas expectativas en estas áreas, no es probable que las excedas; en cambio, fijarse metas muy altas hace que cada década merezca ser deseada. (Tengo predilección por unas palabras de lord Byron que me inculcaron en la India cuando era niño: "Las aspiraciones del hombre deberían exceder su alcance; de lo contrario, ¿para qué hay un cielo?") La sensación de "dominio activo"... es el estado del yo que más obviamente se vincula con la longevidad", escribió David Gutmann, investigador de la Universidad de Michigan. Esta conclusión se produjo después de estudiar a longevos de muchas culturas y períodos históricos diversos. Dominio activo significa tener autonomía en la vida y circunstancias propias, no poder sobre los demás. Más allá de todas las evidencias sobre el envejecimiento y cómo evitarlo, el factor más importante por sí solo es que se haga de la existencia algo creativo. El renombrado escritor religioso Huston Smith declaró cierta vez: "A fin de vivir, el hombre debe creer en eso para lo cual vive". Cuando desaparece la médula de lo que se creía, la gente languidece y muere. Lo más importante para lo que podemos vivir es para alcanzar todo nuestro potencial. En cualquier edad determinada, el cuerpo y la mente que experimentas son sólo una diminuta fracción de las posibilidades que se abren ante ti; siempre hay infinitas habilidades nuevas, descubrimientos y profunda sabiduría que alcanzar más adelante.

Estos potenciales latentes están cerrados para la vasta mayoría de las personas, que apenas cuenta con habilidades para llenar 65 años de existencia. Por lo tanto, es de suma importancia comenzar a desarrollar tus habilidades a conciencia, liberándote de las expectativas sociales y proponiéndote como meta llegar a ser un maestro. El motivo subyacente de que los ancianos se sientan marginales en nuestra sociedad, apartados de la corriente principal de la actividad y los valores sociales, es que ellos mismos no tienen un ideal positivo de la etapa de la vida en que se encuentran. Para ayudarte a tallar tu propia vida ideal, he hecho una lista de diez claves para lograr un dominio activo. Resumen gran parte de lo que hemos descubierto hasta ahora sobre el envejecimiento y la conciencia. También están destinadas a servir como ideales prácticos, a los que puedas aspirar en la acción de todos los días (en la siguiente sección de *En la práctica* detallaremos ese tipo de acción).

DIEZ CLAVES PARA UN DOMINIO ACTIVO

1. Escucha la sabiduría de tu cuerpo, que se expresa por señales de comodidad e incomodidad. Cuando elijas cierta conducta, pregunta a tu cuerpo qué siente al respecto. Si tu cuerpo envía una señal de inquietud física o emocional, ten cuidado. Si tu cuerpo envía una señal de comodidad y anhelo, procede.

2. Vive en el presente, que es el único momento que tienes. Mantén tu atención en lo que existe aquí y ahora; busca la plenitud en todo momento. Acepta lo que viene a ti total y completamente para que puedas apreciarlo y aprender de ello; luego déjalo pasar. El presente es como debe ser. Refleja infinitas leyes de la Naturaleza que te han traído hasta este pensamiento exacto, esta reacción física precisa. Este momento es como es porque el universo es como es. No luches contra el infinito esquema de las cosas; por el contrario, sé uno con él.

3. Dedica tiempo al silencio, a meditar, a acallar el diálogo interior. En momentos de silencio, cobra conciencia de que estás recontactándote con tu fuente de conciencia pura. Presta atención a tu vida interior para que puedas guiarte por la intuición, antes que por interpretaciones impuestas desde fuera sobre lo que te conviene o no te conviene.

4. Renuncia a tu necesidad de aprobación externa. Sólo tú eres el juez de tu valer; tu meta es descubrir el infinito valor de ti mismo, sin dar importancia a lo que piensen los demás. Al comprender esto se logra una gran libertad.

5. Cuando te descubras reaccionando con enojo u oposición ante cualquier persona o circunstancia, recuerda que sólo

estás luchando contigo mismo. Presentar resistencia es la reacción de las defensas creadas por viejos sufrimientos. Cuando renuncies a ese enojo te curarás y cooperarás con el flujo del universo.

6. Recuerda que el mundo *de allí fuera* refleja tu realidad *de aquí dentro*. Las personas ante las cuales tu reacción es más fuerte, sea de amor u odio, son proyecciones de tu mundo interior. Lo que más odias es lo que más niegas en ti mismo. Lo que más amas es lo que más deseas dentro de ti. Usa el espejo de las relaciones para guiar tu evolución. El objetivo es un total conocimiento de uno mismo. Cuando lo consigas, lo que más desees estará automáticamente allí; lo que más te disguste desaparecerá.

7. Libérate de la carga de los juicios; te sentirás mucho más ligero. Al juzgar impones el bien y el mal a situaciones que simplemente son. Todo se puede entender y perdonar, pero cuando juzgas te apartas de la comprensión y anulas el proceso de aprender a amar. Al juzgar a otros reflejas tu falta de autoaceptación. Recuerda que cada persona a la que perdones aumenta tu amor a ti mismo.

8. No contamines tu cuerpo con toxinas, ya sea por la comida, la bebida o por emociones tóxicas. Tu cuerpo no es sólo un sistema de mantenimiento de la vida. Es el vehículo que te llevará en el viaje de tu evolución. La salud de cada célula contribuye directamente a tu estado de bienestar, porque cada célula es un punto de conciencia dentro del campo de la conciencia que eres tú.

9. Remplaza la conducta que motiva el miedo por la conducta que motiva el amor. El miedo es un producto de la memoria, que mora en el pasado. Al recordar lo que nos hizo sufrir antes, dedicamos nuestras energías a asegurarnos de que el antiguo sufrimiento no se repita. Pero tratar de imponer el pasado al presente jamás acabará con la amenaza del sufrimiento. Eso sólo ocurre cuando encuentras la seguridad en tu propio ser, que es amor. Motivado por la verdad interior, puedes enfrentarte a cualquier amenaza, porque tu fuerza interior es invulnerable al miedo.

10. Comprende que el mundo físico es sólo el espejo de una inteligencia más profunda. La inteligencia es la organizadora invisible de toda la materia y toda la energía; como una

parte de esta inteligencia reside en ti, participas del poder organizador del cosmos. Como estás inseparablemente vinculado con el todo, no puedes permitirte contaminar el aire y el agua del planeta. Pero, en un plano más profundo, no puedes permitirte vivir con una mente tóxica, porque cada pensamiento crea una impresión en el campo total de la inteligencia. Vivir en equilibrio y pureza es el más elevado bien para ti y para la Tierra.

La vida es una empresa creativa. Hay muchos planos de creación y, por ende, muchos planos de dominio posible. Amar por completo, no juzgar y aceptarse uno mismo es un objetivo exaltado, pero lo importante es operar desde un concepto de totalidad. Como nuestra sociedad no ve el final de la ruta, el eminente psiquiatra Erik Erikson se lamenta: "Nuestra civilización no alberga, en realidad, un concepto de la totalidad de la vida". El nuevo paradigma nos proporciona ese concepto al entretejer cuerpo, mente y espíritu en una unidad. Los años avanzados deberían ser el tiempo en que la vida se integra. El círculo se cierra y la finalidad de la existencia queda cumplida. En ese aspecto, el dominio activo no es sólo un medio para sobrevivir hasta una edad muy avanzada: es la ruta hacia la libertad.

EN LA PRACTICA:

Aliento de vida

En su sentido más completo, el dominio activo es manejar la totalidad de la vida. Se trata de un proceso de integración, pues habitualmente muchos aspectos de la mente están bien separados del cuerpo y fuera de armonía con él; ambos, a su vez, están separados del espíritu. Si te sientas en silencio y tomas conciencia de ti mismo, notarás que tu percepción está ocupada por el ruido mental (pensamientos fortuitos, emociones, recuerdos) y por ocasionales sensaciones físicas que pueden relacionarse o no con lo que ocurre en tu mente. Por lo general, la percepción del espíritu está completamente perdida o ignorada; aun en momentos de observación silenciosa, esas bienvenidas pausas en que uno se aparta del torbellino común de los acontecimientos mentales, la mayoría no reconoce ponerse en contacto con su ser esencial.

Devolver la unidad a todos estos ingredientes no es posible en el plano mental ni en el plano físico por sí solos. Al prestar atención a uno, automáticamente tendemos a excluir el otro. La unidad se puede lograr en planos de conciencia muy profundos, mediante la meditación, cuando se trasciende la dualidad de mente y cuerpo. Pero la meditación está restringida a los ratos que le dedicamos especialmente. ¿Cómo integrar las horas restantes de nuestra vida activa cotidiana?

Hace miles de años, los antiguos sabios indios dieron una respuesta bajo la forma de *Prana*; la forma más sutil de energía biológica. Prana está presente en todos los acontecimientos mentales y físicos; fluye directamente del espíritu, o conciencia pura, para traer inteligencia y conciencia a todos los aspectos de la vida. A veces se define el Prana como "fuerza vital" o "energía de la vida", pero más importante que la definición es conocerlo por medio de la experiencia. Si puedes experimentar el Prana, puedes comenzar a nutrirlo y conservarlo. Son muchas las tradiciones culturales que han reconocido la importancia crítica de la energía vital; los chinos la llaman *Chi* y controlan su flujo mediante la acupuntura, la meditación y ejercicios especiales, tales como el *tai chi*. El aliento de la vida aparece con otros nombres en el sufismo, el cristianismo místico y las enseñanzas del antiguo Egipto. En lo que se está universalmente de acuerdo es en que, cuanto más Prana se tenga, más vitales serán los procesos mentales y corporales. El Prana equilibrado da origen a las siguientes cualidades:

RESULTADOS DEL PRANA EQUILIBRADO

Vivacidad mental

Sistema nervioso sensible;
    buena coordinación motriz

Ritmos corporales equilibrados
    (hambre, sed, sueño,
    digestión, eliminación, etc.)

Entusiasmo

Satisfacción espiritual

Correcta formación de tejidos

Sueño profundo

Fuerte inmunidad a las
    enfermedades

Vitalidad física

Sentido de exaltación

Estas son cualidades naturales de la vida humana cuando está equilibrada e íntegra. El agotamiento de Prana se vincula directamente con el envejecimiento y la muerte. En ausencia de Prana nada puede permanecer vivo, porque Prana es inteligencia y conciencia, los dos ingredientes vitales que animan la materia física. A Prana se le puede experimentar de muchas maneras: cuando te sientes invadido por una energía súbita, cuando experimentas un torrente de vivacidad y claridad repentinas o, simplemente, percibes que estás *inspirado*, tu atención se ha fijado en Prana. Algunas personas lo experimentan como una energía zumbante o torrencial en el cuerpo. Tendemos a atribuir estas sensaciones a otra cosa (zumbido de oídos, nervios cosquilleantes, mayor circulación de la sangre), pero eso es sólo un reflejo de cómo se nos ha enseñado a percibir el cuerpo.

En la India se percibe el cuerpo, principalmente, como producto de la conciencia, y sólo secundariamente como objeto material. Se considera de suma importancia la conservación del Prana; las antiguas enseñanzas proporcionan las siguientes reglas básicas para garantizar un Prana equilibrado y vital en el cuerpo a toda edad:

Dieta. Come productos frescos, preferiblemente cultivados en una huerta doméstica. El Prana más elevado es el que está en los alimentos que se comen recién recogidos. La comida rancia pierde rápidamente su Prana; en realidad, todo lo rancio y lo enmohecido indica ausencia de energía vital y debe ser evitado. También en los alimentos procesados el Prana es muy escaso. El agua para beber debe ser pura; la mejor es la de fuente natural o el agua de montaña que proviene de los deshielos. El agua contaminada es deficiente en Prana.

Ejercicio. La actividad física aumenta el Prana al brindar energía al cuerpo, a menos que se ejecute hasta el agotamiento. El agotamiento y la fatiga son señales críticas de que el Prana se ha agotado. (En la medicina occidental también reconocemos este cambio; cuando se lleva el ejercicio más allá de las reservas de oxígeno del cuerpo, este debe obtener energías metabolizando sus propios tejidos. Véase el análisis de metabolismo catabólico y anabólico en la página 157–60.)

Respiración. La principal fuente de Prana del cuerpo es la respiración, que en un plano grosero proporciona oxígeno y, en un plano sutil, brinda energía vital. Por ende, Prana ha sido literalmente identificado con el aliento de la vida. Los antiguos sabios consideraban que la calidad de vida de una persona se reflejaba en la calidad de su aliento. Cuando la respiración es refinada, lenta y regular, la circulación de Prana está llegando a todos los planos de cuerpo y mente, facilitando un estado de completo equilibrio.

Conducta. Las acciones pueden dañar o nutrir el Prana del cuerpo. Una conducta dura, tensa y conflictiva (lo que hoy llamamos conducta de estrés) perturba el flujo de Prana. La conducta refinada, que proviene de una sensación de tranquilidad y autoaceptación, facilita el

Prana equilibrado. En la raíz de toda conducta favorable a la vida se encuentra la actitud de la no violencia (*Ahimsa*).

Emociones. Hay cuatro emociones negativas que dejan sin equilibrio al Prana y deben ser evitadas: miedo, enojo, codicia y envidia. Las emociones positivas, especialmente el amor, aumentan el Prana. El amor está considerado como la emoción más básica que la conciencia humana puede sentir; por lo tanto, es la más próxima a la fuente de la vida. Ese estallido de bienestar que sentimos cuando nos enamoramos se debe a que, inconscientemente, abrimos los canales de la conciencia que permiten un mayor flujo de Prana. Las emociones que se reprimen por vergüenza y culpa hacen que estos canales se reduzcan. Cuando se impide así que el Prana fluya, se acumulan bolsas de inercia y estancamiento, facilitando con el tiempo la aparición de enfermedades. La depresión es un estado de carencia casi completa de flujo y se vincula con las enfermedades crónicas, el envejecimiento prematuro y la muerte temprana.

Por lo tanto, una vida saludable, evaluada por la conservación de Prana, exige lo siguiente:

- Alimentos frescos
- Agua y aire puros
- Luz solar
- Ejercicio moderado
- Respiración equilibrada y refinada
- Conducta no violenta y reverencia por la vida
- Emociones positivas y amorosas; libre expresión de las emociones

Piensa en lo diferentes que son una ensalada fresca, hecha con verduras recién recogidas de tu huerta, y otra hecha con las mismas hortalizas compradas en el mercado. Compara una merienda al aire libre en las montañas con un almuerzo consumido de pie junto a un puesto de hamburguesas, o el sabor de la fresca agua de pozo con el líquido que sale de los grifos en las grandes ciudades. La frescura señala la presencia de Prana; lo rancio señala su ausencia.

El factor menos comprendido de nuestra cultura es la respiración equilibrada, que en la India se considera lo más importante. La palabra "respiración" significa más que el acto físico de introducir aire en los pulmones y volverlo a exhalar. La respiración es el punto donde se encuentran mente, cuerpo y espíritu. Todo cambio de estado mental se refleja en la respiración y luego en el cuerpo. Ciertas indicaciones someras, como la postura y las sensaciones corporales claras, se relacionan directamente con nuestro modo de respirar.

Los cambios de sentimientos se registran inmediatamente en el ritmo respiratorio. El enojo produce aspiraciones superficiales y exhalaciones fuertes, jadeantes. El miedo crea una respiración rápida, superficial y dificultosa. El pesar, una respiración espasmódica, entrecortada, como la que surge cuando sollozamos. Por el contrario, las emociones positivas como la alegría inducen a una respiración más regular, pues se relaja la cavidad pectoral. En los momentos en que la mente se detiene, deslumbrada por la belleza o por una revelación, también se detiene la respiración; a eso nos referimos al decir que un espectáculo "nos dejó sin aliento". En un plano más sutil, entrar en el silencio de la meditación profunda retarda el aliento; aquello que los maestros espirituales llaman "el embeleso de Dios" (la contemplación directa del Espíritu) se refleja en una respiración escasa o nula.

Este fenómeno también funciona a la inversa: alterar los patrones respiratorios también altera las emociones. En mis tiempos de joven interno, cuando estaba de turno en la sala de emergencias, se me enseñó a calmar a los pacientes agitados con sólo sentarme junto a ellos y pedirles que respiraran con lentitud, profunda y regularmente, junto conmigo. Cuando lográbamos un ritmo respiratorio relajado, también el cuerpo se relajaba espontáneamente y las emociones agitadas se calmaban. En el gráfico de la página 268 figuran algunos ejemplos de la experiencia común sobre cómo opera el vínculo entre respiración, cuerpo y emociones.

Como se ve, cuando operan el gozo, el amor y la compasión, la respiración es más espontánea y relajada que nunca. Los diversos sistemas del Yoga indio enseñan muchos tipos de ejercicios respiratorios sumamente controlados, conocidos con el nombre de *Pranayama*, que sirven para equilibrar la respiración, pero su objetivo real no es provocar una respiración controlada o disciplinada en circunstancias ordinarias. Antes bien, prestar atención al aliento es un vehículo para descargar tensiones y permitir que el cuerpo encuentre su propio equilibrio. Una vez equilibrada, la respiración yóguica es espontánea y refinada, de modo que las refinadas emociones del amor y la devoción pueden ser llevadas a todo el cuerpo en todos los planos. Cuando tus células experimentan la plenitud de Prana están recibiendo el equivalente físico de estas emociones.

Los dos ejercicios siguientes son para equilibrar tu respiración. No son verdaderos Pranayamas, pues estos deben ser realizados juntamente con la meditación y las posturas del yoga,* pero si se hacen debidamente brindarán la experiencia de Prana como una sensación luminosa y chispeante que corre por el cuerpo. Habitualmente los músculos se tornan notablemente cálidos y relajados. En lo mental, la respiración equilibrada se refleja en una sensación de calma, falta de tensiones y quietud, según la estática del pensamiento incesante cede paso al silencio.

EMOCION	SENSACION	RESPIRACION CORPORAL	POSTURA
DOLOR, PESAR, PERDIDA	Sensación hueca y vacía, sobre todo en la boca del estómago. El cuerpo se siente pesado, inquieto y débil	Respiración espasmódica, suspirante y superficial, como en sollozos	La postura transmite impresión de intraquilidad. Cerrada, contraida, encorvada.
MIEDO Y ANSIEDAD	Músculos tensos; corazón acelerado; boca seca; aumento de sudor; palpitaciones en la cabeza	Rápida, hueca, desordenada e irregular	Cuello y espalda rigidos
ENOJO	Cuerpo tenso; sensación de presión, sobre todo en la zona del pecho; a veces, puños apretados; ensanchamiento de las fosas nasalees	Aspiración poco profunda; exhalición fuerte y jadeante	
CULPA	Sensación de llevar un gran peso, de ser empujado hacia abajo	Respiración limitada; sensación de ahogo; incapacidad de aspirar plenamente el aliento de la vida	

---

* El Pranayama constituye una parte importante de los procedimientos ayurvédicos tradicionales que empleo en la práctica de la medicina. El lector interesado puede consultar mi libro anterior, *La perfecta salud* (Three Rivers Press, 1997), que detalla el programa completo del ayurveda Maharishi, una renovación de los conocimientos más poderosos contenidos en la antigua *ciencia de la vida* de la India.

EMOCION	SENSACION	RESPIRACION CORPORAL	POSTURA
ALEGRIA, AMOR, COMPASION	Postura franca; músculos relajados; sensación de calidez, sobre todo en el corazón; palmas abiertas, sensación de energía en el cuerpo	Profunda, regular, espontánea, suave y fácil	La postura transmite una impresión de serenidad; abierta, relajada; hombros extendidos, espalda erguida y cómoda; el cuello flota fácilmente sobre la columna

(Los paternas de respirar se muestran cuando el emocíon es tan abrumado y eclipsa completamente la estabilidad de una persona. Sin embargo, aquellos paternas de respirar prestenarse en una forma sutil cuando se experienca este emocíon.)

EJERCICIO 1: RESPIRACION DEL CUERPO

Siéntate tranquilamente en una silla, escuchando música suave, o al aire libre, escuchando el viento entre los árboles. Mientras escuchas deja suavemente que tu atención brote por tus orejas, en tanto exhalas sin esfuerzo. Repite un minuto; luego haz lo mismo por los ojos, dejando que tu atención surja hacia afuera con el aliento, lenta y suavemente. Repite esto por las fosas nasales y por la boca; luego permanece en silencio, escuchando simplemente la música con todo tu cuerpo.

Ahora deja que tu atención se hunda en tu pecho. Siente dónde está el centro del corazón (en el sitio donde se unen las costillas y el esternón) y exhala a través de él, dejando que tu atención vaya con el aliento. Continúa suavemente un minuto más; luego permanece callado, consciente de tu cuerpo. Este ejercicio requiere unos dos minutos pero se puede prolongar repitiendo el ciclo una o dos veces.

Este ejercicio vincula a conciencia la respiración con el sistema nervioso, ayudando a favorecer una suave integración. Es delicioso hacerlo al aire libre, sentado junto a un curso de agua o bajo un árbol, cuando el viento mece las hojas. Al sentir tu conciencia cuando fluye con el aliento experimentarás una poderosa sensación de estar en armonía con la naturaleza.

269

EJERCICIO 2: LA LUZ EN EXPANSION

De pie, calzando medias, con los ojos cerrados y los brazos caídos a los lados, revive vívidamente la sensación de tu última experiencia regocijante. Recaptura la sensación de ser feliz, vibrante y despreocupado. (Puedes utilizar una imagen visual, un recuerdo amoroso, un momento de triunfo vivido en el pasado: cualquier cosa que te devuelva la sensación de regocijo; no te preocupes si es apenas leve; basta la intención de estar con ella.)

Mientras lo haces, aspira lentamente por la nariz y comienza a extender tus brazos hacia afuera, sin prisa. Mientras aspiras, imagina que tu aliento se expande desde el centro de tu pecho. Es una luz en expansión que te levanta los brazos como si flotaran sin esfuerzo, abriéndose; al expandirse la luz, tu sensación feliz y regocijada se expande también. Puedes visualizarla, si quieres, como una refulgente bola de luz blanco azulada o sólo como sensación. Deja que la luz crezca con tanta lentitud o con tanta rapidez como ella quiera, esparciéndose desde el centro de tu corazón para llegar hasta la punta de los dedos de las manos, de los pies, hasta la cabeza. Estarás sonriendo; deja que eso también crezca.

En el punto de máxima extensión, comienza a exhalar lentamente por la nariz y baja los brazos a los costados. Hazlo con lentitud, tomando más tiempo para exhalar que para aspirar. Lleva la expansiva sensación/luz de nuevo hacia el interior del pecho, hasta que quede pequeña y nuevamente localizada en tu corazón. Cuando los brazos lleguen a los costados del cuerpo, deja caer la cabeza hacia adelante.

Ahora repite el ejercicio con el próximo aliento, expandiendo otra vez la sensación; no prestes atención a tus movimientos físicos, sino a la sensación. Debe abrirse y cerrarse como una flor con cada aliento.

Cuando continúes puedes empezar a abrirte aun más, echando la cabeza hacia atrás, con el pecho expandido y elevándote de puntillas en el movimiento hacia fuera. Al exhalar encórvate como un muñeco de trapo, flexionando las rodillas y la cintura. No aceleres los movimientos; debes proceder lenta y rítmicamente. Notarás que se trata de un ejercicio muy agradable, porque cuando te abres, el cuerpo se llena de aliento, conciencia y gozo, todo al mismo tiempo; la sensación es ligera, caliente, cosquilleante. Cuando te cierras, el cuerpo se relaja y se encorva bajo su propio peso, tornándose más cimentado y quieto. Estás explorando toda una variedad de sensaciones, que permite a la respiración sutil penetrar en todos los canales.

La conexión Vata

A medida que envejecemos, la tendencia natural es a que el Prana disminuya; es preciso contrarrestar esto para conservar la juventud. En la India se asignaba tradicionalmente la longevidad a una rama del aprendizaje llamado *Ayurveda*, que se deriva de dos raíces sánscritas: *Ayus*, vida, y *Veda*, ciencia o conocimiento. Esta antigua *ciencia de la vida* es generalmente considerada la medicina tradicional de la India, pero el Ayurveda tiene una base espiritual más profunda. El versículo más famoso de los antiguos textos ayurvédicos dice: *Ayurveda amritanam* ("Ayurveda es para la inmortalidad"). El significado es doble: Ayurveda es para fomentar la longevidad sin límites y lo hace desde la creencia de que la vida es esencialmente inmortal.

Según Ayurveda, la energía vital, o Prana, se canaliza por el cuerpo mediante un *viento* llamado *Vata*. Vata es uno de los tres principios metabólicos (*Doshas*) que dan forma a todo lo viviente, sea mosquito, elefante, ser humano, planeta, estrella o el cosmos entero. Vata es responsable del movimiento de cualquier tipo. En el cuerpo humano se divide en cinco partes:

Prana Vata regula el sistema nervioso.
Udanda Vata regula las habilidades cognoscitivas, el habla y la memoria.
Samana Vata regula la digestión.
Vyana Vata regula la circulación.
Apana Vata regula la excreción.

Los cinco aspectos de Vata están bajo el centro del primero y más importante: Prana Vata, pues este dosha, como su nombre lo indica, aporta el prana, la fuerza vital, que luego se distribuye por el resto del cuerpo. Cuando Prana Vata se desequilibra hay una perturbación general en todo el organismo. Ayurveda sostiene que la ancianidad es una época especialmente sensible a esos desequilibrios. El Vata es más alto en la ancianidad, por naturaleza, y si el individuo no ha puesto cuidado en mantener a Prana Vata en equilibrio, resultarán los siguientes síntomas:

SINTOMAS DE DESEQUILIBRIO DE VATA

Síntomas físicos

Piel seca o áspera; arrugas
Peso crónicamente escaso; pérdida
de masa muscular
Riñones débiles; falta de control
de la vejiga
Ritmo cardíaco débil o irregular
Fatiga
Constipación
Artritis común
Dolores no específicos
Inmunidad debilitada (susceptibilidad
a los resfríos, la neumonía y otras
infecciones)

*Síntomas mentales
o de conducta*

Insomnio
Preocupación, ansiedad
Depresión
Confusión, pensamientos
inquietos
Intolerancia del estrés
Intolerancia al frío

Inmediatamente notarás el parecido entre estos trastornos de Vata desequilibrado y el envejecimiento. Como viento del cuerpo, Vata es frío, seco y penetrante. Cuando Vata se agrava, es como si un viento abrasador comenzara a agitarse dentro. Generalmente, Vata agravado comienza por viajar a las articulaciones, iniciando una variedad de problemas articulares que comienzan con dolores sordos y leves (esto causa problemas sobre todo durante el invierno, la peor estación para las perturbaciones de Vata) y termina en una artritis degenerativa, si persiste el agravamiento.

Como todas las células contienen el dosha Vata, los efectos de su agravamiento no se limitan a las articulaciones. Todo el cuerpo comienza a encogerse y secarse; los intestinos se tornan secos, tensos y estreñidos; el individuo languidece, asediado por el insomnio y las preocupaciones, presa de dolores crecientes. Los desconcertados médicos recetan millones de calmantes, tranquilizantes y somníferos, sin poder explicar por qué los pacientes de edad comienzan a presentar esos síntomas, puesto que habitualmente no hay ninguna anomalía orgánica. Según la terminología médica "orgánico" significa que un órgano físico presenta señales de enfermedad o disfunción. Los médicos tienden a desechar los síntomas carentes de causa orgánica por psicosomáticos o idiopáticos (inexplicables).

Los ancianos rara vez sufren un solo síntoma de desequilibrio de Vata; muchos los padecen a gran escala. Si se prescriben drogas múltiples para cada síntoma, los nuevos desequilibrios se van acumulando, pues el cuerpo no puede sino reaccionar con desequilibrios ante los calmantes, diuréticos, tranquilizantes, somníferos, betabloqueantes y todos los medicamentos habitualmente recetados a los ancianos. Nos guste o no, un síntoma es algo que el cuerpo quiere expresar; es un mensaje, y las drogas suprimen esa expresión.

La rapidez con que se envejece está íntimamente ligada con la rapidez y la intensidad del agravamiento de Vata. Algunas personas son muy propensas al desequilibrio de Vata; otras no. Algunos pueden tener Vata agravado en los dedos de las manos, lo cual conduce a la artritis; otros lo tienen en los intestinos, provocando estreñimiento crónico.

¿Qué puede provocar el desequilibrio de Vata? Ayurveda sigue los principios de complementariedad: "Lo similar habla con lo similar". Esto significa que cualquier cualidad poseída por el dosha Vata será estimulada por la misma cualidad existente fuera de tu cuerpo. Estas cualidades son las siguientes:

CUALIDADES DEL DOSHA VATA

Seco
Frío
Cambiante
Aspero
Movedizo
Liviano
Sutil
Rápido
Guía a los otros doshas

Todo lo que en tu ambiente contenga las características enumeradas aumentará a Vata. Por ejemplo:

El tiempo seco; los alimentos secos (galletitas, cereales, patatas fritas, etcétera).
El clima frío; las bebidas y los alimentos fríos.
Lo cambiante: los bruscos cambios de vida; un fallecimiento en la familia; la pérdida del trabajo; cambios de humor; cambios estacionales bruscos, etcétera.
Los tejidos ásperos en contacto con la piel; las palabras o conductas duras.
Las mudanzas: viajes, caídas, ejercicios o trabajos físicos, la exposición a las corrientes de aire o al viento.

Las comidas livianas que tienen un alto contenido de aire, sobre todo las frutas y las hortalizas crudas.
Los cambios sutiles de humor, las brisas sutiles.
Lo rápido: cualquier actividad, física o mental, que requiera celeridad; verse obligado a darse prisa.

Permíteme explicar cómo interactúan estas cualidades, que en sánscrito se denominan *gunas*. Si mis riñones detectan una escasez de fluidos en mi torrente sanguíneo, segregan un mensajero químico específico (la angiotensina 2) que es llevada al hipotálamo, en el cerebro, y convertida en un hecho mental: tengo sed. Esta sensación me insta entonces a actuar bebiendo un vaso de agua.

En términos ayurvédicos, lo que ha ocurrido es un flujo parejo de un impulso de inteligencia (Vata) que registra simultáneamente la necesidad de cincuenta billones de células. Vata tiene la cualidad de ser seco y aumenta bajo cualquier sequedad. Las galletitas secas, el calor del desierto, la sequedad del aire acondicionado y hasta las respuestas secas sirven para incrementar a Vata. La sequedad nos da sed, porque el cuerpo detecta este incremento de Vata, y la señal persistirá hasta que algo húmedo, como un sorbo de agua, ponga en juego la cualidad opuesta y Vata recobre la línea.

Vata es el dosha que con más facilidad pierde el equilibrio, pero también el que lo recobra con más facilidad. Como Prana Vata, el aspecto más importante de este dosha, regular el sistema nervioso, varía con el menor pensamiento o sensación. Al hacer las cosas necesarias para mantener equilibrado a Prana Vata, tenemos un sistema completo para conservar el Prana y derrotar el proceso de envejecimiento en un plano sumamente sutil. Esto significa que todos los días debemos prestar un poco de atención a Vata, lo cual es, en realidad, algo fácil y natural. Se puede *pacificar* a Vata (es decir, mantenerlo en equilibrio) mediante varias medidas aplicadas al estilo de vida.

PARA PACIFICAR A VATA

Para mantener en equilibrio al dosha Vata necesitas tener en cuenta las siguientes cualidades:

Lo regular: hábitos regulares; horario para las
         comidas y para acostarse; planificación
         del trabajo.

Lo caliente:	comidas calientes y bien cocinadas; sol; evitar los alimentos y bebidas fríos.
Lo nutritivo:	alimentos ricos, nutritivos y hasta pesados cuando el clima es frío; alimentar las emociones.
Lo relajante:	tomar tiempo para el descanso adecuado; evitar las situaciones que producen tensión, la excitación y los esfuerzos excesivos.
Lo estable:	relaciones y trabajo estables; vida hogareña estable.
Lo tranquilizante:	un ambiente de trabajo tranquilo y ordenado; masajes suaves (sobre todo con aceite de sésamo caliente).
Lo ininterrumpido:	no dejar de proporcionar alimento y agua al cuerpo; no saltear comidas ni dejar el estómago vacío.

Un dosha se pacifica por medio de las cualidades que le faltan. Como Vata tiende a dar a las personas un comportamiento errático, irregular y contradictorio, es útil contrarrestarlo con lo opuesto: firmeza y regularidad. Detalles tan pequeños como no saltear comidas y acostarse a una hora determinada rinden grandes dividendos cuando se trata de apaciguar a Vata. Una prolongada exposición al estrés provoca graves desequilibrios de Vata, de modo que es preciso hacer esfuerzos especiales por crearse un ambiente de trabajo tranquilo y ordenado. Un ámbito alegre alivia la tendencia de Vata a la incertidumbre y la inseguridad.

Cuando estás bajo la influencia de Vata, buscas calor por instinto; mantenerse abrigado en invierno y tomar baños de sol en las otras estaciones del año calma a este dosha. Tu dieta debería basarse en comidas nutritivas y bien cocinadas; Ayurveda llega a pensar que para Vata son buenas hasta las comidas pesadas y aceitosas (por eso en invierno nos atraen tanto las sopas y los guisos de cocción larga). También conviene evitar en temporadas frías las ensaladas, las bebidas heladas, el alcohol y los alimentos secos o crudos, con lo que se corrige la tendencia del cuerpo a agravar el Vata en esas ocasiones. Los estimulantes de cualquier tipo, incluidos el café, el tabaco y el alcohol, provocan el desequilibrio de Vata.

Cuando está desequilibrado, Vata lleva a un sueño ligero e interrumpido; esto se contrarresta acostándose temprano y evitando leer o ver la televisión hasta altas horas de la noche. El cuerpo quiere también algunos períodos de calma, relajación y paz cada día. La Meditación Trascendental es ideal, pues la exposición del sistema nervioso al silencio profundo le permite armonizar todos los ritmos corporales sincronizados que Vata regula. Una vida familiar apacible y amorosa es un ideal que muchos consideran perdido en las últimas décadas, pero es vital desde el punto de vista del dosha Vata.

Vata tiene una afinidad especial con los aceites calientes; el masaje diario con aceite de sésamo calentado en pies, manos y parte inferior del abdomen es una de las mejores medidas para aliviar las profundas tensiones del sistema nervioso. Conviene aplicar el aceite con lentitud y suavidad, antes del baño matinal y nuevamente antes de acostarse. Es preciso prestar especial atención al equilibrio de Vata cuando uno se recupera de una enfermedad o en situaciones de tensión emocional, cuando se sufren los efectos de un viaje en avión a través de los husos horarios, cuando se siente depresión, fatiga crónica y agotamiento o si se ha recibido una herida física; todas estas condiciones provocan una grave perturbación de Vata.

Si detectas síntomas crónicos de desequilibrio de Vata, te serán útiles las siguientes medidas específicas:

- Incluye sabores dulces, agrios y salados en tus comidas; son para equilibrar a Vata. Este dosha requiere más alimentos agrios y salados que cualquier otro.
- Evita los sabores amargos, astringentes y picantes. En Ayurveda, lo astringente se cuenta como sabor; se encuentra en los alimentos de sabor seco que fruncen la boca (habichuelas, lentejas, granadas, té).
- Si te resulta incómodo vivir en un clima seco, frío y ventoso, estudia la posibilidad de trasladarte a un sitio cálido, lo cual es más apto para el equilibrio de Vata. Todo el que viva en un clima frío haría bien, según Ayurveda, en asegurarse de que su hogar y su sitio de trabajo cuente con aire cálido y humidificado. En el invierno, evita las corrientes de aire y los ejercicios prolongados al aire libre. Comer alimentos calientes y sustanciosos a intervalos regulares es una buena medida anti-Vata en los climas fríos.
- Dentro de lo posible, come siempre sentado y en un ambiente apacible, silencioso y cordial. Los bocadillos comidos a la carrera perturban a Vata. Evita todo tipo de dieta o ayuno y el pasar mucho tiempo con el estómago vacío.

- Si tu apetito es irregular (trastorno común cuando Vata está desequilibrado) prueba a hacer varias comidas ligeras durante el día (la última debería ser al ponerse el sol o, al menos, un par de horas antes de acostarte).
- Evita los viajes prolongados, sin descanso entre un vuelo y otro, o el conducir muchas horas. Cuando te afecte un vuelo a través de husos horarios, tómate el tiempo adecuado para descansar y/o dormir en cuanto llegues a destino. Bebe muchos líquidos durante el viaje; una infusión de hierbas y hasta un poco de agua caliente son útiles en el avión; los licores y las bebidas frías tienden a agravar el efecto desquiciante sobre el dosha Vata.
- La terapia de aromas o los baños calientes con algunas gotas de aceite perfumado ayudan a calmar a Vata. Elige esencias cálidas, terrestres y tranquilizadoras, como aceite de gaulteria, sándalo, alcanfor, canela, albahaca, geranio de rosa y clavo.
- Al cocinar, las hierbas y las especias deben ser de cualidad dulce y/o picante: jengibre, pimienta negra, cúrcuma, canela, mostaza, menta, cayena, rábano picante, comino, nuez moscada, cardamomo, coriandro verde, hinojo, albahaca, orégano, romero, salvia y tomillo.

QUINTA PARTE

Romper el hechizo
de la mortalidad

Por tu arte, Espiritu, derrotas
lo arrollador de la muerte.
RIG VEDA

EL LIMITE ULTIMO DE LA VIDA humana es la muerte; llevamos miles de años tratando de viajar más allá de esa frontera. Pese a la obvia mortalidad de nuestro cuerpo, surgen momentos en que brilla una clara percepción de la inmortalidad. El poeta Tennyson describía experiencias vividas en su juventud, en las que su ser individual "parecía disolverse y fundirse en un ser ilimitado". Esta radical salida de la experiencia vulgar "no era un estado confuso", recordaba él, "sino lo más claro de lo claro, lo más seguro de lo seguro, totalmente más allá de las palabras, cuando la muerte era una imposibilidad casi risible".

Como estos sentimientos inmortales son completamente subjetivos, no tienen cabida en la visión que la ciencia tiene del mundo y, por lo tanto, tendemos a rotularlos como religiosos. Pero miles de personas han tenido el privilegio de echar vistazos a la realidad que abarca el espacio y el tiempo como una vasta burbuja multidimensional. Algunas personas parecen haber establecido contacto con este reino atemporal a través de experiencias de cuasimuerte, pero también es accesible en la vida cotidiana. Al echar un vistazo bajo la máscara de la materia "tenemos cierta sensación, cierta nostalgia que no llegamos a expresar en palabras. Es un anhelo... un deseo de algo más grande o más elevado dentro de nosotros mismos". Con estas palabras, el filósofo Jacob Needleman señalaba lo que llamó "nuestro segundo mundo", al cual todos podemos llegar bajo condiciones especiales.

Nuestro primer mundo, según escribía Needleman, es "el mundo en que vivimos todos los días, este mundo de acción, actividad y hacer", gobernado por los pensamientos y las emociones cotidianas. Pero hay momentos, como destellos de un relámpago espiritual, en que el segundo mundo se hace conocer, lleno de paz y gozo, con una clara e inolvidable sensación de quiénes somos realmente, "vívidos momentos de estar presente en uno mismo", como los llamaba Needleman. Si el segundo mundo está dentro de nosotros, también lo está el primero, pues en último término no hay nada verificable *allí fuera*. Cuanto se puede ver, sentir y tocar en el mundo sólo es cognoscible como disparos de señales neuronales dentro del cerebro. Todo ocurre allí.

Quien seas tú depende del mundo en que te veas viviendo. El primero, por estar gobernado por el cambio, contiene enfermedades, envejecimiento y muerte como parte inevitable del paisaje; en el segundo, donde sólo hay ser puro, todo eso falta por completo. Por lo tanto, hallar ese mundo dentro de uno mismo y experimentarlo, siquiera por un momento, podría tener un efecto profundo en el proceso de enfermedad y envejecimiento, si no en la muerte misma.

En Oriente, esta posibilidad siempre se ha aceptado como hecho. En la India y la China se cree que algunos maestros espirituales han vivido cientos de años por haber alcanzado un estado de conciencia atemporal. Se considera que ésta es una de las opciones abiertas al espíritu que ha alcanzado *Moksha*, la liberación, aunque no son muchos los maestros que eligen extender su tiempo de vida. En Occidente, esos poderes despiertan un escepticismo extremo. Pero el nuevo paradigma nos asegura que existe un plano de la naturaleza donde el tiempo se disuelve o, para expresarlo de la manera inversa, donde es creado el tiempo.

Este plano es sumamente enigmático, aun en términos cuánticos, pues existía antes de la creación del espacio y del tiempo. La mente racional no puede concebir semejante estado, pues decir que algo existía antes de que comenzara el tiempo es una contradicción de la lógica. Sin embargo, los sabios antiguos creían que es posible el conocimiento directo de la realidad atemporal. Todas las generaciones han afirmado esa aseveración. El mismo Einstein experimentó episodios de completa liberación con respecto a los límites de espacio y tiempo: "En momentos tales uno imagina estar de pie en algún punto de un pequeño planeta, contemplando con asombro la belleza fría, pero profundamente conmovedora, de lo eterno y lo insondable. La vida y la muerte se funden en una sola cosa y no hay evolución ni eternidad: sólo Ser".

Han hecho falta tres generaciones para que el nuevo paradigma nos demostrara que el Ser es un estado muy real, que existe más allá del cambio y de la muerte, un sitio donde caen por tierra las leyes de la Naturaleza que gobiernan el cambio. En último término, la muerte es sólo otra transformación, de una a otra configuración de materia y energía. Pero a menos que puedas ponerte fuera de la arena del cambio, la muerte representa un punto final, una extinción. Escapar a la muerte significa, en definitiva, escapar de la visión del mundo que da a la muerte su terrible sentido de cierre y final definitivo.

—Temo mucho a la muerte —confesó cierto discípulo indio a su gurú—. Me aflige desde que era niño. ¿Por qué nací? ¿Qué me ocurrirá cuando muera?

El gurú analizó pensativamente el tema y dijo:

—¿Por qué crees que has nacido?

—No comprendo tu pregunta —tartamudeó el discípulo.

—¿Por qué crees que has nacido? —repitió el gurú—. ¿No es, simplemente, algo que tus padres te han dicho y tú has dado por sentado? ¿Has tenido en verdad la experiencia de nacer, de venir a la existencia desde un estado de no existencia? ¿O acaso ocurrió que un día, en la niñez, preguntaste de dónde venías y tus padres te dijeron que habías nacido? Como aceptaste esa respuesta, la idea de la muerte te asusta. Pero descansa tranquilo: no hay nacimiento sin muerte. Son dos polos del mismo concepto. Tal vez siempre has estado vivo y siempre lo estarás. Pero al aceptar el sistema de creencias de tus padres, entraste en un acuerdo por el que se teme a la muerte, pues la consideras un final. Quizá no hay final alguno; ésa es la posibilidad más digna de ser explorada.

Naturalmente, el discípulo quedó impresionado, pues como todos nosotros, no veía la muerte como una creencia que él hubiera aceptado. Lo que el gurú señalaba era que el nacimiento y la muerte son hechos del espacio-tiempo, pero la existencia no. Si miramos dentro de nosotros, hallaremos un recuerdo vago, pero seguro, de que siempre hemos estado por aquí. Para expresarlo de otro modo, nadie recuerda no haber existido. El hecho de que surjan esos temas metafísicos demuestra el carácter inigualable de los seres humanos. Para nosotros la muerte no es sólo un hecho brutal, sino un misterio, y es preciso desentrañarlo para que se pueda resolver el misterio del envejecimiento, ese proceso que conduce a la muerte. Las cuestiones más profundas sobre quiénes somos y qué significa la vida están envueltas en la naturaleza de la existencia.

Cuando se rompe el hechizo de la mortalidad, es posible liberarse del miedo que otorga poder a la muerte. El miedo a la muerte se adentra en la vida mucho más de lo que nuestra mente consciente está dispuesta a reconocer. Como escribía David Viscott: "Cuando dices que temes a la muerte, en realidad estás diciendo que temes no haber vivido tu verdadera vida. Este miedo cubre el mundo de un silencioso sufrimiento". Sin embargo, al no dejarte engañar por el miedo puedes convertirlo en una fuerza positiva. "Deja que tu miedo a la muerte te inspire a examinar tu verdadero valer y a concebir un sueño para tu propia vida", alentaba Viscott. "Deja que te ayude a valorar el momento, a actuar en él y a vivir en él."

Quiero ir aun más allá, sugiriendo que, cuando te ves en términos del Ser sin tiempo y sin muerte, cada célula despierta a una nueva existencia. La verdadera inmortalidad se puede experimentar aquí y ahora, en este cuerpo viviente. Llega cuando impregnas del Ser todo lo que piensas y lo que haces. Esta es la experiencia de la mente sin tiempo y el cuerpo sin edad que el nuevo paradigma nos ha estado preparando.

EL METABOLISMO DEL TIEMPO

Una de las brillantes contribuciones de Einstein a la física moderna fue su intuición de que el tiempo lineal, junto con todo lo que ocurre en él, es superficial. El tiempo parece correr y moverse; los relojes van marcando segundos minutos y horas; milenios de historia se despliegan y desaparecen. Pero en último término, según sostenía Einstein, esta vasta actividad es toda relativa, lo cual significa que no tiene ningún valor absoluto. John Wheeler, médico eminente, escribió: "La idea misma del espacio-tiempo es falsa; al fallar esa idea, también falla la de 'antes' y 'después'. Esto, que se puede decir con tanta sencillez, es una lección muy difícil para lograr control en el mundo".

Una prueba de que aún no se ha logrado un control es que la gente continúa envejeciendo, en un proceso lineal, tan fielmente como si en verdad existiera. Sin embargo, si Einstein tenía razón, el envejecimiento es una ilusión. Depende del *antes* y del *después,* dos conceptos que están en crisis desde hace casi un siglo. El místico poeta sufí Rumi comprendió esta verdad hace siglos, cuando escribió: "Eres el espíritu incondicionado atrapado en condiciones, el sol en eclipse". Tiempo y espacio son condiciones; cuando nos vemos atados por ellos, hemos perdido el contacto con la realidad e ingresado en una ficción.

Einstein remplazó el tiempo lineal por algo mucho más fluido: un tiempo que puede contraerse o expandirse, aminorar su paso o acelerarlo. Con frecuencia lo comparaba con el tiempo subjetivo, pues notaba que pasar un minuto sentado en una cocinilla parecía una hora, mientras que pasar una hora con una hermosa muchacha parecía un minuto. Lo que quería decir con esto es que el tiempo depende de la situación del observador. Para los físicos, la noción del tiempo que se expande y se contrae permitió mejores cálculos de diversos fenómenos que se producen cerca de la velocidad de la luz, que era el absoluto de Einstein, la vara universal que no se podía cambiar ni exceder. El tiempo debía contraerse y expandirse a fin de mantener constante la velocidad de la luz.

Todos tenemos la sensación de que el tiempo se expande y se contrae; parece arrastrarse a ratos y volar otras veces, pero ¿cuál es nuestra constante, nuestro absoluto? Creo que es el *yo* nuestro sentido central del ser. Para utilizar el ejemplo de Einstein: si dos hombres están sentados con la misma muchacha hermosa, el tiempo puede pasar a gatas para uno de ellos, porque la muchacha es su hermana, mientras que vuela para el otro, si está enamorado de ella. Esto significa que cada uno de nosotros tiene un dominio personal sobre su sentido del tiempo. Analicemos todas las cualidades subjetivas que atribuimos al tiempo. Decimos cosas como:

No tengo tiempo para eso.
Llegó la hora.
Se te está acabando el tiempo.
¡Cómo vuela el tiempo!
El tiempo no pasa nunca.
Te amo tanto que el tiempo se detiene.

Estas afirmaciones no dicen nada sobre el tiempo medido por el reloj. El reloj no miente sobre el tiempo lineal que ha transcurrido *allí fuera.* Pero el tiempo subjetivo, el que existe sólo *aquí dentro,* es otra cosa. Todas las frases citadas reflejan un estado del yo. Si estás aburrido, el tiempo no pasa nunca; si estás desesperado, se te acaba el tiempo; si estás lleno de entusiasmo, el tiempo vuela; cuando te enamoras, el tiempo se detiene. En otras palabras: cada vez que tomas una actitud con respecto al tiempo, en realidad expresas algo sobre ti mismo. El tiempo, en un sentido subjetivo, es un espejo.

En medicina sabemos que quienes no tienen tiempo suficiente acabarán, probablemente, con trastornos cardíacos. El descubrimiento de la conducta Tipo A, por ejemplo, reveló que los ataques cardíacos estaban vinculados con la sensación de que nunca hay tiempo suficiente; para un Tipo A, la siguiente fecha de vencimiento es siempre una amenaza; su lucha con el tiempo contribuye a que arraiguen la frustración y la hostilidad. La hostilidad envía luego un mensaje al corazón, que constriñe los vasos sanguíneos, eleva la presión arterial y los índices de colesterol y genera diversos tipos de arritmias o latidos cardíacos irregulares.

Esto no ocurre sólo a las personas del Tipo A. Cuando se acerca la fecha de vencimiento para presentar las declaraciones del impuesto a los réditos, se ha observado que los contables especializados sufren pasajeras elevaciones de colesterol y presión sanguínea, que desaparecen una vez cumplido el plazo. Su sentido subjetivo del tiempo basta para poner en peligro al cuerpo. Esto señala una lección más profunda. Pidamos a alguien que prepare una tortilla. Un cocinero experimentado puede hacerlo en dos minutos. Ahora alteremos ligeramente la situación diciendo: "Prepara una tortilla, pero tienes sólo dos minutos para hacerlo". Con frecuencia, esto hace que hasta el cocinero más experto se sienta tenso y acosado. La presión del plazo hace que el cuerpo reciba hormonas de estrés y, a su vez, eleve el ritmo cardíaco. Si el individuo lucha contra esta reacción, no logra sino empeorar la situación. Ahora el corazón debe soportar la presión del tiempo y la de la frustración. Cuando los enfermos cardíacos deben realizar una tarea difícil a plazo fijo, una significativa proporción de ellos se agita tanto que el músculo cardíaco llega a sufrir un ataque isquémico o *silencioso* (en este caso, "silencioso" significa que se están produciendo daños sin ninguna sensación de dolor).

La presión del tiempo también altera conductas, actitudes y reacciones fisiológicas. Un tiempo tan subjetivo puede ser una fuerza increíblemente poderosa. No es por casualidad que la expresión *fecha de vencimiento* incluya la idea de vencer; el vencimiento encierra una amenaza: "si no cumples en el plazo fijado, estás vencido". Esta amenaza puede ser sutil o flagrante, pero casi siempre está allí. De lo contrario no nos pondríamos nerviosos bajo la presión del tiempo. A veces expresamos con más claridad la amenaza, con frases tales como: "Le llegó la hora", que puede parecer neutral si olvidamos que también se aplica a quienes van a morir.

Algunas personas son mucho más sensibles que otras a la presión del tiempo. Un cocinero nervioso puede alterarse tanto ante el límite de dos minutos que deja caer los huevos, se quema y no puede cumplir con una tarea en la que se destaca si no debe pensar en el tiempo. Otro actuará como nunca ante el desafío y terminará la tortilla aun antes de lo indicado. Uno siente la presión del tiempo como amenaza; el otro, como desafío. Uno se siente fuera de control; el otro, impelido a probar su dominio y mejorarlo.

Sin embargo, todos nosotros sentimos la presión de una fecha de vencimiento grave y amenazadora sobre la que no tenemos control: la muerte misma. Si crees que a tu existencia se le ha asignado un período fijo, la fecha límite de la muerte te impondrá la misma tensión que sufre el cocinero nervioso al arruinar la tortilla. ¡Cuánto mejor es no sentir ninguna presión del tiempo, desarrollarse plenamente pese a que la muerte exista! Se puede lograr la actitud de que la vida no es una carrera, sino un florecer. Pero no puedes alcanzarla si crees que se te está acabando el tiempo. En último término, enviar ese mensaje a las células de tu cuerpo equivale a programarlas para envejecer y morir. No obstante, lo cierto es que el tiempo lineal avanza inexorablemente y, para superarlo, debemos hallar un sitio donde se pueda experimentar e interiorizar un tiempo diferente o la ausencia de tiempo.

El cuerpo mecánico cuántico

Para un escéptico, esta proposición sonará puramente subjetiva, pero dentro de nuestras células se producen constantemente acontecimientos cuánticos que desafían al tiempo lineal. La inteligencia del ADN opera simultáneamente en el pasado, en el presente y en el futuro. Del pasado toma el plano de la vida, aplicando al presente sólo la más ínfima parte de la información necesaria para el funcionamiento celular (quizás una milmillonésima parte de su base total de datos) y reserva para el futuro la información que aplicará dentro de muchos años. La doble hélice es el depósito cuántico de tu futuro; allí está el tiempo, comprimido y encerrado hasta que haga falta. En el momento en que fuiste concebido, tus genes obtuvieron el control de toda una vida de acontecimientos que se desplegarían en secuencia exacta. Por ejemplo: tus manos emergieron en el vientre, como amorfos grumos de células, al comienzo; después, como bultos nudosos que se convirtieron en aletas parecidas a las del pez, pies anfibios, zarpas animales y, finalmente, en manos humanas. Esos grumos, bultos, aletas, pies y zarpas aún están presentes como datos archivados en tus genes, al igual que las manos de tu infancia, tu niñez, la edad adulta y la ancianidad. En el plano cuántico vives todas esas edades al mismo tiempo.

Como los seres humanos somos tanto físicos como cuánticos, vivimos existencias multidimensionales. En este momento estás en dos lugares al mismo tiempo. Uno es el mundo visible y sensorial, donde tu cuerpo se ve sujeto a todas las fuerzas de la naturaleza de *allí fuera*. El viento te irrita la piel; el sol la quema; en invierno morirías congelado si no tuvieras techo; el ataque de gérmenes y virus hace que tus células enfermen. Pero también ocupas el mundo cuántico, donde todo eso cambia. Si te sumerges en la bañera, tu conciencia no se moja. Las limitaciones de la vida física tienen mucha menos importancia en el mundo cuántico; con frecuencia, ninguna. El frío del invierno no te entumece los recuerdos; el calor de una noche de julio no hace que sudes en tus sueños.

Reúne todos los acontecimientos cuánticos que hay en tus células; la suma total es tu cuerpo mecánico cuántico, que opera según su propia fisiología invisible. Tu cuerpo mecánico cuántico es conciencia en movimiento y parte del eterno campo de conciencia que existe en la fuente de la creación. La inteligencia que hay dentro de nosotros irradia como luz, cruzando la frontera entre el mundo cuántico y el mundo físico, unificando a ambos en un constante diálogo subatómico. Tu cuerpo físico y tu cuerpo mecánico cuántico merecen por igual el nombre de hogar: son como universos paralelos entre los cuales viajas sin siquiera pensarlo.

CUERPO FISICO:
UNA ESCULTURA ANATOMICA FIJA

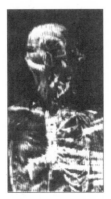

Yo se ve a sí mismo:

—hecho de células, tejidos y órganos
—limitado en el tiempo y el espacio
—impulsado por procesos bioquímicos (ingestión, respiración, digestión, etcétera)

CUERPO CUANTICO:
UN RIO DE INTELIGENCIA SE RENUEVA CONSTANTEMENTE

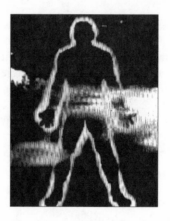

Yo se ve a sí mismo:

—hecho de invisibles impulsos de inteligencia
—ilimitado en el tiempo y el espacio
—impulsado por pensamientos, deseos, recuerdos, etcétera

Según todas las apariencias, el cuerpo físico ocupa unos cuantos decímetros cúbicos de espacio; sirve de frágil sistema de mantenimiento vital durante siete u ocho décadas, después de las cuales debe ser descartado. El cuerpo mecánico cuántico, por el contrario, no ocupa ningún espacio bien definido y jamás se desgasta. ¿Qué tamaño de envase necesitarías para el sueño que tuviste anoche o para tu deseo de ser amado? Aunque todo el material genético de una persona cabría fácilmente en una cuchara de té, lo más importante de los genes, su inteligencia, no ocupa espacio físico.

En el plano del cuerpo mecánico cuántico, todo aspecto de una experiencia se reduce a un punto que está más allá del mundo tridimensional. La fotografía de una novia nos brinda un registro literal de su aspecto; una cinta grabada puede captar su voz; pero éstos son muy toscos fragmentos de la experiencia; a menos que la novia conserve algunos recuerdos, la textura de su traje y el sabor del pastel parecen perdidos para siempre.

Pero en el espacio cuántico todo está allí al mismo tiempo; mediante el simple acto de recordar, la recién casada puede recobrar un mundo completo. Por algún milagro, cualquier otra experiencia que haya tenido se teñirá con ese nuevo agregado a su memoria. El hecho de estar casada se convierte en parte de la visión que su cerebro tiene de toda su vida desde ese momento en adelante.

Las imágenes grabadas en tu cuerpo mecánico cuántico son tan complejas como lo eres tú. En pocas palabras, esas imágenes son tú. Llevas a la vida las imágenes que tienes acumuladas, fabricando tu propia versión del tiempo, y en el proceso programas el tipo de cuerpo requerido por tu versión del tiempo. Permíteme dar un ejemplo concreto del modo en que esto funciona.

En su fascinante libro de casos psiquiátricos, *Love's Executioner* (El verdugo del amor), Irvin Yalom relata la historia de Betty, una soltera de veintisiete años que recurrió a él en busca de terapia. Betty fue, desde el comienzo, un caso muy difícil. De modales ásperos, altanera y quejosa, recitaba una constante letanía de quejas, asegurando que nadie la quería ni la aceptaba. Trabajaba en relaciones públicas para una gran tienda, e incluía en su diatriba cada desdén que recibía de los clientes, jefes y compañeros de trabajo.

Al escucharla, a Yalom le llamó la atención un hecho extraño: en su incansable descripción de angustias, Betty nunca mencionaba algo tan obvio como su peso. Aunque apenas medía cinco pies dos pulgadas de estatura, Betty pesaba 250 libras. Sabía, como todo el mundo, que su aspecto era inquietante, pero había convertido toda su existencia en un complicado juego para disimular ese hecho. El no mencionarlo era un escudo de silencio, que cubría el dolor más profundo, al que no podía enfrentarse.

Yalom comprendió que para Betty sería demasiado difícil ocuparse de su obesidad sin ajustar primero las cuentas con su problema psicológico. Pasó meses enteros tratando de atravesar sus defensas y, con el correr del tiempo, éstas comenzaron a disolverse. Un día Betty le anunció, dramáticamente, que iba a bajar de peso. Trazó un plan de ataque notablemente disciplinado y bien organizado. Con gran seriedad, se lanzó a una dieta, se incorporó a un grupo de apoyo y evitó religiosamente cualquier tentación de darse una comilona. Se inscribió en una sesión semanal de bailes tradicionales e instaló una bicicleta fija frente a su televisor. A medida que las libras iban desapareciendo rápidamente, Yalom hizo una observación notable.

Al bajar de peso, Betty comenzó a tener sueños vívidos y súbitos recuerdos de incidentes dolorosos de su pasado. Los traumas subyacentes que Yalom apenas había podido desterrar en la terapia iban desapareciendo junto con la grasa. Betty comenzó a experimentar pronunciados cambios de humor, que al principio parecían fortuitos. Luego Yalom comprendió que seguían un patrón coherente: la mujer estaba reviviendo diversos traumas que había sufrido cuando pesaba determinadas libras. Según descubrió, Betty había engordado a ritmo estable e ininterrumpido desde los quince años.

Por ejemplo: cuando pesaba 210 libras, a los veintiún años, decidió mudarse a Nueva York. Se había criado en una finca texana, pequeña y pobre, hija única atada a una depresiva madre viuda. El día en que la dieta la llevó de nuevo a las 210 libras, Betty tuvo un vívido recuerdo de lo mucho que le había costado abandonar el hogar. Literalmente, el tiempo estaba encerrado en ella, fundido en sus células.

"De ese modo, el descenso desde las 250 libras la llevó hacia atrás en el tiempo, en espiral, a través de los sucesos emocionalmente cargados de su vida: la mudanza de Texas a Nueva York (210 libras), su graduación universitaria (190), su decisión de abandonar el curso de ingreso en Medicina (y el sueño de descubrir la cura para el cáncer que había matado a su padre, 180 libras), su soledad en la graduación de la escuela secundaria, la envidia al ver a otras con sus padres, su incapacidad de conseguir un acompañante para el baile de promoción (170 libras), el diploma del ciclo básico y lo mucho que había echado de menos a su padre en esa graduación (155 libras)."

Yalom se entusiasmó al ver lo tangible y vivo que podía ser un recuerdo: "¡Qué prueba maravillosa del reino de lo inconsciente! El cuerpo de Betty recordaba lo que su mente había olvidado mucho tiempo atrás". Yo iría aun más lejos, diciendo que su cuerpo era, en sí, una especie de mente, un depósito de recuerdos que habían tomado forma física en células de grasa. La experiencia de Betty se había convertido en Betty; en vez de metabolizar sólo hamburguesas, pizzas y batidos de leche, había metabolizado todas las emociones: tristes anhelos, esperanzas frustradas, amargas desilusiones asociadas con cada bocado de comida.

Bajar de peso fue su modo de liberarse del pasado; a medida que el viejo cuerpo desaparecía, se creaba una nueva Betty. Ganó rápidamente un conocimiento psicológico de sí misma; redescubrió deseos profundamente sepultados y derramó lágrimas por sufrimientos que había ocultado de sí misma muchos años. Comenzaban a emerger los contornos de su cuerpo: primero, una cintura; luego, pechos, un mentón, pómulos. Con su nueva silueta, Betty halló coraje para aventurarse en la vida social. Su obesidad la había convertido en una descastada desde el principio de su adolescencia; por fin tuvo su primera cita con un hombre; sus compañeros de oficina se sentían atraídos hacia ella, que ya no los ahuyentaba con su armadura defensiva.

Al final, la metamorfosis no triunfó del todo. El hecho más traumático de su vida había ocurrido justo antes de su adolescencia, cuando el padre sufrió una larga y lenta muerte debida a un cáncer; por entonces ella pesaba 150 libras, peso que no había logrado nunca más. Cuando llegó a las 155, su dieta se convirtió en una lucha sombría; su cuerpo se negaba a desprenderse de un solo gramo más pese a todo, y sus recuerdos se tornaron más difíciles de enfrentar.

"Pronto nos encontramos dedicando sesiones enteras a hablar de su padre. Había llegado el momento de desenterrarlo todo. La sumergí en las reminiscencias, alentándola a expresar todo cuanto pudiera recordar de su enfermedad, la muerte, el aspecto que tenía en el hospital la última vez que ella lo vio, los detalles del funeral, la ropa que ella se puso, el discurso del sacerdote, los que asistieron... Sentía la pérdida más que nunca; por un período de dos semanas lloró casi continuamente." Esos momentos fueron muy difíciles, tanto para el médico como para su paciente. Asediada por pesadillas sobre la muerte de su padre, Betty dijo que moría tres veces por noche; Yalom sentía una intensa culpa por arrastrarla a una época en la que no sólo había perdido al padre, sino también su sueño de felicidad.

Betty se resistía a descubrir ningún otro sentimiento oculto. Quedó claro que su mente no podía cruzar ese último umbral, demasiado amenazador. Tampoco su cuerpo. Eran demasiados los pesares y las esperanzas frustradas que se habían convertido en Betty. Por esa época abandonó tanto la dieta como la terapia. La barrera de las 155 libras se mantuvo, corporizando la pérdida de un padre que jamás retornaría a ella. Yalom lamentó que la suya fuera sólo una curación parcial, pero también tuvo que admitir su alivio: la prueba los había conmovido profundamente a ambos.

Al igual que Betty, todos nos convertimos en nuestro pasado, pero también tenemos el poder de revertir ese proceso, de liberar el tiempo petrificado y desprendernos de recuerdos acumulados que ya no son útiles y nos impiden ser felices. Haces y deshaces constantemente tu cuerpo en el plano cuántico. Es necesario hablar de deshacer, porque no toda la vida es creación; es preciso revisar las experiencias viejas y repetidas a medida que surgen otras nuevas. A veces una persona se siente obligada a tratar de destruir todo el cuerpo de experiencias que ha creado con el correr de los años; con frecuencia, quienes cambian súbitamente de trabajo o se lanzan al divorcio sin provocación están motivados por la incapacidad de revisar su mundo interior.

Quizá proyectan la culpa hacia afuera, hacia un empleo inadecuado o una esposa que no aman. Sin embargo, lo que en verdad se torna intolerable es la experiencia interiorizada. Dentro de esa persona se han acumulado recuerdos tóxicos, hasta tal punto que situaciones perfectamente neutrales, como encontrarse con el jefe junto al surtidor de agua helada o ver a la esposa cuando se lava los dientes, despiertan emociones negativas profundamente asentadas. La huida es un intento de aliviar estas emociones, pero la táctica rara vez da resultado, porque aquello de lo que deseamos huir se ha convertido en parte de nosotros mismos.

La conciencia ligada con el tiempo
versus la conciencia temporal

A lo largo de este libro he argumentado que tu modo de envejecer depende de cómo metabolices tu experiencia. Y en último análisis, tu modo de metabolizar el tiempo es el aspecto más importante de este proceso, porque el tiempo es la experiencia más fundamental. Una de las lecciones clave en las enseñanzas espirituales de J. Krishnamurti es ésta: "El tiempo es el enemigo psicológico del hombre"; esto significa que nos vemos psicológicamente socavados y privados de nuestro verdadero yo por la sensación de que el tiempo es un absoluto sobre el cual no tenemos control alguno. De algún modo olvidamos que podemos elegir entre hacer o no del tiempo nuestro enemigo.

Es posible experimentar realmente la atemporalidad. Cuando eso ocurre se produce un cambio: de la conciencia ligada con el tiempo a la conciencia atemporal.

La conciencia ligada con el tiempo se caracteriza por:

- Objetivos externos (aprobación de los otros; posesiones materiales; salario; trepar por la escalera del éxito profesional).
- Fechas topes y presiones de tiempo.
- Imagen de uno mismo construida con experiencias pasadas.
- Lecciones aprendidas de sufrimientos y fracasos del pasado.
- Miedo al cambio; miedo a la muerte.
- Distracción por el pasado y el futuro (preocupaciones, arrepentimientos, expectativas, fantasías).
- Ansias de seguridad (que nunca se satisfacen de modo definitivo).
- Egoísmo, punto de vista limitado (motivación típica: "¿Qué gano yo con esto?").

La conciencia atemporal se caracteriza por:

- Objetivos internos (felicidad; autoaceptación; creatividad; convencimiento de haber hecho lo mejor posible en cada oportunidad).
- Libertad de las presiones del tiempo; sensación de que el tiempo es abundante y abierto.
- Poca atención a la imagen de uno mismo; actividad centrada en el momento presente.
- Confianza en la intuición y saltos de imaginación.
- Objetividad en cuanto al cambio y la confusión; falta de miedo a la muerte.
- Experiencias positivas del Ser.
- Generosidad, altruismo, sentido de la humanidad compartida (motivación típica: "¿Puedo ayudar?").
- Sentido de la inmortalidad personal.

Aunque los he descrito como opuestos, en realidad hay toda una gama de experiencias que van de una conciencia totalmente ligada con el tiempo a otra completamente atemporal. La persona que tiene miedo de su mortalidad, se deja consumir por el éxito y los plazos fijos y depende sólo de motivaciones externas, estaría ligada con el tiempo de un modo casi patológico. Sin embargo, todos encontramos en nosotros mismos alguno de estos rasgos. Por otra parte, el santo que sólo vive para Dios y que tiene del Ser una experiencia constante y segura, representa la libertad extrema de la atemporalidad. La mayoría no manifiesta ninguno de los dos extremos; empero, en muchos sentidos nuestros rasgos y actitudes más profundas se basan en nuestro modo de relacionarnos con el tiempo y metabolizarlo. Para averiguar dónde estás dentro de la escala de conciencia ligada con el tiempo versus conciencia atemporal, responde al siguiente cuestionario.

CUESTIONARIO: ¿COMO METABOLIZAS EL TIEMPO?

Lee las frases siguientes y marca las que se apliquen a tu caso con bastante frecuencia o que estén de acuerdo con tu opinión. Algunas de las afirmaciones de la Parte 1 parecen contradecirse con otras de la Parte 2, pero eso no importa. Aunque tengas rasgos y opiniones aparentemente opuestos, responde a cada aseveración por sí sola.

PARTE 1

1. El día apenas me alcanza para todo lo que debo hacer.
2. A veces me acuesto tan agotado que no puedo dormir.
3. He tenido que abandonar varios objetivos importantes de los que me había fijado cuando era más joven.
4. Soy menos idealista de lo que solía.
5. Me molesta dejar facturas sin pagar esperando.
6. Ahora soy más cauto cuando se trata de hacer amigos nuevos o entablar relaciones serias.
7. He aprendido mucho de los golpes recibidos.
8. Dedico más tiempo y atención a mi carrera que a mis amigos y familiares.
9. Podría ser mucho más prudente para gastar mi dinero.
10. La vida es un equilibrio de pérdidas y ganancias; yo trato de que las ganancias sean más que las pérdidas.
11. En una relación amorosa, cabría esperar que la otra persona satisficiera mis necesidades.

12. A veces me hace sufrir acordarme de las personas a las que he fallado.
13. Ser amado es una de las cosas más importantes que se me ocurren.
14. No me gustan las figuras de autoridad.
15. Para mí, una de las perspectivas más atemorizantes de la vejez es la soledad.

Puntuación de la Parte 1: _____

PARTE 2

1. Hago lo que me gusta y me gusta lo que hago.
2. Es importante tener en la vida un propósito más elevado que la familia y la carrera.
3. Me siento único.
4. Las experiencias de cuasimuerte son muy reales.
5. Con frecuencia olvido qué día es.
6. Me clasificaría como persona despreocupada.
7. Es conveniente sacar a relucir las cuestiones sexuales, aunque perturben.
8. Trabajo para mí mismo.
9. No me molesta dejar de leer el diario o no ver el informativo al anochecer.
10. Me amo.
11. He dedicado tiempo a la terapia y/o a otras prácticas de autodesarrollo.
12. No creo todo lo de la Nueva Era, pero me intriga.
13. Creo que es posible conocer a Dios.
14. Me tomo las cosas con más calma que la mayoría.
15. Me considero persona espiritual y pongo esfuerzo en ese aspecto de mi vida.

Puntuación de la Parte 2: _____

Evaluación de la puntuación: Aunque por lo general todos marcamos algunas respuestas de ambas secciones, al menos, lo probable es que tu puntuación sea más alta en una sección que en la otra.

Si obtuviste más puntos en la Parte 1, tiendes a estar ligado con el tiempo. Para ti el tiempo es lineal; con frecuencia te resulta escaso y tarde o temprano se acabará. Como te basas en la aprobación, la motivación y el amor exteriores, no has dominado tu mundo interior tanto como el exterior. Probablemente das más valor al entusiasmo y a las emociones positivas que a la paz interior y el desapego. Quizás ansías demasiado ser amado por los otros y así pierdes la oportunidad de hallar la autoaceptación.

Si tu puntuación fue más alta en la Parte 2, tiendes a ser atemporal en tu conciencia. Tu sentido del amar y ser amado se basa en una segura relación contigo mismo. Valoras más el desapego que la posesión; tus motivaciones tienden más a ser internas que externas. En algún momento de tu vida has tenido la sensación de ser más grande que tu limitada persona física; tu vida puede haber sido modelada por decisivas experiencias de Dios o de tu Ser más alto. Mientras que otros temen a la soledad, tú la agradeces; la soledad ha desarrollado tu capacidad de saber quién eres.

En su mayoría, la gente tiene muy poca noción del esfuerzo que malgasta en mantenerse atrapada en la conciencia ligada con el tiempo. En su estado natural, tanto cuerpo como mente tratan de descargar las energías negativas en cuanto las experimentan. El bebé llora cuando tiene hambre, patalea cuando está irritado y se duerme cuando llega al agotamiento. Sin embargo, cuando llegamos a la edad adulta, la expresión espontánea ha sido mayormente sofocada en favor de una conducta sin peligros, socialmente aceptable, calculada para conseguir lo deseado o simplemente habitual. Esta pérdida de espontaneidad es un resultado de no vivir en el presente, que ya analicé antes. Pero hay otro resultado que no he analizado: la pérdida de la atemporalidad.

Cuando el organismo humano descarga con eficacia sus experiencias negativas, la mente permanece vacía de interés por lo pasado o lo futuro; no hay preocupaciones, expectativas ni arrepentimientos. Esto significa que la mente queda abierta al Ser, el estado de conciencia más simple. Para apoyar a la mente en esta condición abierta, el cuerpo debe estar relajado y flexible. Sin la tensión acumulada, el proceso de envejecimiento no encuentra asidero. Por ende, la experiencia más natural y fácil que se pueda tener es la de la mente sin tiempo y el cuerpo sin edad. Por desgracia, la vida normal está lejos de ese estado. Todos nos encontramos ligados con el tiempo; sólo en rarísimas ocasiones, generalmente cuando menos lo esperamos, conseguimos irrumpir en una experiencia consciente de nuestra verdadera naturaleza. Y, en un mundo hambriento de contacto espiritual que escasea tan desesperadamente, basta un regusto de lo atemporal para provocar un terremoto en la conciencia de una persona.

Me gustaría ofrecer un ejemplo de alguien cuya vida cambió por completo gracias a una de esas experiencias: el maestro y escritor espiritual Alan Watts. De joven, Watts deseaba hallar la actitud debida hacia la meditación. Sabía que se practicaba en las grandes tradiciones espirituales para que el individuo pudiera escapar a los límites de la existencia cotidiana, pero sus meditaciones eran incómodas y aburridas; de poco servían, salvo para recordarle sus propias limitaciones.

Watts había notado que muchos métodos de Oriente son contradictorios y se excluyen mutuamente. Algunos maestros dicen que la mente debe vigilarse; otros, que la mente tiene absolutamente prohibido el vigilarse. Algunos dicen que la mente debe ser dominada como un elefante salvaje atado a una estaca; otros, que se le debe permitir el vagar libremente. Totalmente disgustado, Watts decidió rechazar todos. Un día no adoptó ninguna actitud en especial y descubrió, asombrado, que esa renuncia a toda expectativa había bastado para liberarlo.

"En la fuerza provocada por el descartarlos", escribía Watts, "parecía haberme descartado yo mismo. Pues súbitamente desapareció el peso de mi propio cuerpo. Sentí que no poseía nada, ni siquiera un yo, y que nada me poseía. El mundo entero se tornó tan transparente y sin obstrucciones como mi propia mente. El 'problema de la vida' dejó de existir, simplemente; durante dieciocho horas, yo y todo cuanto me rodeaba fuimos como el viento que arrastra las hojas por una pradera en un día otoñal."

He aquí una pintura maravillosamente evocadora de lo que se siente al llegar más allá del tiempo y el espacio. La sensación de libertad, de desprenderse del viejo equipaje, surge automáticamente cuando el individuo deja de referirse sólo a su limitado yo. ¿Qué es esta cosa que llamas "yo"? Un punto de referencia construido con recuerdos. Así como la recién casada tiene un punto de referencia específico al que puede recurrir para revivir el día de su boda, el contenido de tu mente se compone de puntos de referencia similares (paquetes ológrafos de viejas experiencias) que tú utilizas para definir quién eres. *Yo soy el que nació en 1946, estudió en una escuela católica, temía decir a mi madre que había mojado la cama, a los ocho años recibió un elefante de paño para*

Navidad, se casó demasiado joven, abandonó la universidad, y así sucesivamente, sin fin. El edificio de la memoria se acumula hasta que se ha amasado una estructura rígida. Esa es la imagen que tienes de ti mismo.

En momentos de profunda conciencia trascendemos por completo esa autoimagen. Paradójicamente, los maestros espirituales dicen que es entonces cuando se experimenta de verdad el Yo, pues la ausencia total de autoimagen deja expuesta la *yoidad* pura. Comparado con la rigidez de nuestro sentido habitual de "yo", el Yo es una entidad viviente y fluida, que jamás se agota. Es un estado más allá del cambio, ya lo experimentes como bebé, niño, adulto joven o anciano.

Alan Watts tuvo una experiencia impoluta del Yo, que es disponible para todos. No hace falta hacer nada para hallar al Yo; es preciso dejar de hacer cualquier cosa. Debes dejar de identificarte con tu autoimagen y su contexto de recuerdos y tiempo lineal. "Yo uso la memoria", comentó cierta vez un maestro indio; "no dejo que la memoria me use a mí". Es un punto crucial. La memoria es sólo tiempo petrificado. A la mente basada en el tiempo le es imposible ver lo atemporal, pues lo que llamamos tiempo es sólo trocitos cuantificados de inmortalidad. La realidad es un océano, pero la tomamos en tazas de té.

Cuando Watts cayó en la Realidad, el océano de atemporalidad, su percepción cambió. En vez de sentirse atado y sofocado (como nos sentimos todos, aunque no sepamos expresarlo), tuvo una *sensación oceánica,* frase acuñada por Freud para indicar la sensación de fundirse con el todo. La existencia basada en el tiempo no es completa ni podrá serlo jamás, pues por definición está hecha de fragmentos.

Derribando el tiempo lineal

Cuando Einstein hizo estallar la burbuja de la ilusión del espacio-tiempo, no lo hizo sólo en su mente; ocurrió algo muy real. Uno de los absolutos de la Naturaleza desapareció súbitamente. Al retirar el tiempo lineal, Einstein retiró también el espacio tridimensional, pues nuestra percepción del espacio desde el aire, donde vemos que las luces de la pista están separadas por diez pies, cambia por completo cuando el observador cambia de localización. Desde una mayor altitud, las luces de la pista se van acercando cada vez más entre sí; cuando por fin llegamos al espacio exterior, las luces desaparecen.

Según Einstein, en el núcleo de la realidad el tiempo lineal se evapora por completo, desbordándose como un arroyo que superara sus riberas. En la física anterior a Einstein se pensaba que, si una partícula pasaba junto al observador, seguía una trayectoria en línea recta, como la de las flechas y las balas una vez disparadas.

A ⟶ B

He aquí dos puntos separados en el tiempo; la flecha representa el acontecimiento más básico del universo: el paso del tiempo desde el punto A al punto B. El motivo por el que puedes moverte por el tiempo es que así lo hacen las partículas y la energía, formando la base de pasado, presente y futuro. Alguna partícula estuvo en A, viaja ahora hacia B y a su debido tiempo llegará allí. Pero Einstein, con gran precisión matemática y ayudado por una generación pionera de grandes físicos, demostró que la realidad se parece más a un estanque de anillos en expansión (véase la siguiente ilustración).

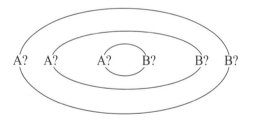

El tiempo se convierte en ondas de probabilidad y el espacio se llena de regiones ambiguas y brumosas, donde un fragmento de materia puede haber pasado alguna vez o podría aparecer en algún momento.

Se sabe que nuestros dos puntos, A y B, están en algún sitio dentro de estos anillos en expansión, pero no hay pasado, presente ni futuro definitivos: sólo posibilidades de posición. Una partícula puede estar aquí o allá. Cuando se determina la posición, con ello emerge la escala del tiempo. A y B podrían estar juntos en el centro o apartados más afuera. El tiempo lineal nos engaña, llevándonos a pensar que un minuto sigue al otro a distancias iguales, pero cambiemos la referencia al tiempo subjetivo: dos segundos sentados en una plancha caliente están mucho más separados que dos segundos con una muchacha bonita. Einstein demostró que la separación entre dos acontecimientos cualesquiera es totalmente arbitrario; en realidad, sólo existe la *posibilidad* de los intervalos.

Derribar el tiempo lineal no hizo muy feliz a Einstein; personalmente, prefería creer que las cosas y los hechos tridimensionales eran de verdad. No obstante, para la ciencia se alcanzó un acto supremo de liberación. Los físicos más jóvenes estaban en la gloria; tras la estela de Einstein tenemos ahora el *superespacio,* un reino que estalla de nuevas dimensiones, geometrías nuevas y cualquier tipo de tiempo que uno pueda imaginar. En el superespacio las estrellas ya no están separadas por un negro vacío; por ese vacío palpita una energía infinita, que se desenvuelve por hebras y curvas invisibles. El tiempo puede ser absorbido por los agujeros negros y escupido por *singularidades,* semillas comprimidas de espacio-tiempo que repliegan una duración infinita en espacio cero.

En el superespacio el tiempo no tiene una dirección fija; puede con tanta facilidad avanzar como retroceder. Una partícula que parta de A puede aparecer en B antes de haber partido, desafiando nuestras expectativas lineales. Esto puede parecer imposible de comprender, pero imaginemos un avión a chorro que despegara en la noche. Para el pasajero sentado dentro del avión, las luces de la pista pasan raudamente en hilera, siguiendo una secuencia en el tiempo. Sin embargo, una vez en el aire mira hacia abajo y ve que las luces no se movían en absoluto. Existen en un patrón que experimentamos como tiempo en movimiento. El tiempo lineal siempre parece estar en movimiento, pero cuando te apartas del punto de vista tridimensional es posible mirar hacia abajo, analizar el cuadro mayor y comprender que el tiempo, en sí, no se mueve.

La imagen habitual de la Naturaleza, respaldada por la mayoría de los físicos, tiene dos capas que podemos captar por los sentidos o mediante la teoría científica:

CREACION FISICA

....

CAMPO CUANTICO

El mundo físico surgió del campo cuántico, que es la fuente de toda la materia y toda la energía. Pero eso lleva a la pregunta obvia: ¿de dónde surgió el campo cuántico? La realidad cuántica está ya en el límite mismo del tiempo y el espacio; más allá no hay dónde ni cuándo.

Por lo tanto, la fuente del campo cuántico debe estar en ningún lugar y en todas partes, y su fecha de nacimiento fue ninguna y cualquiera. En otras palabras, la pregunta no tiene respuesta que tenga sentido dentro de nuestro habitual marco del espacio-tiempo.

Una vez más fue Einstein quien ofreció la solución. Tras haber completado su obra sobre la Teoría General de la Relatividad, que algunos físicos consideran el acto de pensamiento más profundo alcanzado por ningún ser humano por sí solo, Einstein pasó a postular una teoría del campo unificado que uniría todas las leyes de la naturaleza, otorgándoles una base común. Su famoso teorema $E = mc^2$ había demostrado que la materia se puede convertir en energía (en la terminología de la física, Einstein había unificado a las dos); ahora se proponía unificar también el espacio y el tiempo. En esencia, remplazaría el modelo de dos capas del cosmos por otro de tres capas.

CREACION FISICA

....

CAMPO CUANTICO

....

CAMPO UNIFICADO

Como ya había demostrado que el espacio-tiempo es una ilusión, esta nueva capa del campo unificado debía ser la Realidad oculta tras la ilusión, la totalidad más allá de todas las dimensiones. Por desgracia, Einstein murió antes de poder hallar una expresión matemática para su teoría del campo unificado. Treinta años después de su muerte, colegas más jóvenes, como John Wheeler y David Bohm, asumieron la tarea, pese al extremado escepticismo de casi todos los físicos. Parecía imposible ofrecer una verdadera teoría del campo unificado, pues debería ser nada menos que la "teoría de todo". En la actualidad el escepticismo se ha convertido en esperanza; hay pensadores notables, como Stephen Hawking y Roger Penrose, que consideran la teoría del todo como objetivo viable.

Sin embargo, no hace falta esperar a que se demuestre la teoría del todo para comprender que el campo unificado es idéntico al Ello de la experiencia atemporal de Alan Watts, la totalidad perfectamente ordenada, que incluye a todos los acontecimientos del espacio-tiempo en una trama sin costuras. Cuando los maestros espirituales declaran: "Yo soy

Eso", están afirmando la más completa sensación de correspondencia. Comprenden que el campo unificado existe en ello, alrededor y a través de ellos. Sin embargo, para compartir esta experiencia debemos superar un obstáculo imponente: el miedo a la muerte. Para la vasta mayoría, la muerte representa el punto de separación donde termina la vida y comienza lo desconocido. Pero el universo después de Einstein no tiene principio ni final, ni límites en el tiempo y el espacio. Para incorporarnos a esta realidad mayor, cada uno de nosotros debe redefinir dónde empieza y dónde termina su propia vida... o si tiene, después de todo, un principio y un final.

EL HECHIZO DE LA MORTALIDAD

Para vencer la ilusión
de la muerte

El campo unificado está dentro de nosotros, anclándonos al mundo atemporal con cada aliento, cada pensamiento, cada acto. Algunas personas son mucho más conscientes que otras de esta vinculación; para ellas la muerte se ha vuelto mucho menos amenazadora. En su juventud, en las cimas de la mala salud y la depresión, Einstein escribió a un íntimo amigo: "Me siento hasta tal punto parte de toda la vida que no me preocupan en absoluto el principio o el fin de la existencia concreta de cualquier persona en particular, dentro de este río sin fin".

Esta sensación de ser uno con las cosas brinda seguridad y ausencia de amenaza. Si albergar una amenaza dentro de nosotros es lo que da origen al envejecimiento, no podemos permitirnos el lujo de vivir con nuestro actual miedo a la muerte. En realidad, la muerte no es la fuerza todopoderosa que nos presenta nuestro miedo. En la Naturaleza, la muerte es parte de un ciclo más amplio de nacimiento y renovación. Las semillas de este año brotan, crecen, florecen y dan origen a las semillas del año próximo. Los ciclos de incesante renovación no están más allá de la muerte: la incorporan, utilizándola para un propósito más elevado. Lo mismo ocurre dentro de nuestro cuerpo. Muchas células sobrellevan el envejecimiento y la muerte por elección, no porque el sombrío personaje de la guadaña las haya obligado a la extinción.

Hasta suponer que exista la muerte es una verdad a medias, pues en ti hay muchos planos que nada saben de extinción. Tus átomos tienen miles de millones de años y les queda otro tanto por vivir. En el futuro remoto, cuando se descompongan en partículas más pequeñas, no morirán, sino que se transformarán en otra configuración de energía. Los átomos no son, para empezar, otra cosa que energía transformada; sin embargo, no decimos que la "sopa de energía" primordial murió al encerrarse en modelos ordenados de hidrógeno, helio y otros elementos. La gravedad y sus fuerzas subatómicas afines, que mantienen unido tu cuerpo, no morirán jamás, aunque en algún futuro incognoscible puedan volver a los campos de fuerza mayores que les dieron origen en la Gran Explosión. Ya que estamos compuestos de ingredientes inmortales, ¿por qué no vernos bajo la misma luz?

En el puño de la ilusión

Para liberarte del puño de la muerte, debes comprender que se basa en una visión muy selectiva de la realidad, que te fue inculcada antes de que pudieras elegir conscientemente. Retrocede mentalmente a aquel momento de tus primeros años en que descubriste que existía la muerte. Por lo general, esos primeros enfrentamientos son muy impresionantes. Un niño de cuatro años queda estupefacto al despertar, una mañana, y encontrarse con que el canario, el gato o el perro han dejado, simplemente, de estar vivos. ¿Qué pasó? ¿Dónde fue mi mascota?

Rara vez los padres pueden dar una buena respuesta a esas preguntas. Dicen algo así como: "Tu mascota ha ido al cielo, para estar con Dios". Esto no suele arreglar las cosas. Decir que un animalito querido fue al cielo transmite lo que los padres querrían que fuera la verdad, pero por dentro temen a la muerte tanto como los niños, y la entienden igualmente poco. Los niños pequeños tienen buenas antenas para percibir las dudas y evasiones de sus padres. Las lágrimas cesan y el dolor se calma, pero en un plano más profundo nace una vaga sospecha: "Esto quizá podría ocurrirme a mí".

Más adelante, cuando el niño tiene entre cuatro y seis años, los padres confirman que la temible insinuación es verdad. "La abuela murió y se ha ido al cielo; algún día tú también morirás, y también mamá y papá." Tal vez no recuerdes ese momento; muchos niños prefieren negarlo y juran ser como Peter Pan, jóvenes para siempre; pero importa poco que lo recuerdes o no. Algunos psicólogos argumentan que, en el momento en que te enfrentaste a la muerte, adquiriste una idea que tiene presa a la humanidad desde hace siglos. Tu creencia en la muerte como extinción condena tu cuerpo a decaer, envejecer y morir, tal como lo hicieron tantos otros antes que tú de la misma manera.

No es la muerte lo que nos hace sufrir, sino el miedo a su inevitabilidad. Todos sentimos un dolor sordo, un hueco en el corazón, abierto allí cuando murió el primer ser querido en nuestra vida. Allí quedó un vacío que llenó el miedo; como desde entonces no lo ha llenado ninguna otra cosa, aún no hemos podido enfrentarnos a la muerte. La pérdida es la causa de inquietud más potente y también la más difícil de encarar.

En la edad adulta, el envejecimiento nos hace pensar en la pérdida; por eso nos obliga a mirar dentro de ese vacío que se abrió en la niñez. Liberar de la muerte es el objetivo de todas las religiones: "Oh, Muerte, ¿dónde está tu aguijón? Oh, tumba, ¿dónde está tu victoria?", pregunta San Pablo en su epístola a un pequeño grupo de cristianos de Corinto. Luego proporciona la respuesta: "El aguijón de la muerte es el pecado", refiriéndose al error y la pérdida de la gracia. En otras palabras, la muerte es el resultado de la separación del hombre con respecto a lo Divino, que carece de muerte. Por implicación, la inmortalidad es nuestra verdadera vida.

Pero ¿qué hay del canario, el gato o el perro que murieron en nuestra infancia? El animal pereció sin tener ninguna de esas creencias teológicas. Sin embargo, decir que un animal ha muerto es poner las cosas en términos humanos. Miremos el árbol que está frente a la ventana. ¿Está vivo o muerto? Ambas cosas a la vez: sus hojas viejas están muertas, al igual que la semilla de la cual brotó. La madera interior del tronco está muerta, exceptuando el delgado anillo de cambium, de apenas un milímetro y medio, que alimenta las hojas, a su vez compuestas mayormente de fibras de celulosa no viviente. Cuando se desprendan, en el otoño, sus esqueletos muertos caerán a tierra, pero hasta entonces son parte del árbol viviente.

Más aun: el alimento, el aire y el agua que circulan por el árbol no están más vivos que cuando existían encerrados en rocas y gotas de lluvia. El suelo que sustenta al árbol es sólo piedra molida y materia descompuesta de árboles anteriores. Lo que llamamos árbol vivo es un compuesto de vida y muerte; cualquier división entre una y otra está principalmente en nuestra cabeza. Cualquier planta, cualquier animal, es sólo una etapa en el constante ciclar y reciclar de elementos que se desarrolla eternamente. Todo ese ciclo es la vida y la variación es lo viviente. El hecho de que tratemos de congelar el ciclo en una instantánea diciendo: "Ahora este árbol está vivo; ahora este árbol está muerto", representa el modo en que funciona nuestra mente. Como tenemos miedo a la decadencia y la desintegración, las etiquetamos como muerte, cuando en verdad son sólo cambio.

Al igual que el árbol, el canario es sólo una etapa de la vida. En un momento anterior el canario era un huevo; antes, una célula fecundada; antes todavía, semillas de alpiste comidas por su madre, que convirtió el alimento en el huevo a poner. Después de morir, el canario se descompondrá; sus elementos nutrirán a las plantas y las plantas darán semillas para alimentar a otras aves. ¿Qué parte de esta ronda incesante es muerte, si acaso, y cuánto de ella es sólo nuestra visión de las cosas, incluyendo la de nosotros mismos? Tal vez pienses que la muerte es un hecho horrible que te espera en el futuro, cuando en verdad hay partes de tu cuerpo que mueren a cada segundo. El recubrimiento de tu estómago muere parcialmente cada vez que digieres una comida, sólo para ser remplazado por otro tejido nuevo. Lo mismo puede decirse de la piel, el pelo, las uñas, las células sanguíneas y cualquier otro tejido.

Quizá supones que la muerte es tu enemigo, pero todas esas células mueren para mantenerte vivo. Si tu recubrimiento estomacal no muriera para ser remplazado una y otra vez, los jugos gástricos te abrirían un agujero en el estómago al cabo de pocas horas; entonces morirías todo tú. El límite entre lo vivo y lo muerto se torna muy difuso cuanto más miras. Hay partes de tu cuerpo mucho más vivas que otras. Los músculos tienen un metabolismo más rápido que la grasa; las células del cerebro, el corazón y el hígado rara vez se duplican después del nacimiento, si acaso alguna, mientras que las del estómago, la piel y la sangre se remplazan en cuestión de días, semanas o meses.

Un extraño hecho de la anatomía humana es que si pudiéramos, de algún modo, retirar todas las células de nuestro cuerpo, la forma remanente aún se parecería mucho a una persona. Nuestras partes estructurales semejan un arrecife de coral, erguido por sí solo, compuesto de hueso mineralizado más ligamentos, tendones, tejido conjuntivo y agua, con todas las células metidas dentro, tal como los pólipos de coral están metidos en el arrecife calcificado que han segregado.

Al igual que el arrecife, que lleva el océano circundante dentro de sí, somos salmuera en dos terceras partes. Pero estas partes muertas de nosotros intercambian libremente sus átomos con el medio: cuando son heridas, curan; si se les aplica presión, cambian lentamente de forma para aliviar la tensión. Siendo así, ¿cuánto de mi cuerpo está vivo y cuánto muerto?

Hasta decir "mi cuerpo" implica una división que no existe necesariamente. ¿El aire de mis pulmones es parte de mi cuerpo? En ese caso, ¿qué decir del aire que voy a aspirar o del que acabo de exhalar? El mundo de *allí fuera* está compuesto por billones de átomos que fueron en un tiempo o serán pronto yo mismo, y para mantenerme con vida necesito todo el paquete de materia y energía que llamamos Tierra. Bien podría decir que soy sólo una célula en este cuerpo mayor y, puesto que necesito a todo el planeta para sustentarme, todo lo de la Tierra forma parte de mi cuerpo. Si esto es verdad, no podemos considerar muerto a nada: la carroña en putrefacción, los gusanos y los hongos que se alimentan de ella y hasta los huesos de mis antepasados están atrapados en el mismo oleaje de vida que me lleva en su cresta.

Algunas personas se acobardan ante tanto hablar de la muerte, negando tener ningún interés por ella. Dicen que no temen a la muerte o, en todo caso, que no los aflige ni tiene sobre ellas el poder que he descrito.

¿Por qué demorarse en un tema tan morboso? ¿No es más saludable, simplemente, aceptar lo inevitable y vivir para el día de hoy? La respuesta a esta objeción es que en nosotros operan fuerzas inconscientes. Aunque todos reconozcamos que vamos a morir, excepto en aquellos momentos en que vemos a un muerto o un moribundo, mantenemos el miedo bien envuelto. Es casi una necesidad biológica; no puedo imaginar cómo podría seguir adelante si la idea de mi propia muerte emergiera a la superficie del pensamiento más de una o dos veces al año. (Al ser médico me veo obligado a ver la muerte con mucha más frecuencia, pero cerrar los ojos de un paciente fallecido por cáncer no me trae automáticamente a la cabeza mi propia mortandad. Puedo sentirme triste, pero no me veo cerrando mis propios ojos.)

El hecho de que todos nos protejamos del miedo no significa que lo tengamos dominado. Desde el fondo de su oscuro pozo, el miedo aún ejerce control sobre nosotros. Para empezar, el mismo hecho de que no soportemos imaginar nuestra propia muerte lo inviste de tremendo poder, como si la muerte estuviera rodeada por una cerca electrificada con unos diez millones de voltios y un enorme letrero: ¡NO TOCAR! No la tocamos. Y, como la muerte está cercada dentro de la muerte, no sabemos mucho de ella. El miedo a la muerte debería cambiar de nombre y llamarse ignorancia de la muerte.

Tengo la certeza de que nada envejece tanto a la gente como el miedo. El pesar lo sigue de cerca; todos los médicos hemos presenciado el horroroso deterioro que puede afectar a quienes enviudan. Pero, en esta competencia, el miedo es vencedor absoluto: el paciente que recibe un diagnóstico de cáncer terminal puede marchitarse con mucha rapidez, casi ante nuestros ojos. Claro que no siempre ocurre así. Existen cualidades interiores que vencen al miedo, tales como el coraje y la fe en Dios, y algunas personas pueden sacarlas a relucir en momentos de horrible crisis. Pero si el miedo logra emerger hará su obra con seguridad. No quiero decir que la muerte sea una ficción, sino que nuestra creencia en la muerte crea limitaciones allí donde no deben existir.

La utilidad de la muerte

Entre otras cosas, todos tendemos a suponer que la muerte es de algún modo antinatural y, por lo tanto, mala. No estoy de acuerdo. La Naturaleza es muy tolerante y flexible sobre el uso o el no uso que da a la muerte; en una imagen más amplia, las cuestiones del bien o el mal tienden a parecer bastante arbitrarias. Si analizamos cómo opera la vida en el plano genético, el ADN descubrió hace tiempo el secreto de crear células sin edad, en la forma de amebas, algas, bacterias, etcétera, cuyas generaciones se extienden hacia atrás sin interrupción. La aparición y desaparición de cualquier ameba por sí sola no tiene importancia, pues la vida continúa produciendo amebas de los mismos genes. La Naturaleza también pasó a ensamblar criaturas sin edad más complejas. La hidra, por ejemplo, es un animal acuático primitivo que puede desarrollar células nuevas tan deprisa como se deshace de las viejas; compuesta de un pie, un tallo fino y un conjunto de diminutos tentáculos, que parece una flor, se pasa el tiempo creciendo por un extremo y muriendo por el otro, con lo cual renueva todo su cuerpo cada dos semanas. Sus células existen en perfecto flujo, pues las nuevas avanzan constantemente para llenar el sitio de las que van muriendo. Esto es creación y destrucción en perfecto equilibrio, sin sitio para la muerte. Por lo tanto, el tiempo no puede alcanzar a la hidra; sólo muere por accidente, falta de alimento, sequía o alguna otra causa externa. El secreto de la eterna juventud es, por lo tanto, un metabolismo equilibrado, un constante flujo químico que procesa el alimento, el aire y el agua en perfecto equilibrio, sin ceder un milímetro a la entropía. El ADN logró dominar este acto de equilibrio hace cientos de millones de años. En ese sentido, la muerte es un desarrollo posterior en la cadena evolutiva, pero aun entre los organismos superiores, el ADN ejerce un considerable mando sobre la muerte. La abeja común, por ejemplo, puede cambiar de edad a su antojo. Toda colmena necesita de obreras jóvenes cuya función es permanecer dentro, cuidando y alimentando a las nuevas larvas. Al cabo de tres semanas, estas obreras crecen y pasan a ser exploradoras maduras, las abejas que salen de la colmena para recoger el polen de las flores.

Sin embargo, en cualquier momento dado puede haber demasiadas obreras jóvenes o demasiadas exploradoras viejas. En la primavera pueden estar gestándose tantas larvas nuevas que la colmena carezca de exploradoras maduras y requiera más con urgencia. Cuando eso ocurre, algunas de las obreras jóvenes envejecen para convertirse en exploradoras en una semana, en vez de las tres habituales, y salen en busca de alimento. Del mismo modo, si un enjambre se divide para formar una colmena nueva, es probable que se componga principalmente de viejas exploradoras. Al percibir la falta de obreras jóvenes, algunas de esas exploradoras revierten su edad y rejuvenecen: regeneran las hormonas de las jóvenes obreras y hasta les crecen las marchitas glándulas necesarias para producir alimento para las larvas.

Los estudiosos de las abejas quedaron atónitos al descubrir esta conducta. Cayeron entonces en la cuenta de que el envejecimiento no es un proceso de un solo sentido, dictado por un plan inamovible; para la abeja, el envejecimiento es *plástico*, capaz de avanzar y retroceder, retrasarse o acelerarse; el verdadero misterio radica en por qué esto no ocurre en las formas de vida superiores. Yo aduciría que el envejecimiento siempre es plástico, pero que lo hemos cimentado en su sitio mediante nuestra creencia en la muerte, el inevitable punto final del plan fijo del envejecimiento. "Las colonias de abejas son rítmicas entidades que deben enfrentar constantes cambios en población y estructura, disponibilidad de alimentos, depredadores y clima", escribió el investigador Gene Robinson. Con ligeros cambios, uno podría adoptar este modelo para el cuerpo humano: es una ciclópea colmena de cincuenta billones de células que envejecen o se mantienen jóvenes, según lo que necesite la colonia entera en un momento dado.

En el acuoso interior de cada célula flota un mecanismo autodestructivo, bajo la forma de paquetes sellados de enzimas corrosivas. Estas enzimas pueden o no ser responsables del envejecimiento *normal*, pero indudablemente cumplen funciones especiales. Cuando una célula blanca atacante o macrófaga ha ingerido un gran número de bacterias o virus, por ejemplo, los elimina desatando estas enzimas digestivas; en el proceso también muere la macrófaga. No se trata de un acto de violencia fortuita, sino de una decisión muy consciente. Por el bien general del cuerpo, la célula se destruye a sí misma.

El mismo autosacrificio deliberado se produce millones de veces al día en nuestro órgano más grande: la piel. Como objeto físico, una célula viva de piel es muy frágil, demasiado tierna para soportar los elementos. Por eso nuestra capa exterior de piel, la epidermis, está compuesta de células muertas, lo bastante duras como para resistir los golpes, roces y sacudidas que nos toquen.

Estas células no perecen por la exposición al aire. Antes bien, cuando se produce una célula joven en la dermis (la capa interior de la piel) esta se ve empujada hacia la superficie por la presión de las células nuevas que crecen desde abajo. Durante ese tiempo la célula comienza a acumular dentro de sí una proteína llamada queratina, esa sustancia correosa que se encuentra en las uñas y en el pelo. La queratina remplaza la parte blanda de la célula, endureciéndola cada vez más. Cuando llega finalmente al aire, cada célula de piel contiene queratina suficiente para proteger el cuerpo contra el viento, el sol y la lluvia. Entonces la célula muere para completar su misión, sin dejar rastro alguno tras ella cuando es sacrificada para abrir paso a la siguiente oleada de células en crecimiento. Como la célula epitelial sabe cuándo morir, ayuda a asegurar la supervivencia de todo el cuerpo.

En el extremo opuesto, una célula de cáncer pone en peligro a todo el cuerpo porque no sabe cómo morir. Básicamente, una célula de cáncer es una *inmortalista desmandada*: trata de sobrevivir según sus propias condiciones, sin prestar atención al destino de las otras. Por demencial que su conducta pueda parecer, aun así representa una elección entretejida en el plan de la Naturaleza; el ADN de cualquier célula está equipado de genes especiales, llamados oncogenes, que parecen ponerse en funcionamiento antes de que se active el cáncer. De acuerdo con otra hipótesis reciente, hay en el primer cromosoma del ADN humano genes que, si se activaran, permitirían a cada célula dividirse indefinidamente. Los científicos aún no han hallado el motivo para que las células busquen su propia inmortalidad. Tal vez este mecanismo es un resto de nuestro antiguo pasado evolutivo. ¿O un poder latente que aún no hemos aprendido a aprovechar?

Ejercemos sobre el envejecimiento y la muerte mucho más poder del que estamos dispuestos a reconocer. Aunque nos consideramos *víctimas* de la ancianidad y la muerte, la cruda verdad es que, para muchos de nosotros, envejecer y morir son el único escape de una vida insatisfactoria. Esos motivos escapistas desempeñan un papel importante, según creo, en el fenómeno de la muerte por jubilación prematura que analizamos en la Primera Parte. Otra variante de este tema es la *muerte de aniversario*, por la que una persona muere en la misma fecha en que enviudó o perdió a un hijo amado. Ciertos estudios de comunidades chinas y judías han revelado que la tasa de mortalidad cae dramáticamente justo antes de las fechas religiosas importantes, sólo para elevarse inmediatamente después. La gente espera festejar un Año Nuevo más, otra Pascua, antes de dejarse llevar. No hace falta un estudio para indicarnos que la gente se aferra a la vida cuando está en juego algo querido.

El ejemplo más reciente que he visto ocurrió entre un anciano, víctima de varias trombosis graves, y su nieto. El hombre, finalmente incapacitado, fue internado en un hospital con pocas esperanzas de volver a su casa. Permanecía en un estado débil, semiconsciente; cuando recobraba alguna lucidez y podía hablar, señalaba la foto de su nieto murmurando: "¿Dónde está? ¿Dónde está?"

Los hijos del moribundo llamaron al nieto, que viajó apresuradamente a Boston. Cuando llegó al hospital el anciano experimentó un cambio. Sonrió, acariciando al joven que tanto significaba para él. Tomados de la mano, conversaron en voz baja, solos y juntos durante la mayor parte del día. Cuando el nieto se fue, con intenciones de volver por la mañana, todo el mundo le dijo que su abuelo parecía estar mucho mejor. Dos horas después el anciano murió mientras dormía. Cuando pienso en este incidente, me pregunto qué esperanzas tienen los investigadores de cuantificar las fuerzas que sustentan la vida mientras hay una esperanza o un amor que esperar. Desde fuera no podemos saber con certidumbre a qué responde el cuerpo de una persona. Todo el asunto es demasiado personal.

Hace varios años, cuando *Final Exit* (Ultima salida), manual sobre el suicidio, se convirtió en un éxito de ventas, su público principal se componía de personas afectadas por una enfermedad incurable o un dolor crónico, físico o emocional. La forma lenta que la Naturaleza ofrece para suicidarse, el envejecimiento, no les parecía suficientemente rápida. Por horrendo que esto pueda parecer, toda una vida de dolor y enfermedad sería aun más horrenda sin alguna liberación. "Si no fuera por la muerte", dijo cierto gurú indio a sus discípulos, "todos nos condenaríamos a la senilidad eterna".

Aun sin senilidad, la vida puede acabarse, simplemente. "Espero con ganas la muerte", dijo Redden Couch, agricultor retirado de Port Angeles, Washington, "por todas las cosas que he hecho y que ya no puedo hacer. No temo a la muerte en absoluto. Si me tocara morir ahora mismo, me parecería bien. En cualquier momento estoy dispuesto." Estas palabras ¿expresan resignación, serenidad, apatía, coraje, derrota? No podemos saberlo. En realidad, Redden Couch hizo esta declaración al cumplir los 100 años y aún estaba vivo a los 104. Pese a sus palabras, su yo más profundo parecía tener más que vivir.

Todos estos ejemplos demuestran que la vida no tiene un solo valor, sea positivo o negativo. Morir es una forma de cambio y, como tal, debe ser vista dentro del marco más amplio del no cambio. "La gente tiene una idea equivocada de la muerte", me comentó Maharishi, cierta vez. "La ve como un final, pero en realidad es un principio." Se puede tomar esto como artículo de fe, pero para mí es la expresión realista de un hecho. En el flujo de la vida, la destrucción nunca se queda con la última palabra; en cada oportunidad, la creación saca un Fénix de las cenizas. Toda célula sabe cómo dividirse para formar dos células; todo átomo destrozado puede reagruparse en átomos nuevos; a cada pensamiento sigue una nueva inspiración. ¿Cómo, pues, podemos aprender a vivir dentro de esta continuidad que es el todo de la vida? ¿Qué hay de la devastación emocional de un padre cuando pierde a un hijo, de una esposa cuando muere su marido?

Estos sentimientos son naturales, por supuesto; hay dolor en la pérdida de cualquier ser amado. Pero el dolor no tiene por qué ser profundo y duradero, si hemos absorbido la realidad de la vida como flujo eterno en el que no hay pérdidas ni ganancias, sólo transformación. Shakespeare escribió, en uno de sus sonetos: "Lloro por tener lo que temo perder"; tal es el resultado inevitable del apego a la conciencia ligada con el tiempo. El nuevo paradigma sostiene que la conciencia es la fuente de la realidad; de la conciencia ligada con el tiempo y de la atemporal surgen dos tipos de realidad totalmente distintos.

RESULTADOS DE LA CONCIENCIA LIGADA CON EL TIEMPO	RESULTADOS DE LA CONCIENCIA ATEMPORAL
envejecimiento	libertad, autonomía
entropía	juventud
confusión	conocimiento de la realidad
fatiga	energía ilimitada
represión	emociones liberadas
sensación de ser víctima	expansión más allá del cuerpo y el yo
ansiedad de separación	paz
conflicto	poder
pesar, tristeza	armonía
encierro en el yo y el cuerpo	gozo
miedo	
muerte	

Todos experimentamos aspectos de ambas realidades porque nuestra conciencia es fluida: puede traernos devastadores momentos de pesar y miedo y maravillosos instantes de paz y poder. Puede elegir entre identificarse con las limitaciones de un cuerpo físico y un yo egoísta o liberarse en la trascendencia y la expansibilidad. Esta flexibilidad es el verdadero genio de la conciencia humana, pues deja todas las posibilidades abiertas. Sin embargo, obviamente hay grandes ventajas en vivir de modo permanente en la conciencia atemporal.

Los maestros espirituales de la India creen que el espíritu humano tiene una tendencia natural a buscar una libertad y una satisfacción sin límites. Como la Corriente del Golfo, que se abre paso invisiblemente a través del Atlántico, la mente humana contiene ocultas corrientes que impulsan nuestros pensamientos y emociones hacia una realidad superior. En la India esto recibe el nombre de *dharma*, antigua palabra sánscrita que se puede traducir de diversas maneras. Significa ley, orden, deber y conducta correcta. El *dharma* de una persona es su trabajo o su profesión; también es la responsabilidad para con su familia, el propósito superior de su vida y el ideal espiritual con el que está comprometido.

La raíz de "dharma" es un verbo que significa "sostener". En su sentido más amplio, *dharma* es lo que sostiene al individuo, la fuerza orientadora que pone orden en el caos. Por lo tanto, la manera última de evitar la entropía, el envejecimiento y la muerte es vivir en *dharma*. El universo evoluciona porque lo guía la corriente de *dharma*; es la inteligencia invisible que teje la trama de la vida. La conciencia humana es capaz de tocar directamente el *dharma*, de conectarse con él y guiar de ese modo su propia evolución. Esto, finalmente, es lo que nos hace humanos: no sólo evolucionamos, sino que guiamos nuestra propia evolución. *Dharma* no es un conjunto de enseñanzas religiosas, sino una verdadera fuerza que se puede descubrir y utilizar.

En la siguiente sección En la Práctica veremos cómo se puede lograr esto, pues con orientación nuestra inteligencia interior puede crear un estado permanente de cuerpo sin edad y mente sin tiempo. Todos experimentamos momentos en que la paz, el poder y el amor surgen espontáneamente, sólo para desaparecer. Lejos de ser fortuitas, estas entradas y salidas de la Realidad reflejan la capacidad de la mente de mantener su curso, pues si se sigue el *Dharma* sin cesar, la paz, el amor y el poder no tienen fin. Son los resultados naturales del tiempo más natural de conciencia: la atemporalidad.

El gran gozo de escribir este libro fue, para mí, tomar un tema cargado de miedo (el envejecimiento) y convertirlo en vehículo de plenitud. Los seres humanos no estamos atrapados en el tiempo, estrujados en el volumen de un cuerpo y la duración de una vida. Somos viajeros en el infinito río de la vida. Eso es lo que Cristo quería decir al aconsejar: "Sed en el mundo, pero no de él". Eso es lo que Carlos Castaneda aprendió de don Juan al escribir: "Había desaparecido su sensación de desapego, que era lo que le había dado el poder de amar. Sin ese desapego sólo tenía necesidades mundanas, desesperación y desesperanza: los rasgos distintivos del mundo cotidiano".

Aunque con frecuencia identificamos el amor con el aferrarse y la posesión, existe aquí una verdad profunda: perder el poder del desapego equivale a perder la capacidad de amar. El desapego no es frío desinterés ni falta de sentimiento. Es un libre sentido del yo, sin el estorbo de los límites. Nuestro viaje no comienza ni termina en el mundo físico. La Tierra es una bella joya verde y azul, que pende en el tapiz de la eternidad. Por mucho tiempo que permanezcamos aquí, para beber el agua pura y aspirar el aire vivificante, nuestro hogar es, antes bien, la eternidad.

Somos de esencia atemporal. Nacimos en el estanque sin fondo que despide burbujas de tiempo y espacio. Una burbuja es un momento; ora, un milenio. Pero el estanque en sí es espíritu puro; no importa cuántas estrellas y galaxias surjan de él para estallar en la superficie como frágil espuma: nada ha sido quitado ni agregado. El Ser es profundo, claro, permanente, siempre el mismo. Asombra pensar que nuestra exis-

316

tencia cotidiana brota de esa fuente infinitamente renovable, pero la vida no tiene otra base. La inteligencia, el poder y la libertad sin límites son inherentes al campo unificado que Einstein y los antiguos sabios compartieron en su visión. La inmortalidad amanece cuando comprendes que mereces tu lugar en el flujo eterno. Cuando lo sabes, puedes reclamar tu inmortalidad aquí y ahora, a cada segundo, pues el tiempo no es sino inmortalidad cuantificada. La Naturaleza espera para volcar generosamente sobre ti este don supremo. Tras habernos nutrido por millones de años, el mar, el aire y el sol aún entonan la canción que debemos empezar a apreciar una vez más.

¿Qué dice la Naturaleza a nuestro alrededor, en el espacio entre nuestros átomos, impregnando cada pensamiento? El mismo aliento, el mismo susurro silente circula por cada célula. Es el ritmo de la vida misma, que llama a cada uno de nosotros con suave insistencia. Atesoro unos versículos del antiguo Rig Veda que articula esta eterna canción:

> Aunque mi espíritu pueda vagar por las
> cuatro esquinas de la Tierra,
> Deja que venga a mí otra vez para que yo
> pueda vivir y viajar aquí.

> Aunque mi espíritu pueda ir muy lejos so-
> bre el mar,
> Deja que vuelva a mí otra vez para que yo
> pueda vivir y viajar aquí.

> Aunque mi espíritu pueda ir muy lejos a
> los brillantes rayos de luz,
> Deja que vuelva a mí otra vez para que yo
> pueda vivir y viajar aquí.

> Aunque mi espíritu pueda ir muy lejos a
> visitar el sol y el alba,
> Deja que venga a mí otra vez para que yo
> pueda vivir y viajar aquí.

> Aunque mi espíritu pueda vagar por las
> encumbradas montañas,
> Deja que venga a mí otra vez para que yo
> pueda vivir y viajar aquí.

Aunque mi espíritu pueda ir muy lejos en
　todas las formas que viven y se
　mueven,
Deja que venga a mí otra vez para que yo
　pueda vivir y viajar aquí.

Aunque mi espíritu pueda ir lejos hasta rei-
　nos distantes,
Deja que vuelva a mí otra vez para que yo
　pueda vivir y viajar aquí.

Aunque mi espíritu pueda ir lejos a todo lo
　que es y ha de ser,
Deja que venga a mí otra vez para que yo
　pueda vivir y viajar aquí.

Aunque mi espíritu pueda vagar por el
　valle de la muerte,
Deja que venga a mí otra vez para que yo
　pueda vivir y viajar aquí.

Aunque mi espíritu deambule por los rin-
　cones de la Tierra,
Deja que venga a mí otra vez para que aquí
　yo viva y ande.

Aunque mi espíritu deambule a gran dis-
　tancia sobre el mar,
Deja que venga a mí otra vez para que aquí
　yo viva y ande.

Aunque mi espíritu deambule hacia relám-
　pagos de luz,
Deja que venga a mí otra vez para que aquí
　yo viva y ande.

Aunque mi espíritu deambule para visitar
　el sol y el alba,
Deja que venga a mí otra vez para que aquí
　yo viva y ande.

Aunque mi espíritu deambule por las en-
cumbradas montañas,
Deja que venga a mí otra vez para que aquí
yo viva y ande.

Aunque mi espíritu deambule con toda forma viva y móvil,
Deja que venga a mí otra vez para que aquí
yo viva y ande.

Aunque mi espíritu deambule por reinos
muy distantes,
Deja que venga a mí otra vez para que aquí
yo viva y ande.

Aunque mi espíritu deambule por cuanto
es y habrá de ser,
Deja que venga a mí otra vez para que aquí
yo viva y ande.

Aunque mi espíritu deambule por el valle
de la muerte,
deja que venga a mí otra vez para que aquí
yo viva y ande.

Léelo dos veces en voz alta; luego permanece con tu cuerpo en silencio cinco minutos, dirigiendo tu conciencia a cada parte de tu cuerpo, sabiendo que esta conciencia es Espíritu. El Espíritu es energía curativa, el flujo de la vida y la inteligencia en cada célula. Cuando volvamos a entonarnos con el innato gozo y deleite de nuestros cuerpos, reaparecerán las señales de la sabiduría profunda creando curación desde dentro. Un antiguo poema chino de Chang Tzu dice:

Eso que llena el universo
Lo considero mi cuerpo,
Y eso que dirige el universo,
Lo veo como mi propia naturaleza.

Oigo música silenciosa en estas palabras; me recuerdan que el aliento cósmico es mi próximo aliento y la danza cósmica, el próximo latido de mi corazón.

319

EN LA PRACTICA:

El modo atemporal

La realidad más profunda de la que tienes conciencia es aquella de la que extraes tu poder. Para quien sólo es consciente del mundo material, el poder se limita a las fuerzas materiales; pero en un plano más profundo existe un poder creativo que moldea mente y cuerpo: el poder de la evolución o *dharma*. Para ponerte en contacto con el núcleo de la vida, debes ponerte en contacto con el poder creativo del universo. Ese poder se expresa a través de tu creatividad personal. Cuando estás en el campo de la creatividad pierdes noción del tiempo. Sólo existe el flujo.

Hay tres fuerzas que impregnan toda la vida: creación, mantenimiento y destrucción. Las tres están presentes en el período de vida de células, estrellas, árboles, planetas y galaxias, puesto que toda forma debe llegar a ser, mantenerse y desaparecer. Aun cuando cada período de vida se desarrolla en una secuencia a lo largo del tiempo, las tres fuerzas en sí existen simultáneamente. Los genes de cada especie incluyen el código para crear células nuevas, mantener a cada una por cierto tiempo y destruirla para hacer sitio a otra generación de tejidos. Esta inteligencia *tres en una* es lo que tratas de simular cuando das forma consciente a tu vida; a ti te corresponde elegir qué aspecto será el más dominante: creación, mantenimiento o destrucción. Puesto que tienes el poder de variar el equilibrio de las fuerzas, estás por encima y más allá de ellas.

En tanto la creación domine tu existencia, seguirás creciendo y desarrollándote. La evolución burla a la entropía, la decadencia y el envejecimiento. Las personas más creativas de cualquier terreno recurren intuitivamente a ese conocimiento. Crecen con plena conciencia de ser la fuente de su propio poder y, cualquiera que sea su campo, comparten en general ciertos rasgos:

1. Son capaces de establecer contacto con el silencio y disfrutarlo.
2. Se conectan con la Naturaleza y la disfrutan.
3. Confían en sus sentimientos.
4. Pueden permanecer centrados y funcionando en medio de la confusión y el caos.
5. Son como niños: disfrutan de la fantasía y el juego.
6. Ellos mismos son su punto de referencia: depositan la más alta confianza en su propia conciencia.
7. No se adhieren rígidamente a ningún punto de vista: aunque se entregan apasionadamente a su creatividad, permanecen abiertos a nuevas posibilidades.

Estos siete puntos nos proporcionan un patrón práctico para evaluar con cuánta creatividad se despliega nuestra vida. El siguiente ejercicio muestra cómo desarrollar y fortalecer estos aspectos.

EJERCICIO 1: PLAN DE ACCION CREATIVA

Todo el mundo tiene una rutina fija que domina su día. Casi todos llenamos nuestras horas de vigilia con las mismas actividades: ver a los mismos familiares y amigos, trabajar con los mismos compañeros, recorrer las mismas calles y hasta tener los mismos pensamientos (se ha calculado que el 90% de los pensamientos que una persona tiene en un día son una repetición literal de los que tuvo el día anterior). Esta rutina deja poco espacio para una auténtica creatividad, a menos que decidas hacerle lugar. Sin embargo, en términos cuánticos hay infinito espacio para la creatividad, porque cada segundo está lleno de elecciones ilimitadas y posibilidades no vistas. Una vez que comienzas a abrir espacio para lo nuevo y lo desconocido, abres el camino para que emerjan poderes más profundos desde los vacíos de la existencia cotidiana. Los hechos históricos más extraordinarios se produjeron en días ordinarios; los pensamientos más extraordinarios surgieron en mentes que concebían muchos pensamientos ordinarios.

El siguiente ejercicio te brinda un modo de abrir algún espacio en tu vida para el crecimiento; cuanto más a conciencia lo sigas, más ilimitado será el crecimiento.

Redacta un plan de acción para los seis meses próximos basado en las siete cualidades de personas muy creativas, según la lista de la página 321. No hace falta meter por la fuerza todos esos puntos en cada día; basta el compromiso de permitir que estos aspectos de tu vida surjan más plenamente.

1. EXPERIMENTAR EL SILENCIO

Primero dedica algún tiempo a experimentar el silencio. Lo ideal es que se trate de un breve período de meditación (de quince a treinta minutos) por la mañana, antes de ir a trabajar; luego, un segundo período al atardecer, cuando vuelvas a casa. Es un tiempo para existir, simplemente, pero su misma simplicidad puede convertirlo en el período más importante de tu vida. El silencio es una mercancía preciosa, sobre todo en el bullicio de la sociedad moderna. En un mundo que está más que un poquito loco, hallar el núcleo de silencio es como reconquistar la fortaleza de cordura y paz. La mente se reabastece en el silencio, fuente cuántica de toda actividad. Si en tu vida domina sólo la actividad, gastas más energías de las que ganas; el ritmo más básico de la naturaleza (actividad y descanso) se desvía demasiado en una sola dirección.

El silencio es el gran maestro; para aprender sus lecciones debes prestarle atención. No hay sustituto para la inspiración creativa, el conocimiento y la estabilidad que brinda el saber cómo ponerse en contacto con el núcleo de silencio interior. El gran poeta sufí Rumi escribía: "Deja sólo que las aguas agitadas se calmen; el sol y la luna se reflejarán en la superficie de tu Ser".

2. PASAR TIEMPO EN LA NATURALEZA

Planea pasar un período de tiempo en contacto con la Naturaleza. No hay manera más saludable de descargar las energías acumuladas. Cuando te apartas de los confines artificiales del mundo material y vuelves a la Naturaleza, el sistema mente-cuerpo se deshace espontáneamente de su exceso de energías. En los ambientes de ciudad no siempre es fácil hallar un sitio verde y abierto, un amplio panorama de cielo y nubes, aire puro con que llenarse los pulmones. Pero si encuentras un trozo de tierra donde tenderte, sin zapatos y con los brazos extendidos al sol, aprovéchalo. A falta de eso, busca experimentar la Naturaleza allí donde vives, levantándote temprano para apreciar el amanecer, o deteniéndote unos momentos al atardecer para contemplar la puesta de sol, la luna y las estrellas.

Las células de tu cuerpo están exquisitamente armonizadas con los ciclos de la luna, el sol y las estrellas. Cuando bebes la Naturaleza con tus sentidos, esta conexión invisible se fortalece. Hasta en el centro mismo de las congestionadas zonas urbanas, es posible cultivar un jardín en el antepecho de la ventana para ver cómo brotan las semillas. Salir a la azotea de tu edificio para absorber el sol también permite algún contacto con la Naturaleza. Como puedas, captura al menos algunos momentos de frescura y siente el contacto nutritivo de la tierra, el sol y el cielo.

3. EXPERIMENTAR Y CONFIAR EN LAS EMOCIONES

Comienza a llevar un diario de tus sentimientos. Esto no tiene por qué ser una tarea complicada. Basta con hacer una lista de algunas emociones clave y anotar un ejemplo de cada una a medida que surja en tu jornada. Comienza por anotar las palabras clave de las emociones positivas básicas como:

amor	alegría
simpatía	aceptación
felicidad	cordialidad
confianza	compasión

A continuación haz una columna de sentimientos más abstractos asociados con la creatividad y el desarrollo personal, tales como:

penetración psicológica	intuición
descubrimiento	trascendencia
fe	fusión
perdón	paz
revelación	

Por último anota las emociones negativas primarias, que pueden ser:

enojo	envidia
ansiedad	pesar
culpa	codicia
desconfianza	egoísmo

Mira esta hoja de papel por la mañana y llévala contigo para que te sirva de recordatorio. Aunque te beneficiarás mucho más si anotas tus sentimientos con algún detalle, exponiéndolos y reviviendo lo fuertes que eran, qué tipo de circunstancias lo provocaron y qué importancia tuvo para ti una emoción en especial, puedes obtener un buen resultado con un diario silencioso. Es decir: echa un vistazo a la lista y limítate a recordar brevemente cada emoción. Los objetivos de llevar este diario son los siguientes:

1. Descubrir con cuánta frecuencia sientes cosas que te pasan desapercibidas.
2. Permitir la espontánea liberación de emociones que normalmente reprimirías o tratarías de olvidar.
3. Conocer de veras tus emociones. Muchas personas no pueden describir específicamente qué se siente al experimentar compasión o penetración psicológica, por ejemplo, pero, si estás alerta a cualquier emoción, llegarás a conocerlas íntimamente. Es la primera etapa para dominar tus emociones.
4. Hacer de tus emociones algo a disfrutar. La vida de los sentimientos debe ser rica y satisfactoria, pero si tus emociones te son desconocidas no puedes disfrutarlas. Muchas personas se han convencido de tener pocas emociones, si acaso alguna; sin embargo, pese a nuestros esfuerzos por reprimirlas, existe un sentimiento ligado con cada uno de nuestros pensamientos. Cuando los sacas a la luz te pones de nuevo en la totalidad de la conexión mente-cuerpo, y la totalidad es el estado más satisfactorio en que puedes vivir.

En tu inventario cotidiano, no te saltees ninguna palabra de la lista ni te demores en una sola categoría (aunque te hayas enojado varias veces en un mismo día, piensa en un solo caso y continúa). Además es importante no concentrarse demasiado en las emociones negativas, que son las más fáciles de experimentar y por lo general, las más ventajosas para uno mismo. Te pido que saques a relucir las emociones negativas para que comprendas mejor sus orígenes. El tener conciencia del origen de una emoción permite disipar los sentimientos negativos (esto ocurre siempre, aunque en el caso de una negatividad reprimida o tercamente arraigada el proceso requiere tiempo). Las emociones negativas limitan el mundo y nos separan de él, cuando el objeto de este ejercicio es despertar las emociones creativas y expansivas.

Si tomas tu diario en serio, te asombrará lo diverso de las emociones que experimentas durante el día sin darte cuenta. Todo aquello a lo que prestas atención crece; aunque puedas pensar que palabras tales como "revelación" o "penetración psicológica" sólo rara vez se aplican a ti, con sólo mirar tu lista y concentrarte en cada sentimiento algunos segundos crearás espacio para que se desarrollen.

Un auténtico contacto con las emociones tiende a ser sumamente difícil en medio del trabajo y otras actividades. Las emociones no siguen una rutina; si tienes propensión a alejarte de tus sentimientos, la prisa de la vida moderna te facilita aun más reprimirlas y escapar de ellas a medida que surgen. Sin embargo, no hay nada más importante que experimentar tus sentimientos. Son la parte más espontánea de tu composición, la expresión más primaria de tu conciencia según se relaciona con el mundo. Eres la totalidad de todas las relaciones que tienes y tus emociones son el espejo más exacto de ellas.

4. PERMANECER CENTRADO EN MEDIO DEL CAOS

A fin de mantenerte centrado y sereno cuando todo a tu alrededor es confusión, necesitas desarrollar la habilidad de hallar tu centro. Para hacerlo, identifica dos momentos de tu jornada laboral en que las cosas sean más frenéticas y estresantes para ti (la posibilidad más obvia es el momento de más trabajo o la hora de tránsito más denso, cuando vuelves a tu casa). Ahora planea reservar cinco minutos para centrarte justo antes de esos dos períodos, utilizando la técnica siguiente:

Busca un sitio donde puedas estar solo y en silencio, hasta donde sea posible. Siéntate cómodamente y cierra los ojos. Presta atención a tu respiración, concentrándote en el paso del aire por tus fosas nasales. Visualiza el aire como leves volutas que entran por la nariz y vuelven a salir suavemente. Al cabo de dos minutos, comienza a sentir el cuerpo (es decir, repara en las sensaciones interiores, en la piel, el peso de los miembros, etcétera). Después de un minuto, lleva suavemente la atención al centro de tu pecho y pósala con levedad allí. Es posible que a los pocos segundos te distraiga un pensamiento o una sensación fugaz. No te resistas, pero cuando notes que ocurre eso vuelve suavemente la atención a tu pecho. Termina el ejercicio permaneciendo tranquilamente sentado, sin hacer nada.

Aunque la técnica es muy simple, con frecuencia produce dramáticas descargas de energías negativas; quizá sientas que tus hombros se liberan de una carga pesada y que una sensación de liviandad y calma impregna todo tu ser. Lo más importante es que comprenderás, con la experiencia, que permanecer centrado es el modo más natural y cómodo de enfrentar cualquier situación, por caótica que sea. Centrarse es un modo de volver al yo y desligarse de la confusión que te rodea.

5. SER COMO UN NIÑO

Anota dos o tres cosas totalmente infantiles que puedas hacer mañana. Piensa en algo que te haga evocar la infancia: tomar un helado, jugar en la plaza, fantasear con las formas de las nubes. Comienza a incorporar estas actividades en tu vida actual, cada vez más. Tu objetivo es hallar dentro de ti ese sitio en el que todavía eres un niño despreocupado. El nuevo paradigma nos dice que ningún hecho desaparece jamás; sólo se retira de la conciencia para volver al campo. Por lo tanto, tu niñez aún está allí, contigo, lista para ser evocada e integrada a tu ser.

La actividad que elijas debe ser divertida, pero no para los adultos; aunque creas ser demasiado mayor para jugar a la rayuela, saltar a la cuerda o para los juguetes, busca algo que te devuelva irresistiblemente la felicidad del niño (es una buena idea preparar un postre reconfortante: pastel de manzanas o budín de pan, por ejemplo). Cuando lleves a cabo tu actividad infantil, debes ser un niño. Tal vez decidas ir a la plaza para columpiarte, trepar por las paralelas o, simplemente, participar mirando cómo juegan los niños. Pon la mente en esa modalidad inocente y despreocupada que exhiben los niños. La sensación que tratas de recapturar no es un regreso a la infancia, sino algo mucho más profundo, como lo estableció el brillante escritor y terapeuta A. H. Almaas.

"Cuando observamos a un niño", escribe Almaas, "vemos que esa sensación de plenitud, de intrínseca vivacidad, de gozar la existencia, no es resultado de otra cosa. Es valioso ser simplemente uno mismo; no se debe a lo que uno haga o deje de hacer. Está allí en el comienzo, cuando somos niños, pero se va perdiendo lentamente." Lo que suele ocurrir con el tiempo es que perdemos la pista al gozo interior; puede haber numerosas fuentes de placer y éxito fuera de nosotros, pero no se ajustan a nuestros sentimientos, que pueden permanecer en niveles muy bajos de valer y satisfacción.

Por último, el deseo de volver a ser joven es un símbolo del deseo más profundo de mantenerse nuevo. Los bebés y los niños no tienen problemas en este aspecto. Al ponerte otra vez en el marco mental más infantil que puedas imaginar, abres sitio para aprender, como dice Almaas, que "somos el placer, somos el gozo, somos la importancia más profunda y el valor más elevado".

6. SER EL PROPIO PUNTO DE REFERENCIA

El estado de conciencia más elevado que podemos alcanzar es el de unidad, que borra la diferenciación entre observador y observado. En la unidad, todo lo que antes parecía estar *allí fuera* se ve como parte de uno mismo. Lo que impide esta experiencia es un carente sentido del yo, construido con imágenes de experiencias pasadas. La imagen de uno mismo es necesaria hasta un punto muy limitado; debes conocer tu identidad, tu profesión y otros detalles técnicos. Pero casi todos cargan esa imagen de sí mismos con una multitud de opiniones, creencias, preferencias y antipatías y otros bultos extraños. Para liberarte de este equipaje y reexperimentarte como persona libre y sin estorbos, debes esforzarte por desprender la endurecida pátina de la imagen de ti mismo.

Tu plan de acción puede tomar muchas direcciones diferentes para lograr este objetivo.

- Puedes iniciar una actividad nueva que sea incongruente en absoluto con tu autoimagen. Si eres un ejecutivo de traje gris, dedícate a la danza aeróbica; si eres ama de casa, a levantar pesas. Exponte al contacto con gente y situaciones que te desafíen a dejar atrás las viejas costumbres.
- Trabaja como voluntario con los incapacitados o las personas sin hogar. Al verte frente a personas muy diferentes de ti, aprenderás a superar el miedo y la resistencia innatos y aca-

327

barás por verte reflejado en ellos, lo cual es un medio poderoso de descubrir la humanidad común.

• Escribe tu autobiografía. El registrar todos los detalles de tu vida con toda la franqueza posible te ayudará a desprenderte de actitudes arraigadas, mostrándote de dónde provenían. El acto de escribir también obliga a articular cosas que normalmente uno da por sentadas, como lo que se siente con respecto a los padres y la carrera. Sé tan detallado y explícito como puedas. Concéntrate en lo que sentiste en cada período de tu vida. No justifiques tus actos ni te pintes mejor de lo que eres. Si te cuesta expresarte, trata de abrir el flujo de las palabras refiriéndote a ti mismo en tercera persona: en vez de: "Sufrí la dominación de un padre que amaba y temía al mismo tiempo", será: "John estaba dominado por un padre que amaba y temía al mismo tiempo".

• Decídete a dar un paso todos los días para corregir una conducta que no te parezca expresión de tu verdadero yo. Por ejemplo: puedes ser una de esas personas que siempre dicen lo que los otros desean oír. La próxima vez que te descubras cayendo en esa trampa, di lo que realmente piensas. No hace falta que la situación sea dramática o decisiva. Puede que alguien comente: "El autobús siempre llega tarde, ¿no?", o: "¡Qué mal conservada está la zona!". En vez de declararte de acuerdo con la queja, expresa lo que realmente piensas del asunto. A la inversa, si sueles ser extrovertido y tiendes a considerar que los otros deben escucharte, calla y escúchalos, para variar. Estos simples ejercicios pueden ser un verdadero desafío; necesitas aprender a bajar tu fachada social; cuanto más practiques, menos importante te parecerá usar la máscara.

• Expande tus esfuerzos en la meditación, el Yoga, la visualización creativa u otras disciplinas interiores que te aparten de tu conciencia limitada. Estas prácticas son útiles para todos, pero si te aplicas con dedicación marcharás aun más deprisa por el camino donde se descubre el Yo.

7. PRACTICA DE LA DESVINCULACION

Estar desapegado significa estar libre de influencias exteriores que empañen tu verdadero yo. Esta lección no es de las que enseña nuestra cultura. Las personas modernas otorgan un alto valor al compromiso, el entusiasmo, la pasión, la entrega profunda, etcétera, pero no se dan cuenta de que estas cualidades no son lo opuesto a la desvinculación. Comprometerse con una relación, por ejemplo, significa en último termino amar y comprender lo suficiente para dejar que el otro sea quien quiere ser. Encarar el trabajo con pasión significa brindarse espacio creativo para enfocarlo desde todos los ángulos, buscando nuevos rumbos y oportunidades. Estas nuevas oportunidades sólo pueden surgir de tu núcleo creativo interior, con el que no podrás ponerte en contacto si estás inmerso en tu labor y abrumado por los detalles.

La paradoja es que, para obtener el máximo de pasión de la vida, debes ser capaz de dar un paso atrás y ser tú mismo. Pasión y entrega, amor y dedicación, autoapreciación y contento: todo eso nace en el Ser; son cualidades del yo esencial que florece cuando estás libre de vínculos estrechos. Para casi todos nosotros, la persona que nos amó más profundamente fue nuestra madre, pero si reflexionamos veremos que ese amor implicaba, con frecuencia, poder y control. De niño debías hacer lo que tu madre decía; de lo contrario, ella podía retirarte su amor. "Soy tu madre y debes prestarme atención" es lo opuesto a "te amo y mi mayor felicidad es ver que te conviertas en lo que desees". La primera declaración puede nacer del amor, pero no es un amor que permita fácilmente la libertad.

Hallar tu libertad es necesario e involucra desprenderse de expectativas, resultados preconcebidos y puntos de vista egocéntricos. Imagina dos madres, de pie en el pasillo de un supermercado, tratando de controlar a un niño nervioso que llora aparatosamente y concentra la atención de todos. Una de ellas está furiosa y abochornada; su intención primordial es impedir que el niño arme un escándalo, pero con los niños pequeños esto no funciona, por supuesto. Los sentimientos son su mundo; dar un espectáculo en el supermercado no les importa en absoluto. Por eso, cuando la madre ordena: "Bueno, deja de llorar. Calla ahora mismo", el niño sabe que, en realidad, no está atenta a sus sentimientos y, por lo tanto, no le permite existir. La madre sólo quiere un resultado; quiere que las cosas acaben de cierta manera.

La segunda madre, por el contrario, ve que su hijo está auténticamente afligido y no le importa qué opinen los demás. No piensa en cómo va a afectarla esa situación, sino que se preocupa por el niño y quiere que él vuelva a ser feliz. Dice cosas como: "¿Qué te pasa? ¿Te has asustado de algo? Bueno, yo estoy aquí". Las palabras que use no son lo importante; tal vez se limite a levantar al niño y acariciarlo un momento. El cuerpo mecánico cuántico del pequeño percibe que sus sentimientos han sido entendidos. Por lo tanto no hay amenaza, pues la intención de su madre es curar, no sólo poner fin a una situación desagradable.

Tu cuerpo mecánico cuántico tiene tanta sensibilidad como el de un niño; puedes utilizarla para volver a tu verdadero yo, que existe por encima y más allá de las aflictivas circunstancias de tu vida. Una vez más, en esto participa el asunto de la imagen de uno mismo. Orientarte hacia tu verdadero yo, no hacia tu autoimagen, es la actitud curativa más básica que se puede adoptar. Cuando te orientas hacia el yo usas tus sentimientos, tus necesidades y tus valores como punto de impulso para buscar ese plano de tu ser donde sentimientos, necesidades y valores ya están satisfechos. Este yo no existe en la acción, aunque paradójicamente puedes hallarlo por medio de la acción.

Se presentará como un testigo silencioso que permanece aparte de la actividad, simplemente observando y apreciando lo que ocurre. Los soldados combatientes y los aventureros audaces suelen sentirse de pronto apacibles y objetivos observadores, completamente divorciados de la frenética actividad que los rodea. Por mi parte, he descubierto que los momentos de desvinculación se caracterizan por lo siguiente:

- Estoy presente con mi cuerpo.
- Mi respiración se torna muy refinada, casi nula.
- La actividad mental se ha calmado.
- No siento ninguna amenaza; hay una certidumbre de estar en el sitio que me corresponde.
- Percibo mi mundo interior como espacio abierto sin límites; la conciencia se extiende en todas direcciones en vez de centrarse en pensamientos específicos.
- La autoaceptación fluye hacia el medio. Las cosas de *allí fuera* me parecen íntimas, una extensión de mí mismo.

Esta experiencia de unidad es también mi definición práctica del amor. Para la mayoría, el amor es una emoción que viene y va; a veces la sentimos intensamente; otras no la percibimos en absoluto. Pero la esencia del amor no es un sentimiento: es un estado del Ser. Para ser más exacto, es el estado en el que estás en contacto con el Ser. Quien experimenta realmente el amor se siente tremendamente real y vivo, sin deseo de hacer nada más que existir dentro de la satisfacción del amor. La mayor acción del amor es simplemente ser, lo cual no es acción. Por eso el amor es un estado supremo de desvinculación y, no obstante, el estado más satisfactorio.

Para que tu plan de acción tenga éxito, necesitas hallar un escape para tu amor, un sitio donde puedas brindarlo libremente. Cuanto más abierta sea tu experiencia del amor, más te aproximarás a hallar su esencia. El amor que no fluye no es amor; es sólo deseos y anhelos. El renombrado mitólogo Joseph Campbell señaló el camino para la expresión del amor cuando dijo: "Sigue tu felicidad". La felicidad es la cosquilleante arremetida del amor en acción, el flujo del Ser que se alarga para encontrarse consigo mismo y se curva hacia atrás encantado por el contacto. El amor quiere encontrarse a sí mismo y, cuando el circuito se completa, fluye la felicidad. Pregúntate: "¿Dónde encuentro la felicidad?". Luego anota los pasos que puedas dar para aumentar esta experiencia en tu vida.

No confundas placer con amor. Hay muchas cosas que dan placer, como ver la televisión, y que contienen muy poco amor. El amor brinda placer, por cierto, pero de una manera más profunda. Llevar comida a un inválido recluido en su casa es un acto de amor mucho más placentero que ver la televisión, por ejemplo, y de un acto así se puede aprender mucho más en cuanto a solidaridad, compasión y entendimiento.

Por eso, no te dejes distraer por placeres superficiales. El gozo profundo y el deleite que existen en el núcleo de la vida deben ser descubiertos con diligencia. Cuando hagas tu lista, descubrirás que muchos de tus momentos de felicidad más atesorados se han ido para siempre. Por ejemplo: no puedes repetir la flamante sensación de enamorarte de la persona con quien te has casado. Pero el amor tiene hondura tras hondura. Cuando hagas tu lista recordarás lo que sentiste el día en que nacieron tus hijos; en ese recuerdo hay una clave: tus hijos aún pueden ser una fuente de felicidad, si resuelves llegar a profundizar aun más en tu relación con ellos. No hay nada más importante que revincularte con tu felicidad. No hay nada más rico. No hay nada más real.

EJERCICIO 2: SER EL AMOR VERSUS ESTAR ENAMORADO

Me gustaría seguir explorando el estado del amor, porque es nuestro camino más seguro para regresar al Ser. Los antiguos sabios

331

declaraban que, en último término, todo está hecho de conciencia y, cuando experimentamos la conciencia pura, sin imágenes ni supuestos extraños, eso es el amor. El gran poeta bengalí Rabindranath Tagore declaró: "El amor no es un mero impulso; debe contener la verdad, que es la ley". La fusión de amor, verdad y realidad es la gran revelación de la conciencia de unidad, el momento en que una persona puede en verdad decir: "Yo soy el Todo" y "Yo soy amor" en un mismo aliento. Visto desde esa perspectiva, el amor es el estado-sentimiento que siempre está presente cuando una persona mantiene una perfecta alineación con *dharma*, el flujo de la evolución.

Estar enamorado no es lo mismo. Cuando te enamoras se abre una abertura por la que los sentimientos reprimidos se precipitan y se fijan a otra persona. Si el amor es lo bastante profundo, esa otra persona te parece ideal y perfecta (esto no tiene nada que ver con su estado real, que puede ser bastante imperfecto y hasta destructivo). Pero la fuerza del amor cambia la realidad cambiando a quien percibe. ¿Cómo y por qué ocurre esto? Los fisiólogos han medido el aumento de ciertos neurotransmisores claves, como la serotonina, en el cerebro de la gente enamorada; pero los elementos químicos son sólo toscos marcadores. Obviamente la serotonina no hace que la gente se enamore; es sólo la base bioquímica de las agradables sensaciones que activa el estar enamorado.

En una serie de reveladores experimentos, David C. McClelland, psicólogo de Harvard, sondeó la fisiología del amor. Hizo que un grupo de sujetos viera una breve película de la Madre Teresa cumpliendo con su diaria labor de cuidar a los niños enfermos y abandonados de Calcuta. La película exhibía una profunda ofrenda de amor. Mientras el público la veía, McClelland descubrió que aumentaba un marcador en sus sistemas inmunológicos: era SlgA o *salivary inmunoglobulin antigen*. Los índices elevados de SlgA, evaluados en la saliva de una persona, indican una alta respuesta inmunológica; en realidad, la respuesta inmunológica elevada también es característica de quienes acaban de enamorarse. (El dicho popular, "si ni quieres resfriarte, enamórate", reconoce esta vinculación entre las emociones y la fisiología).

Lo curioso es que, cuando la película terminó y se preguntó al público qué opinaban de la Madre Teresa, no todos elogiaron su obra. Algunos tenían objeciones de uno y otro tipo, basados en las diferencias de creencias religiosas; otros dijeron que les alteraba ver a niños hambrientos o atacados de lepra. Sin embargo, todos los presentes experimentaron un aumento en los índices de SlgA; su respuesta física al amor parecía más poderosa que la actitud racional. Ante esto, McClelland puso en tela de juicio una de las definiciones más populares del amor que ofrece la psicología moderna, según la cual el amor es una respuesta refleja que surge cuando se encuentran dos personas que satisfacen cada una las necesidades de la otra. De acuerdo con esa definición, el amor dependería de la evaluación consciente que una persona hace de los beneficios que obtiene de una relación. Pero allí había personas cuyos cuerpos estaban respondiendo en un nivel mucho más profundo, más profundo aun que el placer.

McClelland descubrió también que los efectos positivos sobre la respuesta inmunológica de los espectadores declinaba y desaparecía una o dos horas después de haber visto la película. Se mantuvo elevada entre aquellos sujetos que revelaban una fuerte seguridad de ser amados en su propia existencia y que mantenían fuertes lazos con familiares y amigos. Esto sugería que algunas personas estaban ya en un estado favorable al amor. En vez de experimentarlo como estado pasajero, lo habían incorporado como característica. En otras palabras, en estas personas estaba presente, aunque con un grado menor, la afirmación del sabio iluminado: "Yo soy amor".

¿Qué es el amor como característica, antes que como fase pasajera? Hasta la experiencia más apasionada de enamoramiento acaba por enfriarse; entonces la gente se horroriza al descubrir que resta poco amor verdadero, en un sentido perdurable. Al analizar este problema, McClelland se preguntó qué había sido de las experiencias descritas en la poesía del amor. Estas experiencias no se referían a las egoístas ventajas de estar enamorado, sino a una devoción altruista e inmortal. ¿Se equivocaba Shakespeare al declarar: "El amor no es amor si se altera cuando alteración encuentra, o se inclina con quien muda para mudar. ¡Oh, no! Es una marca siempre fija que mira la tempestad y nunca se perturba?". McClelland también conocía ejemplos citados por la literatura psicológica en que una persona mantenía una relación amorosa sin sentido alguno en cuanto a obtener beneficios objetivos. Esas personas sienten un amor y devoción profundos, pese al hecho de que no hay motivos racionales para sentirse así.

Todo esto sugirió a McClelland que el amor es un estado que trasciende la razón, cuya finalidad es, simplemente, permitir la experiencia de una realidad compartida más amplia. En este aspecto, un punto crítico era la reacción de una persona a la muerte de un ser amado. Si dos personas estuvieran enamoradas sólo por lo que pudieran obtener, esa interdependencia formaría la base para amar y ser amado. Por lo tanto, la muerte del amado causaría gran dolor al desgarrarse el vínculo. Esto se podía observar en las relaciones de la vida real, por cierto, pero McClelland consideraba, por su experiencia personal, que era posible algo muy distinto:

> La muerte de un compañero amado debería causar pesar e intenso sufrimiento, según esta teoría. Sin embargo yo no reaccioné de ese modo cuando mi esposa murió de cáncer, hace algunos años. Nos habíamos amado mucho; en cuarenta y dos años de matrimonio feliz, criamos cinco hijos hasta llegar a una madurez bien adaptada... Empero, cuando ella murió no sentí la cantidad de dolor que esta teoría requiere... La experiencia se parecía mucho más a la visión que el poeta tiene del amor. Habíamos sentido que éramos parte de algo más grande que nosotros dos, algo que nos nutrió y nos sustentó toda una larga vida compartida y que continuaba sustentándome ya muerta ella.

Esto describe un paso hacia el reino del amor atemporal. Cuando dos personas utilizan el amor mutuo como puerta hacia ese reino, la muerte del amado no cierra la puerta ni priva al otro del flujo del amor. En último término, todo amor proviene de dentro. Nos engañamos al creer que amamos a otra persona; la otra persona es un pretexto por el que nos otorgamos permiso para sentir amor. Sólo tú puedes abrir y cerrar el corazón. El poder que el amor tiene de nutrirnos y sustentarnos depende de nuestra entrega a él *aquí dentro*.

Es importante hablar del amor, pensar en él, buscarlo y fomentarlo. Para darle la forma de un ejercicio, fíjate el compromiso de hacer lo siguiente:

1. Piensa en el amor. Dedica tiempo a recordar el amor que compartiste con tus padres, las veces en que expresaste amor a tus hermanos y amigos. Medita qué es lo más digno de amor en la persona más amante de tu vida en la actualidad. Lee profundamente la poesía del amor, como la que se encuentra en los sonetos de Shakespeare, y lo que dicen de él las escrituras como el Nuevo Testamento o los himnos devocionales del Rig Veda.

2. Habla del amor. Expresa directamente tus sentimientos a alguien que te sea querido. Si no puedes hacerlo verbalmente, escríbele una carta o un poema. No hace falta que lo envíes; el ejercicio es para ti, para estimular el estado de amor en todas las células. Pero es preferible que lo envíes, pues te conviene escuchar expresiones de amor como respuesta. No dejes que tu amor sea algo que se da por sentado. Deja una nota para que tu ser amado la encuentre en su bolsillo o en la mesa de la cocina.

3. Busca tu amor. Es posible hacer esto de muchas maneras. Nuestra sociedad identifica estrechamente la intimidad con el trato sexual, pero ayudar a los desamparados y los enfermos es un acto de amor; también lo es pronunciar un cumplido sincero o escribir una nota de agradecimiento y elogio. A todos nos gusta oír que somos amados o que nos aman; si buscas la oportunidad de satisfacer a la gente en este sentido, su gratitud se reflejará en tu fisiología como la felicidad de ser amado a tu vez.

4. Fomenta el amor. Los padres solemos decir a nuestros hijos que demostrar abiertamente el amor y el afecto es adecuado sólo para los muy pequeños. Al enseñar buenos modales y respeto, con frecuencia creamos un abismo que el amor, demasiado sensible y tímido, no puede cruzar. Infligimos a nuestros hijos este sentido de la separación porque nos fue infligido a nosotros. La historia de casi todos es la historia de un amor que espera ser tentado a brotar, de afecto que debe esperar en silencio por miedo a emerger.

Considérate en el deber de dar a quienes te rodean permiso para amar. Fomenta su cariño demostrando el tuyo sin que te importe qué recibes a cambio. El verdadero amor obtiene una satisfacción completa simplemente al fluir hacia lo que se ama; si nos es correspondido, la alegría es mayor, pero eso no es requisito ni exigencia. El amor sin motivos ulteriores es raro; todas las teorías psicológicas basadas en un amor egoísta quedan ciertamente confirmadas por lo que observamos a nuestro alrededor. Pero hasta el amor más exigente y egoísta es un modo de amar. Es una gota tomada del océano; si la alientas, puede crecer hasta convertirse en el océano.

La educación del amor comienza en un momento y termina en la eternidad. Lo activan sentimientos de encanto y se resuelve en la paz que pertenece al Ser mismo. En algunos versos inolvidables, el poeta Kahlil Gibran expresaba esta verdad:

Pero lo temporal en ti conoce la atemporalidad de la vida
y sabe que el ayer es sólo la memoria de
hoy y que mañana
es el sueño del hoy
y eso que canta y contempla en ti todavía
mora
entre las lindes del momento que esparció
las estrellas por el cielo.

Usa el amor como si fuera tu espejo de lo atemporal; deja que alimente tu certidumbre de estar más allá del cambio, más allá de la memoria de ayer y el sueño de mañana. Hay infinitas maneras de descubrir tu verdadero Ser, pero el amor sostiene la antorcha más brillante. Si la sigues, te guiará más allá de los límites de la vejez y la muerte. Sal del círculo del tiempo y búscate en el círculo del amor.